Biologische Psychologie

von
Onur Güntürkün

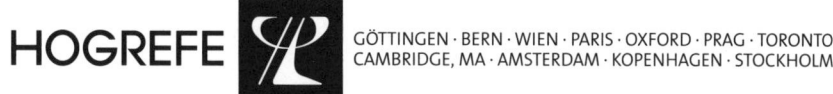
HOGREFE

GÖTTINGEN · BERN · WIEN · PARIS · OXFORD · PRAG · TORONTO
CAMBRIDGE, MA · AMSTERDAM · KOPENHAGEN · STOCKHOLM

Prof. Dr. Onur Güntürkün, geb. 1958. 1975-1980 Studium der Psychologie in Bochum. 1984 Promotion. 1984-1987 Wissenschaftlicher Mitarbeiter an der Ruhr-Universität Bochum in der Arbeitseinheit Tierpsychologie. 1987-1988 Post-Doktorand in Paris und San Diego. 1988-1991 Wissenschaftlicher Assistent an der Universität Konstanz. 1991 Habilitation. 1992-1993 Hochschuldozent an der Universität Konstanz. Seit 1993 Professor für Biopsychologie an der Fakultät für Psychologie, Ruhr-Universtität Bochum. Seit 1996 verschiedene Forschungsaufenthalte im Ausland als Gastwissenschaftler.

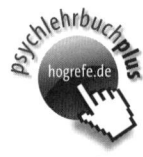

Informationen und Zusatzmaterialien zu diesem Buch finden Sie unter
www.hogrefe.de/buecher/lehrbuecher/psychlehrbuchplus

Bibliografische Information der Deutschen Nationalbibliothek

Die Deutsche Nationalbibliothek verzeichnet diese Publikation in der Deutschen Nationalbibliografie; detaillierte bibliografische Daten sind im Internet über http://dnb.dnb.de abrufbar.

© 2012 Hogrefe Verlag GmbH & Co. KG
Göttingen · Bern · Wien · Paris · Oxford · Prag · Toronto
Cambridge, MA · Amsterdam · Kopenhagen · Stockholm
Merkelstraße 3, 37085 Göttingen

http://www.hogrefe.de
Aktuelle Informationen · Weitere Titel zum Thema · Ergänzende Materialien

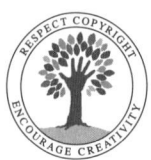
Umschlagabbildung: © José Marafona – Dreamstime.com
Satz: ARThür Grafik-Design & Kunst, Weimar
Druck: AZ Druck und Datentechnik GmbH, Kempten
Printed in Germany
Auf säurefreiem Papier gedruckt

ISBN 978-3-8017-2123-7

Inhaltsverzeichnis

Vorwort   11

1   Neurone und Gliazellen   13

1.1   Nervenzellen   16
1.1.1   Das Soma   18
1.1.2   Der Dendrit   19
1.1.3   Das Axon   24
1.2   Gliazellen   26

Zusammenfassung   28
Fragen   29

2   Die Funktionsmechanismen von Nervenzellen   31

2.1   Die Entstehung des neuronalen Signals   34
2.1.1   Die Ionen innerhalb und außerhalb der Zelle   34
2.1.2   Die neuronale Zellmembran   35
2.1.3   Die Ionenkanäle   36
2.1.4   Die Konzentrationsgradienten der Ionen   37
2.1.5   Die elektrostatische Kraft   38
2.1.6   Das Membranpotenzial   38
2.2   Das Aktionspotenzial   42
2.2.1   Entstehung und Verlauf eines Aktionspotenzials   43
2.2.2   Die Reise des Aktionspotenzials   47
2.2.3   Myelinisierte Axone   50

Zusammenfassung   51
Fragen   52

3   Synapsen und Neurotransmitter   55

3.1   Die Übertragung an der Synapse   57
3.1.1   Die chemische Synapse   58
3.1.2   Die postsynaptischen Rezeptoren   60
3.1.2.1 Ionotrope Rezeptoren   60
3.1.2.2 Metabotrope Rezeptoren   61

3.2   Das postsynaptische Potenzial 63
3.3   Neurotransmitter 66
3.3.1   Aminosäuren 67
3.3.1.1 Glutamat 67
3.3.1.2 GABA 68
3.3.2   Amine 70
3.3.2.1 Acetylcholin 70
3.3.2.2 Dopamin 72
3.3.3   Peptide... 74

Zusammenfassung 75
Fragen 76

4   Neuroanatomie 79
4.1   Die Terminologie der Ortsbeschreibungen im Gehirn 82
4.2   Die Hirnhäute 85
4.3   Prosencephalon 88
4.3.1   Telencephalon 88
4.3.1.1 Cerebraler Cortex 88
4.3.1.2 Basalganglien 91
4.3.2   Diencephalon...................................... 92
4.3.2.1 Epithalamus....................................... 93
4.3.2.2 Thalamus... 94
4.3.2.3 Hypothalamus 95
4.4   Mesencephalon 96
4.4.1   Tectum... 97
4.4.2   Tegmentum 97
4.5   Rhombencephalon.................................. 97
4.5.1   Metencephalon 98
4.5.2   Myelencephalon 99

Zusammenfassung 99
Fragen 100

5   Die Organisation der Sinne 101
5.1   Die sensorische Landkarte 103
5.2   Die verzerrte Landkarte unserer Sinne 107
5.3   Jenseits der primären sensorischen Landkarte 113
5.3.1   Primär sensorische Areale........................... 114
5.3.2   Assoziativ-sensorische Areale 116

5.3.3   Multimodale Areale 119
5.3.4   Prämotorische Areale 120
5.3.5   Primäres motorisches Areal 121
5.4   Der sensorische Thalamus: Das „Tor zum Bewusstsein". 121

Zusammenfassung 125
Fragen 125

6   Die Ordnung des Denkens 127

6.1   Die Makroebene des Gehirns: Die Topografie des Denkens 129
6.1.1   Die anteroposteriore Achse des präfrontalen Cortex 131
6.1.2   Die dorsoventrale Achse des präfrontalen Cortex 132
6.2   Die Mikroebene des Gehirns: Die fragile Welt der Zell-
         ensembles 134
6.2.1   Das Entstehen und Vergehen eines Ensembles 135
6.2.2   Die Spur der Ensembles 142

Zusammenfassung 146
Fragen 147

**7   Gedächtnissysteme: Arbeitsgedächtnis
         und deklaratives Gedächtnis** 149

7.1   Das Arbeitsgedächtnis 153
7.2   Die Rolle des Hippocampus 156
7.3   Die Entstehung des deklarativen Langzeitgedächtnisses 159
7.4   Die Rolle der NMDA-Rezeptoren 163
7.5   Ungelöste Fragen 166
7.6   Der Abruf aus dem Gedächtnisspeicher 169

Zusammenfassung 171
Fragen 171

8   Gedächtnissysteme: Nicht deklaratives Gedächtnis 173

8.1   Prozedurales Gedächtnis 175
8.2   Bahnung 185
8.3   Klassische Konditionierung 188

Zusammenfassung 192
Fragen 193

9   Emotionen 195

9.1   Die Evolution des emotionalen Gehirns 197
9.2   Die Anatomie der Amygdala 200
9.3   Regulation von aggressivem Verhalten 203
9.4   Regulation von Furchtverhalten 206
9.4.1   Schnelles und vorbewusstes Reagieren 206
9.4.2   Aufmerksamkeit für emotional relevante Reize 208
9.4.3   Reaktionen auf emotionale Stimuli 212
9.4.4   Lernen emotionaler Stimuli 214

Zusammenfassung 216
Fragen 216

10   Sucht 219

10.1   Erstkonsum 222
10.2   Gewöhnung 228
10.3   Abstinenz 233

Zusammenfassung 235
Fragen 235

11   Hunger und Durst 237

11.1   Hunger 238
11.1.1 Die Energiereserven 239
11.1.2 Hunger und Nahrungsaufnahme 241
11.1.3 Sättigung 247
11.2   Durst 248
11.2.1 Das osmometrische System 249
11.2.2 Das volumetrische System 252

Zusammenfassung 253
Fragen 254

12   Geschlecht 257

12.1   Das genetische Geschlecht 260
12.2   Das biologische Geschlecht 263
12.3   Das kognitive Geschlecht 270

Zusammenfassung 275
Fragen 276

Anhang 277
Literatur 279
Glossar 293
Sachregister 303

Vorwort

Es ist Jahrzehnte her, aber ich kann mich noch an alle Details erinnern. Es war ein sehr großer, gekachelter Raum, eigentlich schon eher ein Saal. Die Edelstahltische standen in Reihen. Es lag ein merkwürdiger Geruch in der Luft. Ich hatte einen verfleckten Laborkittel an und trug Einmalhandschuhe. Die Studenten waren schon lange weg und ein Kollege hatte mich reingelassen, hatte auf einen weißen Plastikeimer auf einem der Tische gezeigt und einfach nur „da" gesagt. Dann war er gegangen. Jetzt saß ich vor diesem Eimer und war aufgeregt.

Ich hatte ein bisschen Angst davor, dass der Inhalt mich ekeln würde. Vorsichtig nahm ich den Eimer auf den Schoß, machte den Deckel auf und blickte hinein. Sofort brannten meine Augen von dem scharfen Formalingeruch, aber ich hatte das Gehirn schon gesehen. Als ich es rausnahm, rutschte der Ärmel meines Kittels rein und sofort sog der Stoff das Formalin auf. Mir war alles egal. Zum ersten Mal in meinem Leben hielt ich ein menschliches Gehirn in der Hand. Ehrfurcht durchflutete mich; aber auch Scham, einem mir unbekannten Menschen auf so intime Art und Weise so nahe zu kommen. Mir war klar, dass die gesetzlichen Vorgaben es erforderten, dass die Fixierung des Gehirns lange nach dem Tod der Person erfolgt und somit die synaptische Feinstruktur des Gehirns in meiner Hand schon erheblich zerfallen war. Aber zelluläre Reste des Gedächtnisses dieses Menschen waren zweifellos noch vorhanden. Erinnerungen an warme Sommertage, an Momente des Glücks und der Liebe, dunkle Geheimnisse, deren letzte unlesbare Spuren ich in meiner Hand hielt.

Die Faszination und die Ehrfurcht, die ich damals als Doktorand verspürte, haben nie nachgelassen. Heute, viele Jahre später, weiß ich erheblich mehr über die neuronalen Mechanismen des Denkens und trotzdem weiß ich viel zu wenig. Die Begeisterung für mein Fach ist in dieses Buchprojekt eingeflossen, und ich hoffe, man spürt es. Das Buch behandelt drei Themenbereiche: die Architektur des Gehirns (Kapitel 1 bis 4), das lernende und erinnernde Gehirn (Kapitel 5 bis 8), das fühlende und agierende Gehirn (Kapitel 9 bis 12). Somit wird zuerst eine Grundlage über den Aufbau des Gehirns und die Funktionen von Neuronen gelegt, bevor die Mechanismen der Informationsspeicherung und des Verhaltens dargestellt werden. Es gibt in diesem Buch keine Trennung zwischen Struktur und Funktion, da diese Trennung auch im Gehirn nicht existiert. Schließlich lassen sich nur bei einem Computer Hard- und Software unterscheiden, während das Gehirn lernabhängig seine Hardware und somit seine Funktion ständig verändert und damit seine Struktur den gemachten Erfahrungen anpasst. Um die Leser zu verlocken immer weiter zu lesen, habe ich jedes Kapitel mit einer Kurzgeschichte begonnen, die das Thema und einige wesentliche inhaltliche Punkte umreißt. Innerhalb der zwölf Kapitel sorgen farbig hervorgehobene Kästen für die detaillierte Darstellung einzelner Methoden, wichtiger Experimente oder die Zusammenfassung des Lebens wichtiger Wissenschaftler.

Viele Kolleginnen und Kollegen haben Teile des Buches gelesen und mir wichtige Hinweise gegeben oder eigenes Bildmaterial zur Verfügung gestellt. Dafür danke ich ihnen sehr. Ich möchte hier vor allem nennen: Christian Beste, Hubert Dinse, Michael Falkenstein, Klaus Funke, Markus Hausmann, Maik Stüttgen, Carsten Theiß, Juliana Yordanova und Karl Zilles. Oliver Wrobel danke ich für einen Teil der Abbildungen in den Kapiteln 4, 9 und 11. Meine Frau Monika hat viele Kapitel sehr kritisch Korrektur gelesen. Ich danke ihr sehr für die Mühe. Zum Schluss geht mein Dank an Levent, meinen jüngsten Sohn. Er hat einige Kapitel auf Studententauglichkeit getestet. Zudem spielte er bei der Realisierung des Buchprojektes eine entscheidende Rolle: Als ein Kollege fragte, ob ich ein solches Buch schreiben würde, erbat ich mir Bedenkzeit und erzählte zu Hause von diesem Angebot. Levent sagte dann beim Abendessen: „Hey Papa, mach's doch einfach." Das Ergebnis halten Sie in den Händen.

Bochum, im Januar 2011   Onur Güntürkün

Kapitel 1

Neurone und Gliazellen

Inhaltsübersicht

1.1	Nervenzellen	16
1.1.1	Das Soma	18
1.1.2	Der Dendrit	19
1.1.3	Das Axon	24
1.2	Gliazellen	26
	Zusammenfassung	28
	Fragen	29

Die Fahrt nach Stockholm kam Camillo Golgi vor wie eine Ewigkeit. Nun bekam er also den Nobelpreis. Welch ungeheure Ehre und Befriedigung für die Jahrzehnte harter Arbeit. Aber er musste sich den Preis mit jemand anderem teilen und dieser andere war ausgerechnet Santiago Ramón y Cajal. Wie er ihn hasste! Er wusste, dass er ihm unterlegen war; jeder wusste es. Es war schwer mit einem Mann zu konkurrieren, der sowohl genial als auch auf fast unmenschliche Art und Weise fleißig war. Das schlimmste aber war, dass er selbst diesem Konkurrenten die Methode für seine Forschungen geliefert hatte.

1872, als 29-Jähriger, hatte Camillo Golgi aus Geldnot den Posten eines Arztes in einer kleinen Klinik mit psychiatrischen Patienten angenommen. Er war fest davon überzeugt, dass seine Patienten keine Krankheit der Seele hatten, sondern eine Erkrankung des Gehirns. Um dies zu beweisen, wollte er das Gehirn erforschen, aber das war sehr schwierig, denn das Gehirn war eine graue homogene Masse. Golgi wollte darin Strukturen identifizieren, aber der Klinikleitung war Forschung egal. Erst nach langem Bitten stellte man Golgi eine winzige Küche als Labor zur Verfügung. Dort entwickelte er histologische Methoden für die Hirnfärbung. Eines Morgens nahm er ein kleines Stück Gehirn aus einem Gefäß, das über Tage in Wechselbäder aus Kaliumdichromat, Osmium und Silbernitrat getaucht worden war. Unter der Lupe erkannte er, dass kleine Pünktchen das Präparat überzogen. Die Betrachtung eines dünnen Hirnschnittes unter dem Mikroskop tauchte ihn plötzlich in eine neue Welt, die er zeitlebens nie wieder verlassen sollte: Der Schnitt war durchsichtig geworden aber einige wenige Zellen waren in all ihren Details zu sehen. Camillo Golgi wurde zum ersten Menschen, der Zugang zu den Bausteinen des Gehirns bekam.

Die nach Camillo Golgi benannte Golgi-Methode wurde zum Standard der Hirnforschung. Mit ihr erkannte Golgi, dass es zwei Arten von Zellen im Gehirn gab: Neurone und Gliazellen. Erstere waren für die Denkprozesse verantwortlich, letztere hatten stützende und versorgende Funktionen. Einige Jahre nach der Veröffentlichung der Golgi-Färbetechnik fing auch ein junger spanischer Anatom namens Cajal an, diese Methode zu verwenden und brachte sie zur Perfektion. Cajal erkannte, dass Neurone lange, Dendriten genannte Fortsätze besitzen, mit denen sie Informationen von anderen Nervenzellen aufnehmen. Neurone gaben Informationen über Axone weiter, die teilweise über lange Strecken zu entfernten Hirnstrukturen reichten, ähnlich den Telegrafenkabeln, die Europa durchzogen. Cajal formulierte mithilfe von Golgi-Färbungen die Neuronendoktrin, nach der die Funktion des Gehirns auf der Wechselwirkung von spezialisierten Neuronentypen beruht. Die Doktrin besagte auch, dass Nervenzellen neurale Netzwerke bildeten, aber in diesen Netzwerken nach wie vor als individuelle Zellen existierten. Veränderungen des Denkens gingen demnach mit Veränderungen der Kontaktstellen zwischen den Neuronen dieses Netzwerkes einher. Cajal stellte die Hypothese auf, dass verschiedene mentale Funktionen an unterscheidbaren Stellen des Gehirns lokalisiert waren, und dass in diesen Hirnarealen die Neurone so verschaltet waren, dass ihr lokales Netzwerk genau diese mentale Funktion erzeugte.

Camillo Golgi dagegen behauptete, dass im Gehirn die Neurone zu einem Nervennetz verschmelzen, dass Dendriten nur eine Ernährungsfunktion haben und dass es keinerlei Lokalisation von Funktionen im Gehirn gibt. Camillo Golgi hatte diese wunderbare Färbemethode entwickelt. Er hatte so viele weitere wichtige Beiträge geleistet. Aber immer, wenn es um große Theorien ging, irrte er. Und so fuhr er also nach Stockholm und hielt dort am 11. Dezember 1906 eine peinliche Feierrede, in der er im Beisein von Santiago Ramón y Cajal alles verteidigte, woran er selbst kaum noch glaubte.

Das Gehirn des Menschen ist ein gewaltiges Organ, das aus mehr als einer Billion Zellen besteht (vgl. Tab. 1). Die zwei wichtigsten Zelltypen sind die *Nervenzellen* (auch *Neurone* genannt) und die *Gliazellen.* Das menschliche Gehirn besitzt etwa 160 Milliarden (160×10^9) Nervenzellen. Die Anzahl der Gliazellen ist mindestens zehnmal so hoch. Beide Zelltypen kommen sowohl im *Zentralnervensystem* (*ZNS*; umfasst das Gehirn und das Rückenmark) als auch im *peripheren Nervensystem* vor (*PNS*; umfasst das Nervensystem außerhalb des ZNS, dass im gesamten Körper inkl. der Eingeweide liegt). Sowohl Neurone als auch Gliazellen sind spezialisierte Formen von normalen Körperzellen und enthalten deshalb all die Merkmale, die auch alle anderen Zellen unseres Körpers besitzen. Allerdings besitzen Neurone und Gliazellen darüber hinaus einige Eigenschaften, die einzigartig und nur für ihre Funktionen innerhalb des Nervensystems notwendig sind. Diese Eigenschaften werden im Folgenden erläutert.

Das Gehirn besitzt Neurone und Gliazellen

Tabelle 1: Das Gehirn des Menschen in Zahlen (nach Blinkov & Glezer, 1968; Pakkenberg & Gundersen, 1997)

Durchschnittliches Gewicht	1,35 kg
Anzahl der Nervenzellen	160 Milliarden (16×10^{10})
Anzahl der Nervenzellen im Cortex	20 Milliarden (20×10^9)
Anzahl der Nervenzellen im Kleinhirn	110 Milliarden (11×10^{10})
Anzahl der Synapsen	3,2 Billiarden (32×10^{14})
Anzahl corticaler Neurone pro mm³	ca. 25.000
Axonlänge pro mm³	4 km
Dendritenlänge pro mm³	400 m
Oberfläche aller Neuronen	50.000 m² (8 Fußballfelder)

1.1 Nervenzellen

Nervenzellen leisten die Informationsverarbeitung und Informationsweitergabe unseres Gehirns. Abhängig von ihrer genauen Funktion und der Lokalisation im Gehirn können sie sehr unterschiedlich aussehen (vgl. Abb. 1). Trotz dieser verschiedenen Formen sind die Funktionsmechanismen der Neurone immer nahezu gleich. Dies gilt nicht nur für Menschen, sondern für alle Tiere. Überall funktionieren Nervenzellen praktisch nach exakt den gleichen Prinzipien. Dies macht es möglich, die Mechanismen von Neuronen bei Schnecken oder Tintenfischen zu untersuchen und Schlussfolgerungen für das Nervensystem des Menschen zu ziehen. Es ist sehr wahrscheinlich, dass Nervenzellen von einem gemeinsamen Vorfahren abstammen, der vor fast 1 Milliarde Jahren lebte. Zumindest ist das die Meinung der meisten Wissenschaftler. Allerdings gibt es alternative Ansichten, die davon ausgehen, dass Nervenzellen auf unserem Planeten mehrfach unabhängig voneinander entstanden sind (Moroz, 2009). Diese Diskussion ist also noch nicht ganz abgeschlossen.

Neurone sind für die Informationsverarbeitung des Gehirns zuständig

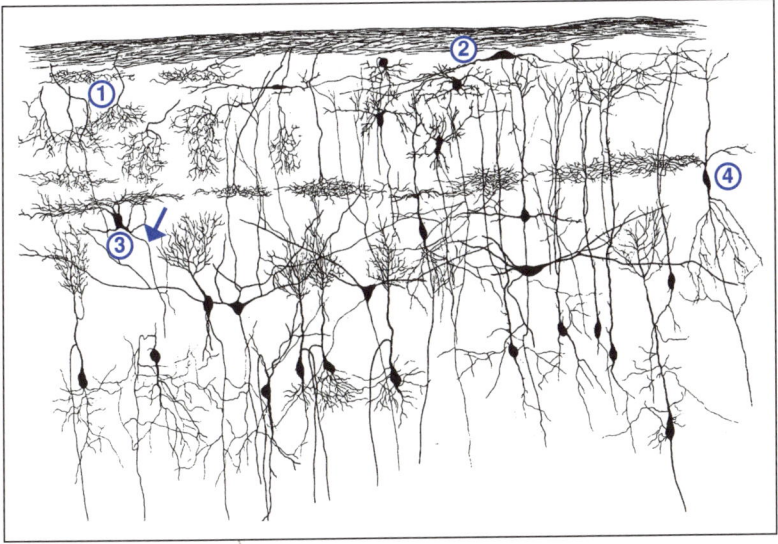

Abbildung 1: Darstellung von Nervenzellen (aus Ris, 1899)

Jede Nervenzelle sieht anders aus und trotzdem sind sie alle gleich aufgebaut. Dies wird deutlich, wenn man sich diese Darstellung eines Teils des Vogelgehirns anschaut, die mit der Golgi-Methode erstellt wurde. Der aus dünnen Strichen gebildete dunkle Streifen am oberen Rand besteht aus Tausenden von Axonen von Neuronen der Retina, die an der Oberfläche des Gehirns entlanglaufen. An einem bestimmten Punkt knicken diese Axone vertikal nach unten ab und teilen sich in Dutzende Terminalien auf. Bei (1) sind viele dieser unterschiedlichen Axonterminalien dargestellt. Bei (2) sieht man Neurone, die sich mit ihren Dendriten horizontal ausbreiten. Die Nervenzelle bei (3) bildet mit ihren nach oben reichenden Dendriten eine buschige Schicht, während ihr Axon (Pfeil) nach unten zieht. Bei (4) ist ein Bipolarneuron abgebildet, dessen dendritische Verzweigungen sowohl nach oben als auch nach unten auswachsen.

Die Menschen hinter den Entdeckungen

Camillo Golgi wurde am 7. Juli 1843 im Städtchen Corteno bei Brescia (Italien) geboren und starb am 21. Januar 1926 in Pavia. Er war Mediziner und Physiologe und wurde für seine Entdeckungen in der Anatomie des Nervensystems 1906 zusammen mit Santiago Ramón y Cajal mit dem Nobelpreis ausgezeichnet.

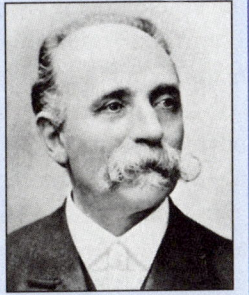

Camillo Colgi

Golgi studierte Medizin in Pavia und promovierte 1865 über Geisteskrankheiten. Danach wandte er sich der Neuroanatomie zu. Da er kaum Geld verdiente und die Karriereaussichten an der Universität sehr schlecht waren, ging er als Oberarzt an eine Klinik für chronisch Kranke nach Abbiategrasso. Die Klinik hatte keine sanitären Einrichtungen, war verfallen und ohne jeden Bezug zur Wissenschaft. Nach langem Drängen durfte er in seiner Freizeit einen Teil der Küche für Forschungen nutzen. Hier entwickelte er neue histologische Verfahren. Hier kam ihm auch die Idee, Silbernitrat zur Imprägnierung der Gewebeschnitte zu verwenden. Das Ergebnis war die heute nach ihm benannte Golgi-Technik, mit der einzelne Neurone mit all ihren Fortsätzen sichtbar werden, während die anderen Nervenzellen durchsichtig bleiben.

Mit diesem und weiteren histologischen Verfahren wurde Camillo Golgi zum Entdecker vieler struktureller Eigenschaften des Gehirns und seiner Zellen. 1881 kehrte Golgi als Professor an die Universität in Pavia zurück. Er erhielt neben dem Nobelpreis noch zahlreiche weitere bedeutende Ehrungen aus dem In- und Ausland. Er war der Hauptverfechter der Retikulum-Theorie, nach der alle Neuronen in einem großen Hirnnetz verschmelzen. Golgi arbeitete bis zu seinem Tod jeden Tag im Labor. Er starb am 21. Januar 1926. Sein Denkmal steht heute im „Cortile della Salute" der Universität Pavia.

Nervenzellen bestehen aus Soma, Axon, Synapse und Dendrit

Nervenzellen bestehen aus vier Hauptregionen: dem Soma, dem Axon, der Synapse und dem Dendrit. Diese werden im Folgenden dargestellt.

1.1.1 Das Soma

Neurone haben einen Zellkörper, der als *Soma* bezeichnet wird (vgl. Abb. 2). Der Durchmesser der Somata (Plural von Soma) von menschlichen Neuronen variiert meist zwischen 4 und 25 µm (1.000 µm = 1 mm). Im Soma befindet sich der Zellkern, der die genetische Information enthält. Außerdem beherbergt das Soma noch eine Vielzahl von Organellen, die Funktionen wie z. B. den Stoffwechsel der Zelle oder die Herstellung von Eiweißen (Proteinen) und Botenstoffen übernehmen. Proteine können nur mit der im Zellkern enthaltenen genetischen Information hergestellt werden. Werden diese Proteine aber an der Spitze von einem der vielen Fortsätzen eines Neurons gebraucht, müssen sie teilweise über lange Strecken vom Soma bis in diesen Fortsatz transportiert werden.

Das Soma enthält die genetische Information und Organellen

Ähnlich unserem Körper haben auch Nervenzellen ein Skelett. Man nennt es Cytoskelett. Da Nervenzellen ihre Form häufig ändern, wird auch das Cytoskelett ständig umgebaut und stabilisiert die vielen Verästelungen einer Nervenzelle. Entlang den Hohlzylindern des Cytoskeletts wandern ununterbrochen Eiweiße, Stoffwechselprodukte oder ganze Zellorgane innerhalb des Soma oder entlang der Dendriten (vgl. Kapitel 1.1.2) und der Axone (vgl. Kapitel 1.1.3) hin- und her (Theiss et al., 2005).

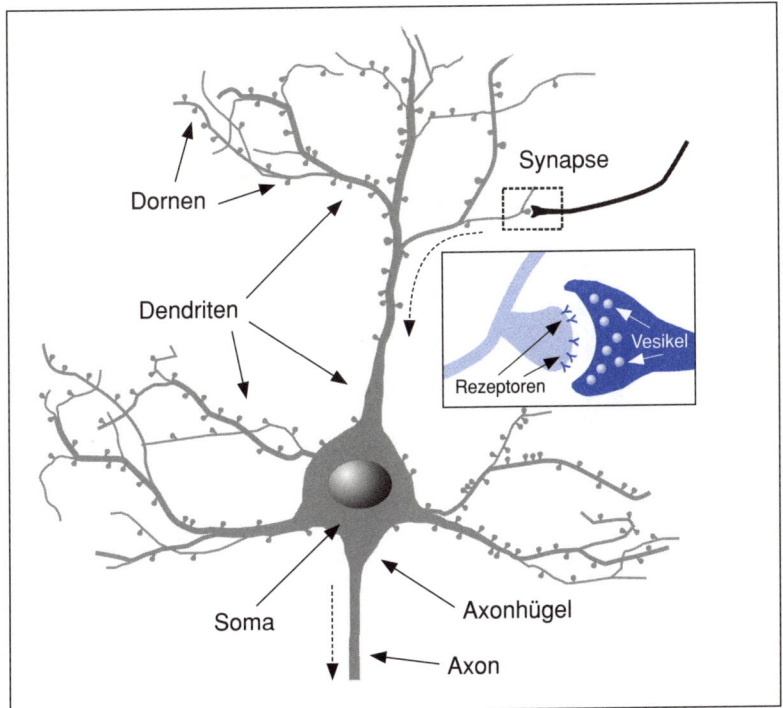

Abbildung 2: Schematische Darstellung eines Neurons

Der weitere Verlauf des nach unten laufenden Axons ist nicht dargestellt. Zahlreiche Dornen sind sowohl auf den Dendriten als auch auf dem Soma zu erkennen. Der Axonhügel ist die konische Ausstülpung des Somas, aus der das Axon entspringt. Rechts oben ist in Schwarz das Axon eines anderen Neurons dargestellt, das mit einer Dorne eine Synapse bildet (mit gestrichelten Linien eingerahmt). Dieser Bereich wird im Rahmen vergrößert dargestellt. Die gepunkteten Pfeile geben die Richtung des Signaltransfers wieder, dass von den Dendriten Richtung Soma und vom Soma Richtung Axon verläuft.

1.1.2 Der Dendrit

Ein *Dendrit* ist ein Fortsatz der von einem Soma ausgeht. Neurone haben meist sehr viele Dendriten. Wenn man eine Nervenzelle flach ausbügeln würde, kämen bei den meisten Neuronen ungefähr 90 %

seiner Fläche auf die Dendriten. Das heißt, eigentlich besteht ein Neuron hauptsächlich aus Dendriten. Dies wird besonders deutlich, wenn
man sich die Purkinjezellen des Kleinhirns anschaut (vgl. Abb. 3).
Diese Neurone integrieren die einlaufenden Informationen und senden anschließend die motorischen Koordinierungsbefehle zu Strukturen außerhalb der Kleinhirnrinde. Die Dicke der Dendriten kann
sehr unterschiedlich sein und über kurze Distanzen variieren. Meistens sind Dendriten dicker als Axone (vgl. Kapitel 1.1.3). In Abbildung 3, einer sehr schönen Zeichnung eines Purkinjeneurons, wird
deutlich, wie groß der Anteil des Dendriten an der Gesamtzelle ist.

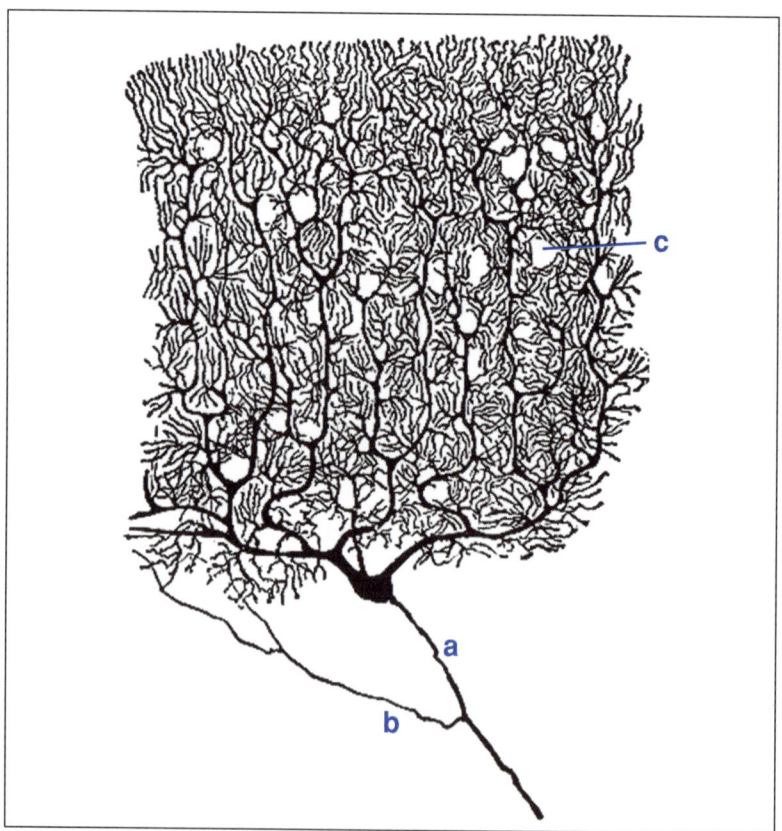

Abbildung 3: Dendriten in einer Purkinjezelle (Zeichnung von Santiago
Ramón y Cajal, aus Gray, 1918)

Neurone bestehen zum größten Teil aus ihren Dendritenbäumen. Dies wird bei dieser
Purkinjezelle sehr deutlich. Purkinjezellen haben hochragende Dendriten (mit c gekennzeichnet), die mit Dornen übersät sind und bekommen damit Informationen von mehr als
Hunderttausend anderen Nervenzellen. Ihre Axone (a) verlassen das Soma unten, verzweigen sich kurz danach (b) und kontaktieren Nervenzellen der Kleinhirnkerne.

Die Menschen hinter den Entdeckungen

Santiago Felipe Ramón y Cajal wurde am 1. Mai 1852 in Petilla de Aragón bei Navarra (Spanien) geboren und starb 1934 in Madrid. Er war Mediziner und wurde für seine Entdeckungen in der Anatomie des Nervensystems 1906 zusammen mit Camillo Golgi mit dem Nobelpreis ausgezeichnet.

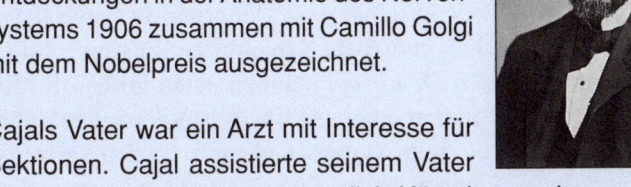

Cajals Vater war ein Arzt mit Interesse für Sektionen. Cajal assistierte seinem Vater längere Zeit, wollte aber eigentlich Künstler werden und wurde nur durch Druck seines Vaters Arzt. Ab 1873 arbeitete Santiago Ramón y Cajal in Saragossa, promovierte 1877 in Madrid und bekam 1883 die Professur für Anatomie an der Universität Valencia. In dieser Zeit hatte er schon die Golgi-Technik kennengelernt und perfektionierte sie. Mit einer geradezu übermenschlichen Produktivität studierte er die Feinstruktur der Retina, des Gehirns und des Rückenmarks. Seine Arbeiten, die im Schnitt alle zwei Monate erschienen, waren Meisterwerke der präzisen Beobachtung und des intelligenten Schlussfolgerns. Cajal postulierte, dass Neurone eine Polarität besitzen und über ihre Dendriten Informationen aufnehmen und durch ihre Axone weitergeben. Er ging ferner davon aus, dass Synapsen sich durch Erfahrung ändern können und die tiefere Verarbeitung von Informationen durch kleine Netzwerke und lokale Verknüpfungen entsteht.

Santiago Ramón y Cajal gilt als der eigentliche Begründer der Hirnforschung. Weltweit sind viele Krankenhäuser, Forschungsinstitutionen und Preise nach ihm benannt. Seine Neuronendoktrin, nach der Neurone zwar mit ihren Synapsen funktionell in Netzwerke eingebettet sind aber dennoch abgeschlossene Zellen bleiben, konnte in der zweiten Hälfte des 20. Jahrhunderts durch die Elektronenmikroskopie endgültig bewiesen werden. Er starb am 18. Oktober 1934 in Madrid, wo er seit 1892 als Professor tätig war.

Santiago Ramón y Cajal

Im Bereich der Synapsen befinden sich sehr viele Rezeptoren auf einem Dendriten. Werden diese durch ein Signal aus der Präsynapse aktiviert, entsteht ein elektrischer Erregungs- bzw. Hemmungsprozess (erregende und hemmende Neurotransmitter werden im Kapitel 3 besprochen), der sich in alle Richtungen auf dem Dendriten

Dendriten nehmen Informationen von anderen Nervenzellen auf

ausbreitet. So kann diese Spannungsänderung auch das Soma erreichen und Einfluss auf die Gesamtaktivität der Nervenzelle nehmen. Die Erregungs- oder Hemmungswelle ebbt auf den Dendriten mit der zurückgelegten Distanz ab und kann bei sehr langen Strecken sogar ganz verschwinden. Warum das so ist, wird ebenfalls in Kapitel 3 erläutert. Funktionell bedeutet diese Abnahme der dendritischen Spannungsänderung über Distanz, dass Dendriten in der Nähe des Somas ein großes Privileg genießen. Synaptische Eingänge auf diesen sogenannten *basalen Dendriten* nehmen einen großen Einfluss auf das Neuron, da die hier erzeugte Aktivierung kaum abgeklungen ist wenn sie das Soma erreicht. Synapsen, die aber an den Spitzen der dendritischen Verzweigungen sitzen, sind so weit vom Soma entfernt, dass ihre Aktivierung auf dem Weg zum Soma schon stark abgeklungen ist. Deshalb haben Synapsen an dendritischen Spitzen häufig nur modulatorischen Einfluss auf das Neuron.

Modulatorischer Einfluss am Dendriten

Die Position von Synapsen auf einem Dendriten beeinflusst die Wirkung auf das empfangende Neuron

Die Funktion des beschriebenen modulatorischen Einflusses soll an einem Beispiel erläutert werden. Nehmen wir an, sie warten auf das charakteristische, aber leider sehr leise Geräusch das entsteht, wenn jemand die Haustür aufschließt. Sie konzentrieren sich intensiv auf Ihr Gehör, um dieses Geräusch nicht zu verpassen. Was passiert nun in diesem Augenblick in Ihrem Gehirn? Ihre hohe Konzentration bedeutet, dass die Nervenzellen, die ihre corticale Erregung regulieren, im Bereich ihres auditorischen Systems die dendritischen Spitzen derjenigen Neurone aktivieren, die das Geräusch der Haustür verarbeiten werden. Da diese Spitzen vom Soma weit entfernt sind, reicht diese erhöhte Grundaktivität nicht aus, um das Neuron überschwellig zu erregen. Wenn aber das leise Geräusch der Haustür, das Sie normalerweise überhört hätten, die basalen Dendriten der Neurone in Ihrem Hörcortex erregt, kann die modulatorische Aktivierung an den dendritischen Spitzen (Ihre Erwartung des Geräusches der Haustür), kombiniert mit der schwachen Erregung der Basaldendriten (das leise Geräusch des Öffnens der Haustür), Ihre auditorische Nervenzelle überschwellig erregen: Plötzlich hören Sie, dass jemand ganz leise ins Haus kommt (Singer et al., 1977).

Dendriten bilden Spines aus, auf denen sich Synapsen befinden

Vor allem im Cortex und im Kleinhirn bilden Dendriten Tausende von kleinen Dornen (häufig auch Spines genannt) aus (vgl. Abb. 2). Dornen können wie kleine Fädchen, wie Pilze oder wie kleine Erhebungen aussehen (vgl. Abb. 4). Auf diesen Dornen befinden sich immer Synapsen mit Axonen anderer Nervenzellen. Abhängig vom Grad der Aktivität der Synapse können diese Dornen größer werden oder verschwinden. Die Formveränderung von Dornen passiert innerhalb weniger Minuten und hat einen Einfluss auf die Effektivität der Synapse. Wenn pilzförmige Dornen einen dickeren Stamm bekommen, sinkt der elektrische Widerstand, den die synaptische Erregung überwinden muss, um durch den Dornenstamm zum Dendriten zu gelangen. Dadurch bekommt diese Synapse eine höhere Wirkung auf das Neuron. Umgekehrt können Dornen ihren Stamm dünner machen, um die Effektivität einer Synapse zu reduzieren. Dornen können sich auch teilen, sodass mehrere Präsynapsen darauf Platz haben. Dies ist ein Teil der *synaptischen Plastizität,* von der in den folgenden Kapiteln die Rede sein wird und die die Grundlage unseres Lernens und unseres Gedächtnisses darstellt (Kasai et al., 2010). Wenn sie dies hier aufmerksam gelesen haben, verändern in diesem Augenblick Millionen von Dornen ihres Gehirns ihre Gestalt. Dadurch verändert sich die Effektivität der auf ihnen sitzenden Synapsen. In der Gesamtheit dieser somit veränderten Synapsen ist ihr Gedächtnis für dieses Kapitel enthalten. Ich habe gerade erfolgreich die Gestalt Ihres Gehirns verändert.

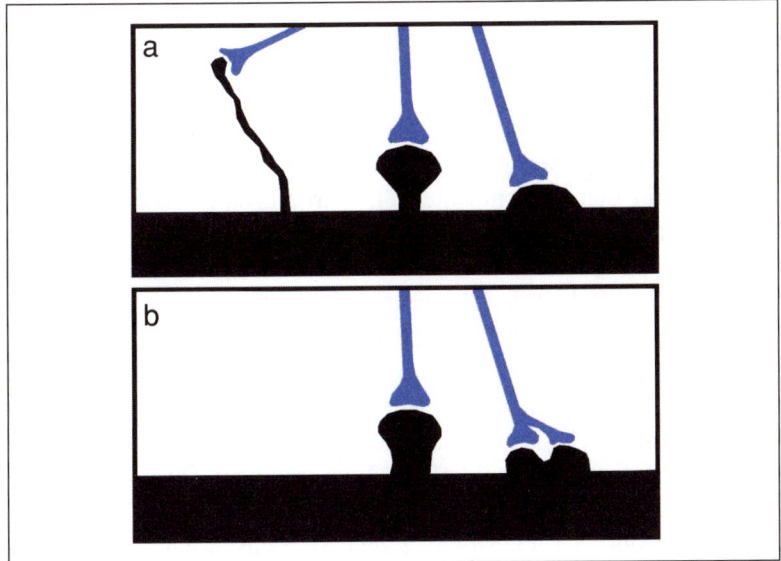

Abbildung 4: Schematische Darstellung von dendritischen Dornen

Dendritische Dornen (Spines) machen innerhalb von Minuten bzw. Stunden lernabhängige morphologische Veränderungen durch, die die Eigenschaften der synaptischen Verbindung erheblich beeinflussen können. Hier sind schematisch die gleichen Dornen vor (a) und nach einem Lernprozess (b) dargestellt. Der linke Dorn und damit die gesamte synaptische Verbindung wurden eliminiert. Der pilzförmige Dorn in der Mitte hat einen dickeren Stamm bekommen. Durch den somit reduzierten elektrischen Widerstand ist die Synapse effektiver. Der rechte Dorn wurde geteilt und bietet nun Platz für zwei Präsynapsen vom gleichen Axon. Die Effektivität ist somit erheblich größer.

1.1.3 Das Axon

Nervenzellen haben nur ein Axon

Vom Soma geht in der Regel ein einzelnes *Axon* ab. Ein Axon ist ein langer Zellfortsatz, der die Erregung des Neurons auf andere Nervenzellen überträgt. Immer dann, wenn die elektrische Erregung eines Neurons einen Schwellenwert überschreitet, wird an der Anfangsstelle des Axons ein kurzer elektrischer Impuls gebildet *(Aktionspotenzial),* der dann das Axon entlang weiterläuft. Axone haben häufig einen Durchmesser von nur ca. 1 µm und sind meist nur wenige Hundert Mikrometer oder Millimeter lang. Die Dicke der Axone ist über eine weite Distanz nahezu konstant. Teilweise durchziehen sie aber auch Strecken von über einem Meter. Bei großen Säugetieren wie Walen wachsen Axone auf Längen von bis zu 15 Metern. Trotz dieser langen Strecke nimmt die Stärke des entlang des Axons weitergeleiteten Erregungsimpulses nicht ab. Das ist ein wichtiger Unterschied zu Dendriten. Warum Axone die Stärke des Aktionspotenzials konstant halten können, wird im zweiten Kapitel erklärt. Wenn Axone lange Distanzen überwinden müssen, ist es wichtig, dass das weitergeleitete Signal nicht zu langsam wandert. Ansonsten könnte es z. B. passieren, dass wir erst mehrere Sekunden nachdem wir auf einen Nagel getreten sind merken würden, dass wir uns verletzt haben. Schnelle Reaktionen wären dann unmöglich.

Axone leiten eine Erregung über große Distanzen

Die Geschwindigkeit der Signalweiterleitung eines Axons ist direkt proportional zu seinem Durchmesser. Je dicker ein Axon ist, desto schneller leitet es. Deshalb sind Axone, die lange Wege zurücklegen müssen, häufig ziemlich dick (Wang, 2008). Die Leitungsgeschwindigkeit kann noch weiter gesteigert werden, wenn das Axon mit Myelinscheiden umwickelt wird. Myelinscheiden sind Ausstülpungen von Gliazellen, die sich vielfach um Axone wickeln und diese elektrisch isolieren (vgl. Kapitel 2.2.3). Myelinisierte Axone von großem Durchmesser erreichen die größten Leitungsgeschwindigkeiten. Zum Beispiel sind die Axone, die das Rückenmark mit dem Kleinhirn des Menschen verbinden, ca. 400 km/h schnell (Grottel et al., 1999)! Mit wenigen Ausnahmen besitzen nur Axone Myelinscheiden.

Signalweiterleitung

Bei myelinisierten Axonen kann die Leitgeschwindigkeit mehrere Hundert Stundenkilometer betragen. Nicht myelinisierte Axone sind zwar langsam, nehmen aber weniger Platz weg.

Warum besitzt unser Gehirn überhaupt dünne, unmyelinisierte Axone, die sehr langsam leiten? Wäre es nicht besser, wenn alle Fasern schnell wären? Diese Frage kann man sehr einfach beantworten, wenn man sich die Axonzusammensetzung des Corpus callosums anschaut. Das Corpus callosum ist die größte *Commissur* des menschlichen Gehirns und verbindet die linke und die rechte Großhirnhälfte. Fast 500 Millionen Axone kreuzen über das Corpus callosum (Aboitiz & Montiel, 2003). Die allermeisten davon sind dünn und unmyelinisiert. Nur ein ganz kleiner Anteil der Fasern des callosums ist dick und myelinisiert. Diese schnellen Fasern verbinden vor allem die sensorischen und motorischen Areale des Großhirns, während die kognitiven Regionen der beiden Hirnhälften mit dünnen Axonen kommunizieren. Ein dickes, myelinisiertes Axon nimmt die Querfläche von 40 dünnen, unmyelinisierten Fasern ein (Lamantia & Rakic, 1990). Wenn alle Axone des Corpus callosums vom schnellen Typ währen, würde diese Commissur entweder nur wenige Fasern enthalten können (wenn die Commissur ihren Durchmesser nicht verändern dürfte) oder sie würde das gesamte Volumen unseres Schädels einnehmen (wenn die Commissur nach wie vor 500 Millionen Fasern enthalten müsste). Das bedeutet, dass die Zusammensetzung des Corpus callosums einen Kompromiss zwischen den Erfordernissen an Axonzahl und Geschwindigkeit darstellt. Die von der Natur gewählte Lösung besteht darin, dass die Hirnsysteme, die dringend auf schnelle Signalübermittlung angewiesen sind, eine kleine Anzahl von sehr dicken, myelinisierten Axonen besitzen, während alle anderen Systeme mit langsamen, dünnen Fasern auskommen müssen. Das bedeutet, dass sensorische Informationen oder motorische Befehle in 2 bis 3 Millisekunden von einer Hirnhälfte in die andere übertragen werden können. Kognitive Informationen brauchen dafür 30 bis 80 Millisekunden (Ringo et al., 1994).

Sowohl myelinisierte als auch unmyelinisierte Axone verzweigen sich in ihrem Zielgebiet häufig in Tausende von kleineren Endstücken. An jedem einzelnen dieser Endstücke befinden sich *Synapsen*, mit denen das Signal auf das nächste Neuron übermittelt wird. Die Funktionsmechanismen von Synapsen werden im Kapitel 3 besprochen.

Manche Axone bilden mehrere Hunderttausend Synapsen

1.2 Gliazellen

Das Wort *glia* bedeutet im Griechischen „Leim". Tatsächlich ging man lange davon aus, dass Gliazellen das Gehirn zusammenkleben bzw. stützen, sodass es seine Form behält. Das Stützen der Neurone ist aber nur eine ihrer vielen Funktionen (Allen & Barres, 2009). Welche weiteren Aufgaben dazukommen wird klar, wenn man sich die verschiedenen Gliazelltypen anschaut (vgl. Abb. 5). Alle Lebewesen mit einem Nervensystem besitzen Gliazellen. Aber mit der Größe und Komplexität von Gehirnen scheint sich ihr relativer Anteil an den Zellen des Gehirns zu erhöhen. So besitzt der winzige Fadenwurm Caenorhabditis elegans 302 Neurone, aber nur ungefähr ein Dutzend Gliazellen. 25 % der Zellen im Gehirn der Fruchtfliege sind Glia. Bei Mäusen beträgt diese Zahl 65 %, beim Menschen etwas über 90 % und beim Elefanten sogar 97 %.

Gliazellen übernehmen viele unterschiedliche und wichtige Funktionen

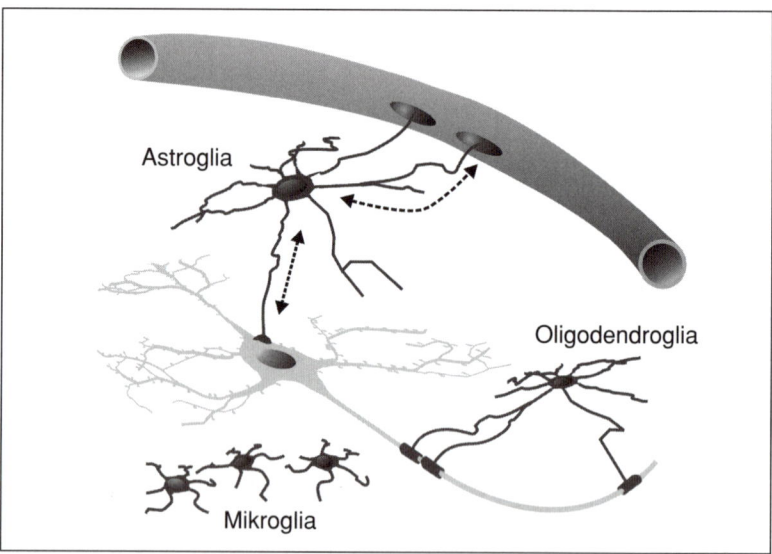

Abbildung 5: Gliatypen des Zentralnervensystems

Oben ist eine Astroglia dargestellt, die mit ihren Fortsätzen eine Brücke zwischen einer Kapillare (am oberen Bildrand verlaufend) und einem Neuron (in hellgrau dargestellt) herstellt. Über diese Brücke wird das Neuron mit Nährstoffen versorgt. Gleichzeitig werden Abfallprodukte des neuronalen Stoffwechsels in die Kapillare entsorgt. Dieser bidirektionale Transport ist mit gepunkteten Doppelpfeilen dargestellt. Links unten im Bild befinden sich drei Mikrogliazellen, die die Immunabwehr des Gehirns realisieren und totes Gewebe verdauen. Rechts in der Mitte des Bildes befindet sich eine Oligodendrogliazelle. Mit ihren Fortsätzen umwickelt sie Teile des Axons des Neurons. Die frei bleibenden axonalen Bereiche werden von anderen Oligodendrogliazellen umwickelt.

Der häufigste Typus von Gliazelle ist die *Mikroglia*. Diese lösen tote oder sterbende Nervenzellen auf und verdauen die Reste. Die Mikroglia dient gleichzeitig der Immunabwehr des Gehirns und schützt somit das Nervensystem vor eindringenden Fremdkörpern. Die Mikroglia trägt somit die Hauptlast der internen Gesundheitskontrolle unseres Gehirns (Graeber, 2010).

Mikroglia

Die größten Gliazellen unseres Gehirns heißen *Astroglia* (oder *Astrocyten*). Das Wort *astron* bedeutet im Griechischen „Stern" und so sehen diese Zellen auch aus. Astrocyten haben eine große Bandbreite an Funktionen. Sie bilden z. B. eine Brücke zwischen den Neuronen und den Kapillaren der Blutversorgung. Über diese Astroglia-Brücke läuft die Versorgung der Nervenzellen mit Nährstoffen aus dem Blut und auch, in umgekehrter Richtung, die Entsorgung der Abfallstoffe der Neurone. Die Gesamtlänge der Kapillaren in unserem Gehirn beträgt ca. 600 km und 99 % der Fläche dieser Kapillaren sind mit den Endfüßchen der Astrocyten bedeckt (Neuhaus et al., 1999). Astrocyten sondern Botenstoffe ab, die die Durchlässigkeit der Wandung der Kapillaren modulieren. Somit übernehmen diese Gliazellen eine entscheidende Rolle in der menschlichen Blut-Hirn-Schranke.

Astroglia

Die zweite Funktion von Astrocyten ist es, das biochemische Milieu um die Nervenzellen konstant zu halten. Dies spielt besonders im Bereich der Synapsen eine wichtige Rolle, wo Astrocyten die Synapsen von der Umgebung isolieren und dadurch ein biochemisches Mikroklima schaffen, in das Neurotransmitter von benachbarten Synapsen nicht eindiffundieren können. Drittens werden Astrocyten ihrem Namen als „Leim" gerecht, indem sie die Neurone in ihrer Position stabilisieren. Bei großen Hirnverletzungen wandern Astrocyten wie Amöben durch das Nervensystem, teilen sich millionenfach im Bereich der Läsion und füllen die entstandene Lücke aus (Renault-Mihara et al., 2008).

Ein weiterer häufiger Typus von Gliazellen im Gehirn ist der *Oligodendrocyt*. Dieser bildet lange paddelförmige Fortsätze, die sich um die Axone der Nervenzellen wickeln. Diese Fortsätze bestehen aus *Myelinscheiden*, die die Axone schützen und die Signalübertragung erheblich beschleunigen (dies wird im nächsten Kapitel genauer beschrieben werden). Nur eine Minderheit von Nervenzellen im Gehirn ist myelinisiert (besitzen also die Umwickelung ihrer Axone durch Oligodendrocyten).

Oligodendroglia bilden die Myelinscheiden im ZNS

Im peripheren Nervensystem (also außerhalb des Gehirns und des Rückenmarks) sind die meisten Axone myelinisiert, da sie oft große Distanzen überbrücken müssen und deshalb ohne Myelinscheiden viel zu langsam wären. Diese Myelinscheiden des peripheren Nervensystems werden von engen Verwandten der Oligodendrocyten gebildet, den *Schwann'schen Zellen*. Diese beiden Gliazelltypen sind nahezu identisch, unterscheiden sich aber in einem Punkt sehr deutlich: Die Schwann'schen Zellen können bei Verletzungen von Axonen das Nachwachsen von neuen axonalen Fortsätzen anregen. Darum können wir z. B. nach einer Armverletzung, bei der die peripheren Nerven verletzt wurden, nach einer Weile wieder die vorübergehend gelähmten Muskeln nutzen und auch wieder Berührungen empfinden (Taveggia et al., 2010).

Schwann'sche Gliazellen

Zusammenfassung

Das Gehirn besteht im Wesentlichen aus zwei Zelltypen: Nervenzellen (diese werden auch als Neurone bezeichnet) und Gliazellen. Neurone können extrem unterschiedlich aussehen, besitzen aber trotzdem fast immer die gleichen Grundkomponenten: Soma, Dendrit, Axon und Synapse. Das Soma ist der Zellkörper eines Neurons und beherbergt das Genom sowie viele Organellen, die den Stoffwechsel der Zelle gewährleisten. Mit den Dendriten nehmen Nervenzellen Informationen von anderen Neuronen auf. Neurone haben in der Regel viele Dendriten. Die dabei entstehende Erregung wandert den Dendriten bis zum Soma entlang, wobei die Erregung mit der Länge der Strecke an Stärke verliert. Dendriten besitzen häufig kleine Dornen, auf denen Synapsen von anderen Neuronen sitzen. Dornen können innerhalb weniger Minuten ihre Form verändern und dadurch die Effizienz des synaptischen Kontaktes verändern. Dies ist ein wichtiger Baustein der neuralen Grundlage des Lernens und der Gedächtnisbildung.

Ein Neuron besitzt nur ein Axon. Wenn die Nervenzelle überschwellig erregt wird, entsteht eine abrupte Spannungsänderung, die als Aktionspotenzial das Axon mit großer Geschwindigkeit entlang läuft. Die Geschwindigkeit der Weiterleitung hängt davon ab, wie dick das Axon ist und ob es myelinisiert ist. Das Aktionspotenzial wird nicht kleiner, egal wie lang das Axon ist. Axone teilen sich im Zielgebiet in Hunderte oder Tausende von Terminalien, an deren Ende sich Synapsen befinden.

Eine Synapse ist eine Kontaktstelle zwischen zwei Neuronen. Die Präsynapse wird vom Axon gebildet und enthält zumeist Vesikel mit Neurotransmittern, die sich beim Eintreffen eines Aktionspotenzials in den synaptischen Spalt entleeren und zur Postsynapse diffundieren. Wenn die Transmittermoleküle dort an die Rezeptoren binden, kommt es zu einer Spannungsänderung auf der Seite der Postsynapse. Dadurch kann der Impuls von einem Neuron an das nächste weitergegeben werden.

Die meisten Zellen unseres Gehirns sind nicht Neurone, sondern Gliazellen. Es gibt verschiedene Typen von Gliazellen (Mikroglia, Astroglia, Oligodendroglia, Schwann'sche Zellen), die sehr unterschiedliche Aufgaben übernehmen. Zu den wichtigsten Aufgaben gehört die Immunabwehr des Gehirns, die Ernährung und biochemische Abschirmung von Neuronen sowie das Bilden von Myelinhüllen um schnellleitende Axone.

Fragen

1. Benennen Sie die Hauptbestandteile einer Nervenzelle.
2. Welche Gliazelltypen gibt es und welche Funktionen haben sie?
3. Welche Eigenschaften bestimmen die Geschwindigkeit der Signalweiterleitung entlang eines Axons?
4. Was ist der Unterschied zwischen der Signalweiterleitung entlang eines Dendriten und eines Axons?
5. Was passiert, wenn ein Aktionspotenzial in eine Präsynapse einläuft?
6. Was ist ein dendritischer Dorn?

Lösungshinweise finden Sie unter
www.hogrefe.de/buecher/lehrbuecher/psychlehrbuchplus.

Kapitel 2

Die Funktionsmechanismen von Nervenzellen

Inhaltsübersicht

2.1	Die Entstehung des neuronalen Signals	34
2.1.1	Die Ionen innerhalb und außerhalb der Zelle	34
2.1.2	Die neuronale Zellmembran	35
2.1.3	Die Ionenkanäle	36
2.1.4	Die Konzentrationsgradienten der Ionen	37
2.1.5	Die elektrostatische Kraft	38
2.1.6	Das Membranpotenzial	38
2.2	Das Aktionspotenzial	42
2.2.1	Entstehung und Verlauf eines Aktionspotenzials	43
2.2.2	Die Reise des Aktionspotenzials	47
2.2.3	Myelinisierte Axone	50
	Zusammenfassung	51
	Fragen	52

Das Examen war endlich geschafft und Shinichi hatte das Gefühl, dass heute etwas Besonderes passieren musste, um den Tag würdig zu Ende zu bringen. Also lud er seine Freundin Yokota in ein Fugu-Restaurant ein. Fugu ist ein Kugelfisch, der sehr giftig ist und in Japan nur in speziell lizenzierten Restaurants serviert wird. Die Köche sind trainiert, das Fleisch des Fisches vorsichtig herauszutrennen, sodass es nicht mit dem hochkonzentrierten Gift der Haut und der inneren Organe in Berührung kommt. Auch das Fleisch ist giftig, aber die Dosis in den Muskeln ist so gering, dass man es nur als Brennen im Mund verspürt. Wegen strenger Kontrollen sind Todesfälle nur selten.

Das Menü für beide sollte umgerechnet über 200 Euro kosten, aber das war es Shinichi wert. Bald kam der Teller mit hauchfein geschnittenem Fugu auf den Tisch. Yokota hatte etwas Angst, wollte ihm aber nicht den Abend verderben. Schon beim ersten Biss verspürten sie das Prickeln auf den Lippen und das Brennen im Mund. Die Stimmung war ausgelassen. Shinichi hatte immer auf sicher gelebt und nun genoss er die leichte Gefahr. Nach einer halben Stunde lallten sie ein bisschen, weil die Zunge steif und gefühllos wurde. Das war wahrscheinlich der Schnaps, aber eigentlich hatte Yokota bei dem bisschen, das sie wog, vorsichtshalber nur wenig getrunken. Nach dem Essen fuhren sie mit dem Taxi nach Hause. Dort angekommen, konnte Shinichi die Münzen nicht mehr aus dem Portmonee greifen und drängte dem Fahrer einen zu großen Geldschein auf. Im Wohnzimmer wankte Yokota, fiel plötzlich hin und erbrach sich. Shinichi wollte zu ihr hin, aber auch seine Beine waren plötzlich gelähmt. Er schwitzte und merkte, wie viel Anstrengung ihn das Atmen kostete. Kriechend erreichte er das Telefon und berichtete einem Arzt, dass sie eine Fugu-Vergiftung hätten. Dann wurde er bewegungslos und konzentrierte sich ganz auf das Atmen. Eine tonnenschwere Last lag auf seiner Brust und es kostete übermenschliche Kraft, die Atemmuskulatur zu bewegen. Bei vollem Bewusstsein wurde ihm klar, dass er diese Kraft bald nicht mehr aufbringen konnte. Dann würde er seinen eigenen Erstickungstod in allen Details erleben. Hätte er die Kraft zum Weinen gehabt, er wäre wohl in Tränen ausgebrochen über das grausame Schicksal. Sein Leben lang hatte er alle Risiken vermieden. Und nun tötete ihn eine scheinbar harmlose Extravaganz. Plötzlich hörte er, wie die Tür aufgebrochen wurde und die Sanitäter hereinstürmten. Er wurde an ein Atemgerät angeschlossen und heraustransportiert.

Zwei Tage später war er schlapp, aber weitestgehend normal. Der Arzt erklärte ihm, dass das Gift ein ganz kleines Molekül namens Tetrodotoxin war, das die Natrium-Kanäle seiner Nervenzellen verschließt. Er sagte, dass Nervenzellen elektrisch arbeiten und dass dafür elektrisch geladene Atome ständig die Außenhülle der Zelle durch spezielle Poren passieren müssten. Das Natrium-Ion war eines dieser Atome. Ohne das Eindringen von Natrium durch spezielle Kanäle in das Neuron waren Nervenzellen nicht aktivierbar. Ein kleines Molekül, das eine winzige Öffnung in der Außenhaut von Nervenzellen verschließen konnte, hätte ihn also beinahe getötet, und seiner Freundin Yokota hatte es das Leben geraubt.

Nervenzellen kommunizieren über *Aktionspotenziale,* also kurze elektrische Impulse, die das Axon entlang wandern, bis sie eine Synapse am Ende des Axons erreichen. Aktionspotenziale sind die Träger der Information im Nervensystem. Durchschnittlich befinden sich auf der Außenhülle einer Nervenzelle in unserem Cortex etwa 20.000 Synapsen, die mit anderen Neuronen verbunden sind (Braitenberg & Schüz, 1998). Wenn jede dieser anderen Zellen ungefähr zweimal in der Sekunde ein Aktionspotenzial generiert, bekommt das empfangende Cortexneuron ungefähr 40.000 synaptische Aktivierungen pro Sekunde. Dies ist wahrscheinlich sogar eine eher konservative Schätzung. Das bedeutet, dass Neurone ununterbrochen mit Aktionspotenzialen bombardiert werden. Da unser Beispielneuron aus dem Cortex selber vielleicht nur zweimal pro Sekunde ein Aktionspotenzial erzeugt, bedeutet dies, dass es durchschnittlich sehr viele Aktionspotenziale erhalten muss, um selber ein Aktionspotenzial auszulösen. Die Art und Weise, wie Nervenzellen einkommende synaptische Signale verrechnen, bis sie selber ein Aktionspotenzial erzeugen ist der Schlüssel zum Verständnis aller Basisfunktionen des Gehirns. Diese Verrechnungsleistung eines einzelnen Neurons hängt von vielen Faktoren ab und kann durch Lernprozesse verändert werden. Das bedeutet, dass Erfahrungen, die das Individuum macht, darüber bestimmen, ob ein Neuron auf bestimmte synaptische Eingänge mit einem Aktionspotenzial reagiert oder nicht.

Nervenzellen kommunizieren über Aktionspotenziale

Warum das so ist, wollen wir in Kapitel 3 genauer kennenlernen. Dazu müssen wir in diesem Kapitel aber zuerst einmal lernen, dass die neuronale *Zellmembran*, also die das Neuron umgebende Hülle, eine elektrische Spannung aufweist: das *Membranpotenzial.* Die Entstehung des Membranpotenzials ist einfach zu verstehen, wenn man die zwei gegensätzlichen Kräfte kennen lernt, die zu seiner Entstehung beitragen: der *Konzentrationsgradient* sowie die *elektrostati-*

sche Kraft. Wir wollen also im Folgenden diese zwei Faktoren behandeln. Zuerst müssen wir aber die Schlüsselakteure dieses Spiels vorstellen, nämlich die *Ionen* und die *Ionenkanäle,* durch die die Ionen durch die Zellmembran wandern können.

2.1 Die Entstehung des neuronalen Signals

2.1.1 Die Ionen innerhalb und außerhalb der Zelle

Ionen sind elektrisch geladene Atome oder Moleküle. Sie sind durch Elektronenmangel positiv oder durch Elektronenüberschuss negativ geladen. Salz (NaCl) z. B. besteht aus den zwei positiv bzw. negativ geladenen Ionen Natrium (Na^+) und Chlorid (Cl^-), die durch ihre gegensätzliche Ladung elektrisch angezogen werden und somit das Salzmolekül bilden. Wird ein Teelöffel Salz in ein Glas Wasser verrührt, löst es sich sehr schnell auf. Dadurch trennt sich das positiv geladene Na^+-Atom vom negativ geladenen Cl^--Atom. Beide Ionen sind für die Funktion von Nervenzellen sehr wichtig. Ein drittes Ion, das für die elektrische Aktivität von Neuronen eine wichtige Rolle spielt, ist das positiv geladene Kalium (K^+). Ein vierter für die Physiologie von Neuronen wichtiger Faktor sind große Eiweiße, die sich im Inneren der Zelle befinden und eine negative elektrische Ladung aufweisen. Diese Eiweiße können die Zelle nicht verlassen und ihre negative Ladung erzeugt somit einen Überschuss an Elektronen im Intrazellulärraum. Diese Ungleichverteilung von elektrisch geladenen Partikeln zwischen dem Intra- und dem Extrazellulärraum gilt auch für Na^+, Cl^- und K^+. Zum Beispiel gibt es mehr Na^+-Ionen außerhalb der Zelle als innen. Normalerweise würde Na^+ solange in die Zelle einwandern, bis der Häufigkeitsunterschied ausgeglichen wäre. Das kann Na^+ aber nicht ohne Weiteres, da das Neuron sich mit einer Hülle umgibt, die als Barriere wirkt. Diese Hülle ist die neuronale Zellmembran (vgl. Abb. 6).

Für die Funktion von Nervenzellen spielen die Ionen Na^+-, Cl^-- und K^+ eine wichtige Rolle

---

Membranpotenzial

Das Membranpotenzial ist die elektrische Spannung auf der Außenhülle eines Neurons. Es wird durch negativ geladene Eiweiße im Zellinneren sowie die ungleiche Verteilung von Na^+-, Cl^-- und K^+-Ionen erzeugt und beträgt im Ruhezustand ca. $-68\,mV$ (vgl. Kapitel 2.1.5).

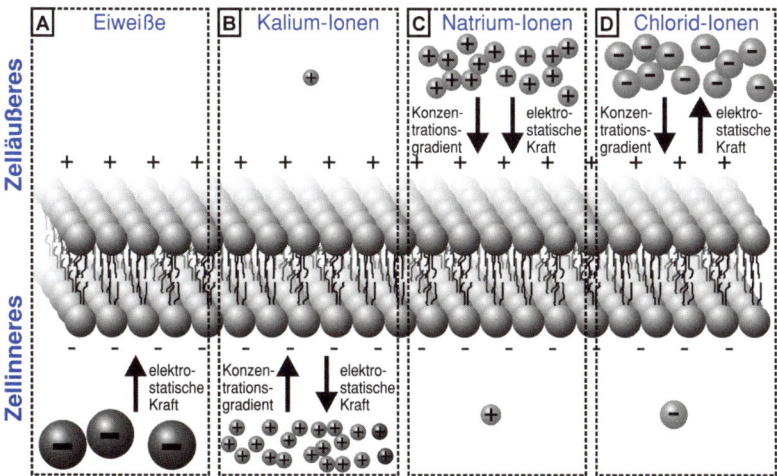

Abbildung 6: Schematische Darstellung der neuronalen Zellmembran mit den wichtigen Faktoren, die das Membranpotenzial erzeugen

In der Mitte ist die Lipid-Doppelmembran der Zelle zu erkennen. Das Zelläußere ist bei diesem Bild oben, das Zellinnere unten. Das Zellinnere ist negativ polarisiert. (A) Die großen Eiweiße tragen eine negative Ladung. Entsprechend der elektrostatischen Kraft würden die Eiweiße also die Zelle verlassen (in Richtung eines positiv geladenen Milieus), können aber durch ihre Größe nicht die Zellmembran passieren. Der Pfeil für die elektrostatische Kraft weist deshalb nach außen. (B) Kalium(K^+)-Ionen haben innerhalb der Zelle eine wesentlich höhere Konzentration als außerhalb. Entsprechend weist der Pfeil für den Konzentrationsgradienten nach außen. Allerdings tragen K^+-Ionen eine positive Ladung und werden somit in das negativ geladene Zellinnere gezogen. Entsprechend weist der Pfeil für die elektrostatische Kraft nach innen. (C) Natrium(Na^+)-Ionen sind außerhalb der Zelle konzentrierter. Daher weist der Pfeil für den Konzentrationsgradienten nach innen. Na^+-Ionen tragen zudem eine positive Ladung und werden somit zusätzlich noch in das negativ geladene Zellinnere gezogen. Daher weist auch der Pfeil für die elektrostatische Kraft in das Zellinnere. (D) Chlorid(Cl^-)-Ionen sind außerhalb der Zelle häufiger anzutreffen als innerhalb. Entsprechend weist der Pfeil für den Konzentrationsgradienten nach innen. Aber Cl^--Ionen tragen eine negative Ladung und werden daher durch das negativ geladene Zellinnere abgestoßen. Entsprechend weist auch der Pfeil für die elektrostatische Kraft nach außen.

2.1.2 Die neuronale Zellmembran

Jede Körperzelle ist von einer Hülle umgeben: der Zellmembran. Sie ist nur 5 nm dünn (1.000.000 nm = 1 mm). Die neuronale Zellmembran besteht aus einer Lipid-Doppelschicht (im Griechischen bedeutet *lipos* „Fett"), in die viele spezialisierte Rezeptoren und Poren eingelassen sind. Mit den Rezeptoren können die Zellen detektieren, ob *Neurotransmitter*, Hormone oder andere chemische Substanzen

Lipid-Doppelschicht als Zellmembran

sich an ihrer Außenhülle befinden. Diese können dann Auswirkungen auf die Funktionsmechanismen des Neurons haben. Einige der Poren *(Kanäle)* arbeiten fast wie passive Löcher, durch die Ionen die Zelle verlassen oder in sie eindringen können. Andere Poren sind sehr selektiv und lassen nur bestimmte Atome oder Moleküle unter bestimmten Umständen passieren.

2.1.3 Die Ionenkanäle

Um in eine Zelle hinein oder aus einer Zelle hinaus fließen zu können, muss die Membran *permeabel*, d. h. durchlässig, sein. Diese Permeabilität entsteht durch in die Zellmembran eingelassene Kanäle, die selektiv bestimmte Ionen durchlassen (vgl. Abb. 7). So gibt es Kanäle, die für Na^+, Cl^- und K^+ spezialisiert sind und fast keine oder zumindest nur wenige andere Ionen passieren lassen. Durch solche Ionenkanäle könnten also diese Ionen in die Zelle hinein oder aus der Zelle hinaus fließen. Allerdings stehen die Ionenkanäle nicht immer offen. So ist der Ionenkanal für Na^+ z. B. in der Regel geschlossen und öffnet sich nur, wenn die Zelle erregt wird (vgl. Kapitel 2.2). Dagegen ist die Wahrscheinlichkeit, dass ein K^+-Kanal offen steht, viel größer. Dadurch können K^+-Ionen leichter die Membran passieren. Die Zellwand ist somit für K^+-Ionen bis zu einem gewissen Grad permeabel (Luján, 2010).

Die neuronale Zellmembran ist teilweise durchlässig

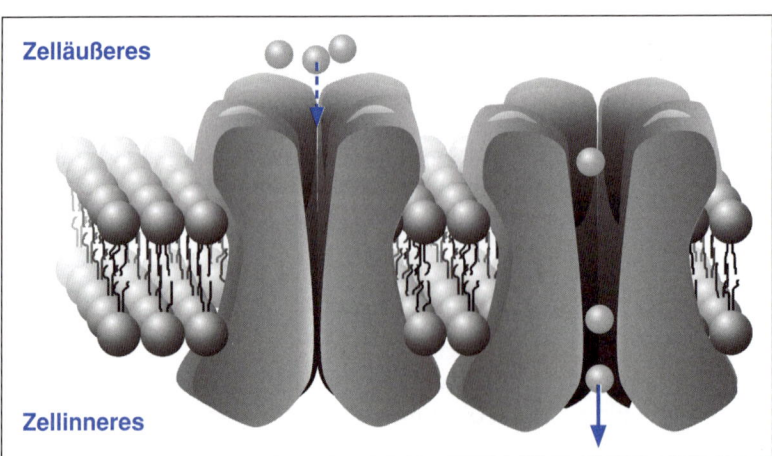

Zelläußeres

Zellinneres

Abbildung 7: Zwei Ionenkanäle, die in die Zellmembran eingelassen sind

Ionenkanäle werden aus großen Proteinen zusammengesetzt, die durch die gesamte Neuronenmembran hindurch reichen. Ist ein Kanal geschlossen (links) können keine

Ionen passieren. Ist der Kanal geöffnet (rechts), passieren Ionen diese Öffnung und können, je nach Ladung und Konzentrationsgradient, in die Zelle hinein oder aus der Zelle hinaus.

2.1.4 Die Konzentrationsgradienten der Ionen

Wenn man reife Kirschen in einen Behälter mit Wasser legt, platzen sie nach einer Weile auf. Der Grund ist ganz einfach: Sowohl innerhalb als auch außerhalb der Kirschen befindet sich Wasser. Innerhalb der Kirschen ist das Wasser aber viel niedriger konzentriert, da sich noch weitere Stoffe darin befinden, die der Kirsche ihren fruchtigen Geschmack geben. Es gibt somit einen Konzentrationsgradienten für Wasser, mit einer hohen Wasserkonzentration außerhalb der Kirschen und einer niedrigen Wasserkonzentration innerhalb. Daher fließen die kleinen Wassermoleküle durch Poren in der Außenhaut der Kirsche von außen nach innen. Da der Fruchtzucker und andere größere Bestandteile des Fruchtfleisches nicht durch die kleinen Poren nach außen fließen können, quillt die Kirsche mit Wasser auf und platzt irgendwann. Der Grund für dieses Phänomen ist die *Osmose*. Osmose beschreibt das Gesetz, dass Teilchen, die sich in zwei Lösungen in unterschiedlicher Konzentration befinden, solange in Richtung der niedrigeren Dichte diffundieren bis die Konzentrationen ausgeglichen sind.

Durch Osmose gleichen sich Konzentrationsunterschiede aus

Diese osmotische Kraft ist für Nervenzellen von entscheidender Bedeutung. Tabelle 2 gibt die Konzentrationen wieder, die innerhalb und außerhalb der Zellen für die drei wichtigen Ionen Na^+, Cl^- und K^+ gelten. Wie man sieht, sind die intra- und extrazellulären Dichten für diese Ionen teilweise drastisch unterschiedlich. Wir müssten also erwarten, dass Na^+ und Cl^- entsprechend ihren osmotischen Gradienten in die Zelle wandern, während K^+ nach außen fließt. Warum passiert dies nicht? Ein Teil der Antwort wird klar, wenn wir die elektrostatische Kraft besprechen.

Tabelle 2: Konzentrationen (in Millimol, mM) der neurophysiologisch wichtigen Ionen innerhalb und außerhalb der Neurone

Ion	Konzentration innerhalb der Zelle (mM)	Konzentration außerhalb der Zelle (mM)	Verhältnis innen : außen
Na^+	10	150	1 : 15
Cl^-	13	150	1 : 11,5
K^+	100	5	20 : 1

Na^+-, Cl^-- und K^+-Ionen haben unterschiedliche intra- und extrazelluläre Konzentrationen

2.1.5 Die elektrostatische Kraft

Anziehung bzw. Abstoßung elektrisch geladener Teilchen

Teilchen mit entgegengesetzter Ladung (z. B. Na^+ und Cl^-) ziehen sich an und solche mit gleicher Ladung (z. B. Na^+ und K^+) stoßen sich ab. Die Kraft dieser Anziehung bzw. Abstoßung nennt man *elektrostatische Kraft*. Wenn also die großen negativ geladenen Eiweiße im Zellinneren einen Überschuss an negativer Ladung aufbauen, dann drückt die elektrostatische Kraft negativ geladene Ionen wie Cl^- aus dem Neuron raus und zieht solche mit positiver Ladung wie Na^+ und K^+ in die Zelle rein. Nun schauen wir uns wieder Tabelle 2 an. Dort sehen wir, dass der Konzentrationsgradient Na^+ und Cl^- in die Zelle drücken müsste (sie kommen außen häufiger vor als innen), während er K^+ aus dem Neuron rauspresst (K^+ ist innen häufiger als außen). Soeben haben wir aber gelesen, dass die elektrostatische Kraft Cl^- aus dem Neuron raus und K^+ in das Neuron reinzuziehen versucht. Somit stehen der Konzentrationsgradient und die elektrostatische Kraft für Cl^- und K^+ in einem gegensätzlichen Verhältnis, während sie für Na^+ gleichgerichtet wirken (vgl. Abb. 6). Aus dem Zusammenspiel dieser zwei Kräfte entsteht das Membranpotenzial.

2.1.6 Das Membranpotenzial

Die Konzentrations- und elektrostatischen Kräfte der Ionen erzeugen das Membranpotenzial

Das Membranpotenzial entsteht aus der Summe der Konzentrations- und elektrostatischen Kräfte, die auf die Ionen einwirken. Betrachten wir hierfür erst einmal einzelne Ionen getrennt voneinander. Am einfachsten ist die Situation der negativ geladenen Eiweiße zu verstehen. Sie sind sehr groß und somit in der Zelle gefangen. Es ist egal, wie stark sie sich gegenseitig elektrisch abstoßen; da sie nicht durch die Zellmembran hindurch kommen, bleiben sie intrazellulär gefangen und erzeugen ein elektrisch negatives Potenzial im Zellinneren (vgl. Abb. 6).

Betrachten wir nun die Situation für K^+. Gemäß Tabelle 2 gibt es mehr als 20-mal mehr K^+-Ionen inner- als außerhalb der Zelle. Durch die Kraft der Osmose müsste es einen hohen Innendruck für K^+ geben, die dieses Ion nach außen drückt. Das heißt, 20-mal mehr K^+-Ionen würden das Neuron verlassen als K^+-Ionen in sie hineinfließen. Wenn aber so viele K^+-Ionen die Zelle verlassen, wird im Neuron die sowieso schon negative Ladung noch negativer, da positiv geladene K^+-Ionen nach außen wandern und somit die Summe der zurückbleibenden negativ geladenen Ionen weiter zunimmt. Je stärker die negative Ladung in der Zelle anwächst, desto mächtiger zieht nun die elektrostatische Kraft die positiv geladenen K$^+$-Ionen zurück in die Zelle. Zwei Kräfte stehen sich nun gegenüber. Der Konzentrationsgradient drückt die K$^+$-Ionen vom Zellinneren nach außen. Die elektrische Potenzialdifferenz zieht dagegen die K$^+$-Ionen in die Zelle zurück. Wenn diese zwei Kräfte im Gleichgewicht stehen, entsteht ein Kompromiss zwischen der höheren K$^+$-Ionendichte im Inneren und der höheren positiven Ladung im Äußeren. K$^+$-Ionen wandern nun kaum noch durch die Membran. Das Spiel der zwei entgegengesetzten Kräfte ist für K$^+$ zu einem Ende gekommen (vgl. Abb. 6).

Für Cl$^-$ ist die Situation vergleichbar. Gemäß Tabelle 2 gibt es extrazellulär ungefähr 12-mal so viele Cl$^-$-Ionen wie intrazellulär. Das bedeutet, dass dieses Ion entsprechend seinem Konzentrationsgradienten in die Zelle hinein wandern würde. Allerdings ist Cl$^-$ ein negativ geladenes Ion. Dadurch drückt die elektrostatische Kraft Cl$^-$ nach außen. Deshalb wandern solange Cl$^-$-Ionen in das Neuron ein, bis die Kräfte des Konzentrationsgradienten und der Elektrostatik im Gleichgewicht stehen (vgl. Abb. 6).

Wenden wir uns nun dem interessantesten Kandidaten zu. Na$^+$-Ionen sind außerhalb der Zelle 15-mal häufiger als innerhalb des Neurons. Es gibt also einen großen osmotischen Druck, der diese Ionen in die Zelle hinein drängt. Gleichzeitig ist das Na$^+$-Ion positiv geladen. Da im Intrazellulärraum die negativen Ionen überwiegen, zieht die elektrostatische Kraft die Na$^+$-Ionen ebenfalls massiv von außen nach innen. Die beiden großen Kräfte sind für Na$^+$-Ionen also gleichgerichtet und ziehen dieses Ion in das Neuron. Doch wieso gelangen nur so wenige Na$^+$-Ionen in das Neuron hinein? Die Antwort ist ganz einfach: Die Natriumkanäle sind verschlossen und lassen die Na$^+$-Ionen nicht in das Neuron. Dadurch stabilisiert sich das Membranpotenzial auf durchschnittlich −68 mV, also einen negativen Wert (vgl. Abb. 6).

Osmotische und elektrostatische Kraft für Na$^+$ sind auf das Neuroneninnere gerichtet

Allerdings ist eine Membran nie 100 %-ig dicht, sodass oft eine kleine Zahl von Na$^+$-Ionen in die Zelle diffundiert. Außerdem gelangen während eines Aktionspotenzials weitere Na$^+$-Ionen in das Innere des Neurons (vgl. Kapitel 2.2). Noch extremer ist die Situation bei den K$^+$-Kanälen, bei denen eine kleine Anzahl immer offen steht, sodass Leckströme auftreten (wie in Kapitel 2.2 dargestellt wird, öffnet sich der größte Teil der K$^+$-Kanäle allerdings erst bei einen starken Depolarisation durch das Aktionspotenzial). Wie kommt es nun, dass das Innere des Neurons nicht langsam immer positiver wird? Nun, das liegt daran, dass der Konzentrationsgradient von Na^+ immer wieder von Neuem hergestellt wird. Und zwar durch winzige Membranpumpen, die bestimmte Ionen gegen ihren Konzentrations- und elektrischen Gradienten aus der Zelle raus oder in die Zelle hinein pumpen. Das Prinzip ähnelt dem eines lecken Schiffes, bei dem durch die ständige Arbeit der Lenzpumpen eindringendes Wasser wieder ins Meer zurückbefördert wird.

Natrium-Kalium-
Pumpe

Die wichtigste Membranpumpe eines Neurons ist die Natrium-Kalium-Pumpe (vgl. Abb. 8). Unter Aufwendung einer hohen Energiemenge befördert sie in einem Pumpzyklus drei Na^+-Ionen aus der Zelle raus und zwei K^+-Ionen in die Zelle rein. Wenn man sich die Tabelle 2 anschaut, wird deutlich, dass diese beiden Ionen somit gegen ihre Konzentrationsgradienten bewegt werden. Dieser Vorgang ist energetisch extrem teuer. Allein die Natrium-Kalium-Pumpe verschlingt ungefähr 15 % unseres Gesamtenergiebedarfs. Diese und weitere spezifische Ionenpumpen erhalten ununterbrochen den Konzentrationsunterschied von Na^+, Cl^- und K^+ zwischen dem Intra- und

Ruhepotenzial bei
ca. −68 mV

dem Extrazellulärraum (Goldin et al., 1983). Mithilfe dieser stabilisierenden Mechanismen bleibt bei den Neuronen das Membranpotenzial ständig bei ca. −68 mV, zumindest solange keine Signale eintreffen. Deshalb nennt man diesen Wert auch häufig *Ruhepotenzial*.

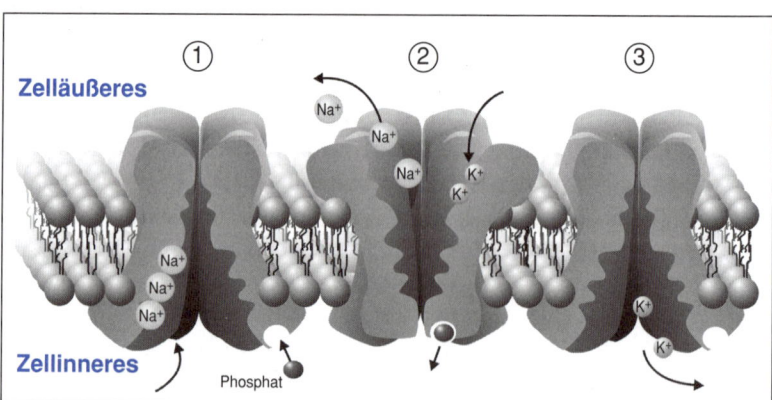

Abbildung 8: Darstellung eines Pumpzyklus der Natrium-Kalium-Pumpe

Im ersten Schritt (1) nimmt die Pumpe drei Natrium-Ionen (Na^+) auf und verändert danach ihre Form. Im zweiten Schritt (2) werden die Na^+-Ionen in den Extrazellulärraum entlassen und zwei Kalium-Ionen (K^+) aufgenommen. Nach erneuter Formveränderung können im dritten Schritt (3) die zwei K^+-Ionen in den Intrazellulärraum gelangen. Dieser Pumpprozess muss unter Aufbietung von Energie durchgeführt werden (eine Phosphatgruppe wird gebunden).

Messung des Membranpotenzials

Neurowissenschaftler können das Membranpotenzial eines Neurons messen. Hierzu stechen sie mit einer extrem dünn ausgezogenen Glaskapillare (Durchmesser 0,5 bis 1 µm) in eine Nervenzelle. Im Inneren der Kapillare befindet sich eine leitfähige Flüssigkeit, die eine ähnliche Zusammensetzung von Ionen aufweist wie die Zelle selbst. Eine zweite Elektrode dient als Referenzelektrode und befindet sich außerhalb des Neurons, aber innerhalb der Lösung, die auch das Neuron umgibt. Dann wird die Spannungsdifferenz zwischen diesen zwei Elektroden gemessen. Dieser Messwert ist das Membranpotenzial. Wie im Kapitel 2.2 beschrieben wird, bleibt dieses Potenzial nicht stabil, sondern ändert sich ständig durch die synaptischen Eingänge, die auf die Zelle einwirken. Am meisten ändert sich das Membranpotenzial, wenn das Neuron ein Aktionspotenzial erzeugt.

In der Abbildung 9 ist gerade ein Aktionspotenzial auf dem Schirm eines Oszilloskops zu sehen. Während der Ableitungen schauen Elektrophysiologen aber gar nicht ständig auf den Schirm ihrer Messgeräte, sondern verlassen sich lieber auf ihr Ohr. Hierzu macht man die Spannungsänderungen an der Elektrodenspitze durch einen Audioverstärker hörbar. Dadurch werden die Salven von Aktionspotenzialen hörbar und man kann sich ganz auf die optimale Platzierung der Elektroden konzentrieren während man zeitgleich hört, was im Neuron passiert.

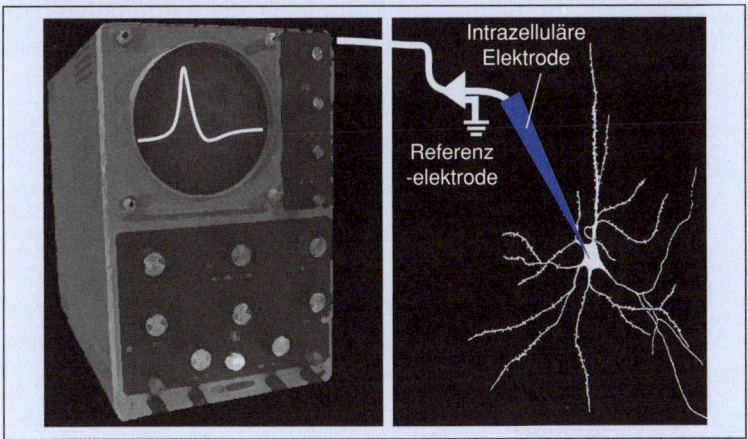

Abbildung 9: Messung von Aktionspotenzialen durch intrazelluläre Ableitung

2.2 Das Aktionspotenzial

Im letzten Abschnitt haben wir gesehen, dass Nervenzellen eine negative Innenladung aufweisen und dieses Membranpotenzial durch die ununterbrochene Aktivität von Membranpumpen ständig aufrechterhalten werden. Allerdings empfangen Neurone auf ihrer Membran jede Sekunde Tausende von synaptischen Aktivierungen, die lokal das Membranpotenzial verändern. Das heißt, das Bild vom Ruhepotenzial ist nur eine Momentaufnahme. In Wirklichkeit schwankt das Membranpotenzial eines Neurons ständig auf und ab. Zuweilen dreht es sich sogar durch die lokale Einwirkung vieler erregender synaptischer Eingänge um, sodass für einen kleinen Teil der Membran und für einen kurzen Zeitraum die Innenseite des Neurons relativ zur Außenseite eine positive elektrische Ladung besitzt. Wenn diese elektrische Umkehrung am *Axonhügel* passiert, also dem Ort auf der Zelle an dem das Soma in das Axon übergeht, kann

Eine überschwellige Erregung am Axonhügel löst ein Aktionspotenzial aus

ein Aktionspotenzial ausgelöst werden. Das Aktionspotenzial (oder *Spike*) ist eine kurze Umkehrung des Membranpotenzials, bei der die Innenseite des Axons positiv wird. Das Aktionspotenzial wandert, ohne in seiner Stärke abzunehmen und mit hoher Geschwindigkeit, das Axon bis zu seinen Terminalien entlang. Neurone können keine kleinen oder großen Aktionspotenziale erzeugen, sondern produzieren immer nur eine Standardentladung. Da Nervenzellen die Stärke ihres Aktionspotenzials nicht variieren können, sind sie nur in der Lage, durch die Häufigkeit der Spikes pro Zeiteinheit und durch das zeitliche Muster der Entladungen detaillierte Information weiterzugeben. Frequenz und Zeitmuster der Entladungen sind somit die Sprache der Nervenzellen. Das Aktionspotenzial selbst ist nur ein „Alles-oder-Nichts-Prozess".

Die Menschen hinter den Entdeckungen

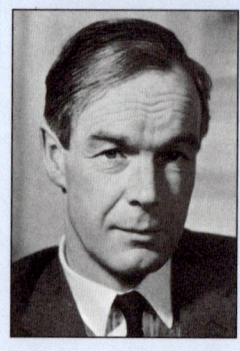

Alan Lloyd Hodgkin

© picture-alliance/Mary Evans Picture Library

Alan Lloyd Hodgkin wurde am 5. Februar 1914 in Banbury (Oxfordshire, England) geboren und starb am 20. Dezember 1998. Andrew Fielding Huxley wurde am 22. November 1917 in London geboren. Beide waren Physiologen, beide studierten in Cambridge und fingen dann gemeinsam an, Nervenzellen von Krabben und Tintenfischen zu untersuchen. Nach Unterbrechungen durch den Zweiten Weltkrieg nahmen sie ihre Studien im Plymouth Marine Biological Laboratory wieder auf. Ihre Entdeckung und mathematische Beschreibung des Membran- und des Aktionspotenzials legte die Grundlage für die moderne Neurophysiologie. Sie wurden dafür gemeinsam im Jahre 1963 mit dem Nobelpreis ausgezeichnet.

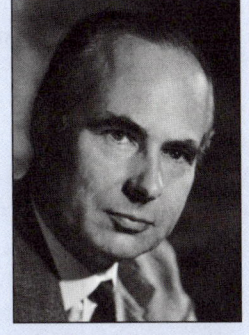

Andrew Fielding Huxley

© picture-alliance/Mary Evans Picture Library

Hodgkin und Huxley folgten in ihren Arbeiten der Theorie des deutschen Physiologen Julius Bernstein (1839–1917). Dieser hatte durch Experimente am Ischiasnerv des Froschs Hypothesen zu den Mechanismen der Nervenleitung aufgestellt. Aber mit den ihm zur Verfügung stehenden Instrumenten konnte er die kritischen Experimente zum Beweis seiner Überlegungen nicht durchführen. Hodgkin hatte in den USA neue Methoden zu Ableitungen von Nervensträngen gelernt. Beide lernten später in Plymouth John Zachary Young kennen, der das Gehirn und die Intelligenz von Tintenfischen untersuchte. Young hatte entdeckt, dass Tintenfische ein Riesenaxon besitzen, das 1 mm Durchmesser besaß. Diese Kuriosität der Natur verschaffte Hodgkin und Huxley die Möglichkeit, endlich von einer einzelnen Nervenfaser abzuleiten um die Theorie von Bernstein experimentell zu prüfen. Jahrelang führten sie Untersuchungen an diesen Riesenaxonen durch. Ständig mussten Fischer immer wieder neue Tintenfische an das Institut liefern. Anfang der 50er Jahre publizierten Hodgkin und Huxley eine Serie von Arbeiten, die die Eigenschaften des Membran- und des Aktionspotenzials in nie gekanntem Detail beschrieben. Danach gelang es ihnen die Zusammenhänge mathematisch exakt zu formulieren. Der Nobelpreis würdigte sowohl ihre experimentellen als auch ihre theoretischen Arbeiten.

2.2.1 Entstehung und Verlauf eines Aktionspotenzials

Ein Aktionspotenzial beginnt am Axonhügel, also dem Übergangbereich zwischen Soma und Axon. Wie im letzten Abschnitt ausgeführt, wird das Membranpotenzial ständig durch erregende oder hemmende synaptische Eingänge modifiziert. Eine Veränderung des Membranpotenzials in Richtung positiverer Werte nennt man eine *Depolarisation*. Wenn eine hohe Depolarisation im Bereich des Axonhügels vorliegt, kann ein Aktionspotenzial erzeugt werden.

Dafür ist eine besondere Klasse von Na$^+$-Kanälen notwendig, die spannungsabhängig ist (Garrido et al., 2003).

Spannungsabhängige Na$^+$-Kanäle sind normalerweise verschlossen und lassen keine Na$^+$-Ionen in die Zelle eintreten. Sie öffnen sich aber, wenn das Membranpotenzial positiver wird und einen bestimmten Schwellenwert überschreitet (Catterall, 2010). Nehmen wir an, dass in einem Neuron dieser Schwellenwert bei –50 mV liegt. Stellen wir uns ferner vor, dass wir mit einer Elektrode, die wir in den Axonhügel platziert haben, das Neuron elektrisch reizen können. Diese Reizung führt zu einer Depolarisation der Nervenzelle. Wenn die Reizung schwach ausfällt, kommt es vielleicht zu einer kleineren Depolarisation, die das Membranpotenzial von –68 mV auf –60 mV hebt. Nach kürzester Zeit werden die Membranpumpen dafür sorgen, dass das alte Membranpotenzial von –68 mV wieder hergestellt wird. Das heißt, diese kleine Depolarisation verebbt ohne weitere Folgen. Jetzt reizen wir einmal mit unserer Elektrode ein bisschen stärker und depolarisieren das Neuron bis auf –55 mV. Da der Schwellenwert dieser Zelle (–50 mV) immer noch nicht erreicht worden ist, wird auch diese Erregung ohne Folgen bleiben und das Membranpotenzial wird schnell wieder auf den üblichen Ruhewert zurückkehren. Beim dritten Versuch depolarisieren wir die Zelle am Axonhügel noch ein bisschen stärker und zwar bis auf –45 mV. Jetzt ist der Schwellenwert überschritten und die Folge ist ähnlich wie das Anzünden eines Streichholzes: Wenn Sie nur schwach reiben, wird es folgenlos bleiben; reiben Sie das Streichholz aber heftig genug an der Reibfläche der Streichholzschachtel, beginnt das Zündholz plötzlich zu brennen. Dies nennen wir einen *Alles-oder-Nichts-Prozess* und er gilt sowohl für Streichhölzer als auch für Nervenzellen (Leterrier et al., 2010).

In dem Moment, in dem die Depolarisation im Axonhügel den Schwellenwert erreicht oder überschreitet, öffnen sich die spannungsabhängigen Na$^+$-Kanäle des Axonhügels. Im Kapitel 2.1.5 war erläutert worden, dass die Na$^+$-Ionen in die Zelle einströmen würden, wenn die Membran für sie permeabel wäre. Der Grund ist, wie ausgeführt, zweifach: Natrium ist extrazellulär häufiger als intrazellulär (der Konzentrationsgradient drückt somit Na$^+$-Ionen in das Neuron) und die Zelle ist innen negativer als außen (die elektrostatische Kraft zieht somit Na$^+$-Ionen in das Innere des Neurons). Das Öffnen der spannungsabhängigen Na$^+$-Kanäle gibt den Na$^+$-Ionen also das, was sie schon die ganze Zeit wollten: in die Zelle fließen!

Spannungsabhängige Na$^+$-Kanäle sind für die Erzeugung eines Aktionspotenzial kritisch

Alles-oder-Nichts-Prozess

Dieser Zufluss hat drastische Konsequenzen für das Membranpotenzial des Neurons. Diese wollen wir nun Schritt für Schritt verstehen (vgl. auch Abb. 10):

1. Eine große Depolarisation erreicht den Axonhügel und depolarisiert dort die Membran über den Schwellenwert hinaus.

2. Als Konsequenz öffnen sich die Na^+-Kanäle für einen kurzen Moment von weniger als 1 ms (1.000 ms = 1 Sekunde). Danach verschließen sie sich wieder und können nicht erneut geöffnet werden, bevor nicht die Membran ihren Ruhepotenzialwert erreicht hat *(Refraktärzeit)*.

3. In dem kurzen Zeitraum von 1 ms strömen Na^+-Ionen in das Axon. Trotz des kurzen Zeitraums können genügend viele Na^+-Ionen eindringen, da das Axon mit sehr vielen spannungsabhängigen Na^+-Kanälen ausgestattet ist. Es sind so viele, dass auf den Punkt am Ende dieses Satzes 300 Millionen Na^+-Kanäle passen würden. Das Eindringen von Na^+-Ionen dreht das Membranpotenzial an dieser Stelle um, sodass es innen positiver wird als außen. Kurzfristig kann das Membranpotenzial +40 mV betragen. Diese Positivierung bedingt eine sich selbst verstärkende Zunahme der Öffnung von weiteren Na^+-Kanälen. Diese Zunahme des Durchstroms von Na^+-Ionen nennt man eine Erhöhung der Na^+-Leitfähigkeit.

4. Kurz bevor die Na^+-Kanäle ihre Refraktärzeit erreichen (also höchstens 1 ms nach Überschreiten des Schwellenwertes der spannungsabhängigen Na^+-Kanälen), öffnen sich die spannungsabhängigen K^+-Kanäle. Das Verhältnis der intra- und der extrazellulären K^+-Ionen wurde ja durch das Gleichgewicht des Konzentrationsgradienten (drückt K^+-Ionen aus dem Neuron) und der elektrostatischen Kraft (zieht K^+-Ionen in das Neuron) bestimmt. Das Einströmen der Na^+-Ionen verändert dieses Gleichgewicht, da das Zellinnere nun positiver ist. Die elektrostatische Kraft zieht K^+-Ionen also nicht mehr ins Zellinnere und sie können gemäß ihrem Konzentrationsgradienten nach außen fließen. Durch diesen Verlust an positiv geladenen K^+-Ionen wird das Zellinnere wieder negativer, bis der alte Wert des Membranpotenzials erreicht und sogar kurzfristig unterschritten wird *(Hyperpolarisation)*.

5. Dann schließen sich auch die spannungsabhängigen K^+-Kanäle und lassen keine K^+-Ionen mehr raus. Die Hyperpolarisation ist die Folge der kurzfristigen Anhäufung von K^+-Ionen direkt außerhalb der Membran. Diese diffundieren sehr schnell wieder weg.

6. Auch die Natrium-Kalium-Pumpe stellt sehr schnell das alte Niveau wieder her, indem es für jeweils drei herausgepumpte Na^+-Ionen im Gegenzug zwei K^+-Ionen in die Zelle hineinholt. Die

Ein Aktionspotenzial entsteht aus einer komplexen Abfolge von spannungsabhängigen Öffnungen und Schließungen von Na^+- und K^+-Kanälen

Membran im Bereich des Axonhügels hat nun ihren alten Zustand wieder erreicht. Der gesamte Vorgang hat ca. 2 ms gedauert. Das Neuron ist nun bereit für das nächste Aktionspotenzial.

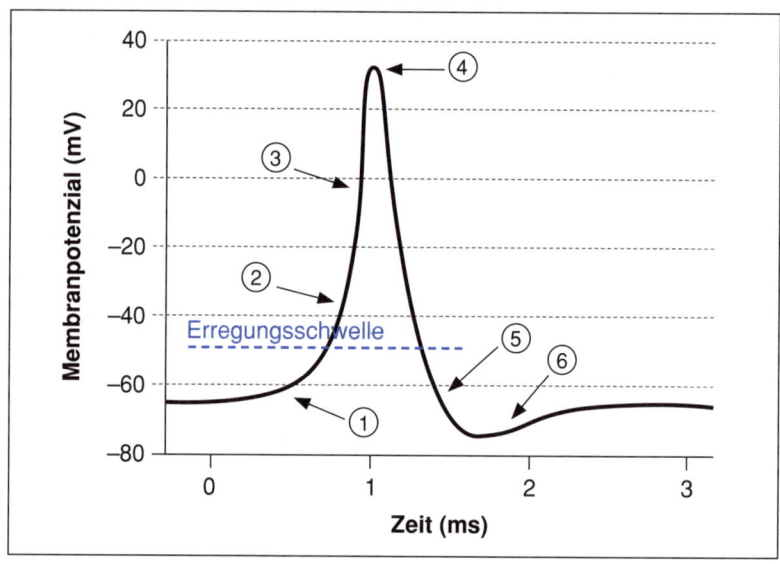

Abbildung 10: Der Ablauf eines Aktionspotenzials

(1) Eine große Depolarisation erreicht den Axonhügel und depolarisiert dort die Membran über den Schwellenwert hinaus. (2) Spannungsabhängige Na^+-Kanäle öffnen sich. Durch den Einstrom von Na^+-Ionen depolarisiert sich dieser Bereich des Axons noch viel stärker. (3) Durch die Positivierung des Zellinneren öffnen sich die spannungsabhängigen K^+-Kanäle. (4) Die Na^+-Kanäle werden refraktär. Na^+-Ionen können nun nicht mehr in die Zelle einfließen. Durch den Ausstrom von K^+-Ionen wird die Zelle wieder negativer. (5) K^+-Kanäle schließen sich. (6) Die Natrium-Kalium-Pumpe stellt das alte Niveau wieder her.

Tetrodotoxin verschließt Na^+-Kanäle

Jetzt wird auch klar, warum Yokota in der Geschichte zu Beginn des Kapitels an der Fugu-Mahlzeit gestorben ist. Ohne funktionsfähige Na^+-Kanäle kann kein Aktionspotenzial gebildet werden. Tetrodotoxin (TTX) verschließt aber für viele Stunden genau diese Kanäle. Die Wirkung entfaltet sich hauptsächlich in der Peripherie des ZNS, also in den Axonen der Motorneurone, die zu den Muskeln führen sowie im sensorischen System. Daraus resultiert ein Taubheitsgefühl und eine Unfähigkeit, die Muskeln zu bewegen. Der Tod kommt dann durch die Lähmung der Atemmuskulatur zustande. TTX ist 10.000-mal tödlicher als Zyankali und nur 0,5 Milligramm TTX können einen schlanken Menschen wie Yokota töten (Narahashi, 2008).

2.2.2 Die Reise des Aktionspotenzials

Das Aktionspotenzial beginnt am Axonhügel und läuft ohne kleiner zu werden das gesamte Axon entlang, bis es am Ende die Präsynapse des Neurons erreicht. Allerdings verzweigt sich ein Axon häufig in Tausende von kleinen Terminalien. Wie verhält sich ein Aktionspotenzial, wenn es eine Abzweigung erreicht? Die Antwort ist ganz einfach: Wenn am Axonhügel einmal ein Aktionspotenzial gebildet worden ist, dann pflanzt es sich in sämtliche Verästelungen fort. Das heißt, das Aktionspotenzial läuft sämtliche Seitenäste des Axons entlang, ohne kleiner zu werden. Allerdings können Aktionspotenziale in manchen Seitenästen etwas in ihrer Größe variieren und z. B. kurz vor Erreichen der Präsynapse noch einmal anwachsen (Sasaki et al., 2011). Manche Neuronentypen bilden extrem viele synaptische Kontaktstellen. Dazu zählen z. B. die Nervenzellen des Mittelhirns, die den *Transmitter Dopamin* produzieren. Jedes einzelne dieser Neurone bildet Hunderttausende von axonalen Verzweigungen und kontaktiert die Neurone des Vorderhirns mit ca. 500.000 Synapsen (Schultz, 1998). Selbst in solch extremen Fällen pflanzt sich ein einziges im Axonhügel entstandenes Aktionspotenzial ohne an Stärke zu verlieren in diese vielen Terminalien fort. Das Gehirn ist eine sehr gewissenhafte Maschine.

Ein Axon funktioniert wie eine Einbahnstraße: Das Aktionspotenzial läuft unter natürlichen Umständen immer vom Axonhügel in Richtung Präsynapse und niemals in die umgekehrte Richtung. Wie kommt das? Um das zu verstehen, schauen wir uns zuerst einmal den Axonhügel genauer an. An dieser Stelle ist die Membran voll mit spannungsabhängigen Na$^+$-Kanälen. Vom Axonhügel aus kann man nur in zwei Richtungen gehen, nämlich das Axon entlang bis zur Präsynapse oder in umgekehrter Richtung zum Soma und dann zu den Dendriten. Spannungsabhängige Na$^+$-Kanäle finden sich in großer Dichte auf dem Axon, aber nicht auf dem Soma. Die spannungsabhängigen Na$^+$-Kanäle sind aber unabdingbar für die Entstehung des Aktionspotenzials. Ohne sie entsteht nur eine normale Depolarisation, die schnell wieder verebbt. Dadurch kann sich ein am Axonhügel entstandenes Aktionspotenzial problemlos auf dem Axon weiter ausbreiten, in dem es die dortigen spannungsabhängigen Na$^+$-Kanäle in der direkten Nachbarschaft aktiviert. In Richtung Soma kann es nicht entstehen, weil dort die spannungsabhängigen Na$^+$-Kanäle fehlen. Deshalb entsteht dort nur eine normale Depolarisation, die nach einer Weile wieder verschwindet, ähnlich den

Wellen in einem See nach einem Steinwurf. Durch diesen Unterschied in der Verteilung der spannungsabhängigen Na⁺-Kanäle bekommt das Aktionspotenzial seine erste Richtungsgebung und fängt
an, das Axon entlang zu laufen.

> ## Richtungsverlauf des Aktionspotenzials
> Ein Aktionspotenzial beginnt am Axonhügel und läuft ohne kleiner
> zu werden das ganze Axon entlang. Es läuft unter natürlichen
> Umständen immer vom Axonhügel in Richtung Präsynapse.

Mehrmals wurde bereits darauf hingewiesen, dass ein Aktionspotenzial auf seiner Reise nicht an Stärke verliert. Das ist ein deutlicher
Unterschied zu einer Depolarisation auf der Membran des Somas
oder der Dendriten. Wie kommt es, dass ein Aktionspotenzial sich
nicht auf seinem Weg entlang des Axons verbraucht und irgendwann
verschwindet? Das liegt daran, dass ein Aktionspotenzial immer
wieder neu entsteht. Wie im letzten Absatz geschildert, öffnet die
Depolarisation eines Aktionspotenzials immer wieder die spannungsabhängigen Na⁺-Kanäle im direkt benachbarten Axonseg-
ment. Dadurch wird dieses Potenzial immer wieder neu geschaffen
und pflanzt sich ohne schwächer zu werden fort.

Ein Aktionspotenzial kann nicht plötzlich wieder rückwärts laufen

Wenn ein Aktionspotenzial sich immer wieder an den angrenzenden
Axonsegmenten neu entzündet, warum fängt es nicht plötzlich an
sowohl in Richtung Axonende (vorwärts) als auch in Richtung Soma
(rückwärts) zu laufen? Stellen wir uns für die Beantwortung dieser
Frage ein Axon vor, auf dem gerade ein Aktionspotenzial entlang
läuft. Halten wir einmal für zwei aufeinander folgende Momente die
Zeit an und betrachten wir das, was gerade passiert (vgl. Abb. 11).
Das Aktionspotenzial läuft in unserem Beispiel von rechts nach
links. Im oberen Bereich von Abbildung 11 ist das Aktionspotenzial
noch auf der rechten Bildseite. Die Grauschattierung des Axons gibt
die Leitfähigkeit der Na⁺-Kanäle wieder. An dem kleinen Abschnitt
des Axons, an dem das Aktionspotenzial beginnt, ist die Leitfähigkeit der Na⁺-Kanäle sehr hoch (das Innere des Axons ist hell). Von
dieser Stelle aus betrachtet gibt es genauso viele spannungsabhängige Na⁺-Kanäle in Richtung Soma (also in unserem Beispiel nach
rechts) wie in Richtung Präsynapse (nach links). Wieso teilt sich
dann das Aktionspotenzial nicht auf und läuft in beide Richtungen?
Die Antwort wird klar, wenn man sich Punkt 2 der Entstehung des

Aktionspotenzials in Kapitel 2.2.1 noch einmal durchliest. Die spannungsabhängigen Na^+-Kanäle schließen nach ungefähr 1 ms und befinden sich dann in einer Refraktärzeit, in der sie nicht erneut aktivierbar sind. Diese Refraktärzeit ist erst beendet, wenn die Spannung der sie umgebenden Membran wieder das Ruhepotenzial erreicht hat. Dies ist in Abbildung 11 durch die Schwärzung des Axoninneren gegen Ende des Aktionspotenzials (Hyperpolarisation) dargestellt. Dies bedeutet, dass sich die rechts vom Aktionspotenzial liegenden Na^+-Kanäle noch in der Refraktärzeit befinden, während die Na^+-Kanäle auf der linken Seite jederzeit aktiviert werden können, wenn die Membran genügend depolarisiert wird. Deshalb kann sich das Aktionspotenzial nur in Richtung Präsynapse ausbreiten (in unserem Beispiel nach links). Das ist der Grund, dass Aktionspotenziale immer nur in eine Richtung verlaufen können (McIntyre et al., 2002).

Refraktärzeit

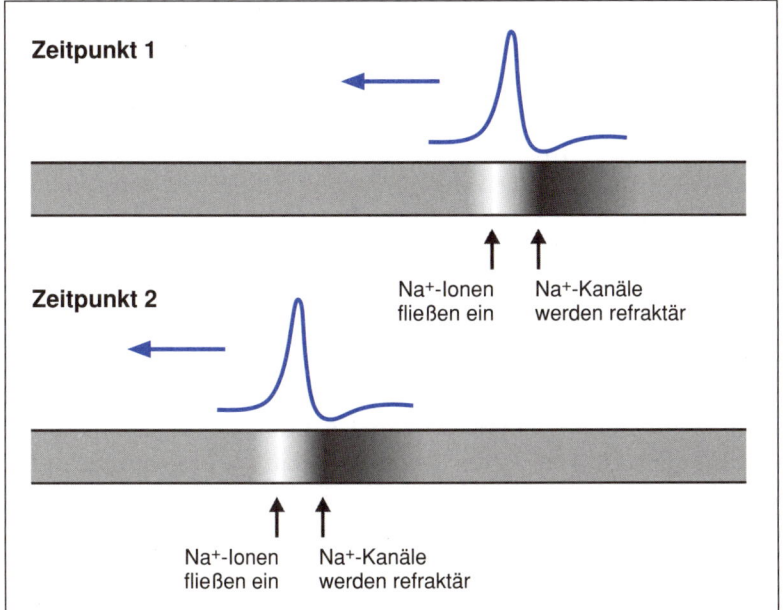

Abbildung 11: Der Weg eines Aktionspotenzials

Dargestellt sind zwei Zeitpunkte auf dem Weg eines Aktionspotenzials, das sich von rechts nach links auf einem Axon entlang bewegt. Die Na^+-Leitfähigkeit ist durch die Schattierung des Axons dargestellt. Am Beginn eines Aktionspotenzials ist die Leitfähigkeit sehr hoch (Na^+-Ionen können in das Axon einfließen) und das Innere des Axons ist deshalb hell. In dem Axonabschnitt, der vorher aktiviert wurde (in der Abbildung ein

Stückchen weiter rechts), sind die Na^+-Kanäle mittlerweile refraktär. Das bedeutet, dass diese Kanäle keine Na^+-Ionen mehr durchlassen und deshalb die Na^+-Leitfähigkeit gegen null geht (das Axoninnere ist schwarz dargestellt). An der Stelle, an der das Aktionspotenzial beginnt, befinden sich somit auf der rechten Seite refraktäre Na^+-Kanäle und auf der linken Seite aktivierbare Na^+-Kanäle. Deshalb breitet sich das Aktionspotenzial nicht in beide Richtungen aus, sondern nur von rechts nach links.

2.2.3 Myelinisierte Axone

Axone sollten den Impuls nicht nur zuverlässig, sondern möglichst auch schnell zur Präsynapse transportieren. Die Geschwindigkeit, mit der das Aktionspotenzial sich von Zelle zu Zelle fortpflanzt, ist sehr unterschiedlich (vgl. Tab. 2) und hängt von nur zwei Parametern ab: (1) dem Durchmesser des Axons und (2) der Myelinisierung.

1. *Axondurchmesser:* Dicke Kupferkabel haben weniger elektrischen Innenwiderstand als dünne. Daher leiten dicke Kabel den Strom auch schneller als dünne. Das gilt genauso auch für Axone. Manche Axone im Zentralnervensystem (ZNS) sind nur 0,3 µm dünn und haben Leitgeschwindigkeiten von weniger als 0,5 m/Sekunde. Das Riesenaxon von Tintenfischen hat dagegen einen Durchmesser von fast 1 mm und erreicht Geschwindigkeiten von 25 m/Sekunde. Das heißt, der Durchmesser des Axons hat einen direkten Einfluss auf die Leitungsgeschwindigkeit.

Myelinisierte Axone leiten schneller

2. *Myelinisierung:* Im Kapitel 1.3 waren zwei Typen von Gliazellen vorgestellt worden, die Axone umwickeln. Diese sind die Oligodendroglia im ZNS und die Schwann'schen Zellen im peripheren Nervensystem (PNS). Beide Typen von Gliazellen wickeln sich mit ihren Fortsätzen vielfach um das Axon, allerdings immer nur für Segmente von 0,2 bis 2 mm. Das danach folgende Segment setzt nicht direkt am ersten an, sondern lässt eine kleine Lücke, sodass immer in regelmäßigen Abständen ein Stückchen Axon nackt bleibt. Diese Lücke nennt man Ranvier'schen Schnürring. Dieses simple System ist ein genialer Mechanismus, um die Leitgeschwindigkeit von Axonen erheblich zu erhöhen. Der Grund wird gleich klar werden.

Innerhalb eines Myelinsegments liegt die Gliamembran so dicht an der Axonmembran, dass kein Austausch von Ionen zwischen Intra- und Extrazellulärraum mehr möglich ist. Ohne diesen Austausch kann aber das Aktionspotenzial nicht immer wieder neu entfacht werden (vgl. Kapitel 2.2.2). Als Folge kommt das Aktionspotenzial innerhalb eines Myelinsegments zum Erliegen und wandelt sich in eine gewöhnliche elektrische Depolarisation um. Die Ausbreitungsgeschwindigkeit von Depolarisationen ist viel höher als die von Aktionspotenzialen, da Depolarisationen elektrische Phänomene sind und sich sehr schnell in einem salzigen Medium wie dem Inneren eines Axons ausbreiten können. Aktionspotenziale sind dagegen viel langsamer, da sie ja immer wieder neu durch die Aktivierung von spannungsabhängigen Na^+-Kanälen entstehen müssen. Dies ist ein aktiver biologischer Vorgang, der die Ausbreitungsgeschwindigkeit deutlich bremst. Der Nachteil von Depolarisationen ist aber, dass sie proportional der zurückgelegten Strecke immer kleiner werden. Wie Wellen auf einem Teich sind sie nach einer bestimmten Strecke verschwunden. Aber bevor die Depolarisation zu klein wird, erreicht sie in myelinisierten Axonen einen Ranvier'schen Schnürring. An dieser Stelle ist die Axonoberfläche sowohl frei als auch vollgepackt mit spannnungsabhängigen Na^+-Kanälen (Black et al., 1990). An dieser Stelle entfacht sich das Aktionspotenzial erneut, breitet sich als Depolarisation durch das nächste Myelinsegment aus, entfacht sich erneut am nächsten Ranvier'schen Schnürring usw. (Poliak & Peles, 2003). Neurowissenschaftler sprechen hier von einer *saltatorischen* Erregungsweiterleitung, da das italienische Wort *saltare* springen bedeutet. Die Vorstellung ist dabei, dass das Aktionspotenzial von Schnürring zu Schnürring springt und sich in den Zwischensegmenten extrem schnell ausbreitet.

Zusammenfassung

Neurone sind von einer Zellmembran umhüllt. Große Proteine können diese Membran nicht durchdringen. Da sich innerhalb der Zelle viele negativ geladene Proteine befinden, sind Neurone im Vergleich zum Extrazellulärraum negativ geladen. Die Zellmembran ist aber nicht prinzipiell undurchdringlich, sondern verfügt über Kanäle, die bestimmte Ionen in die Zelle ein- oder aus der Zelle austreten lassen. Ionen sind Atome, die durch Elektronenmangel oder Elektronenüberschuss eine positive oder negative Ladung aufweisen. Die für Nervenzellen wichtigsten Ionen sind Natrium (Na^+), Chlorid (Cl^-) und Kalium (K^+). Die negative Ladung innerhalb des Neurons erzeugt eine elektrostatische Kraft, die Na^+ und K^+ in die Zelle reinzieht und Cl^- aus der Zelle rausdrückt. Während Na^+ und Cl^- außerhalb der Zelle viel häufiger vorkommen als innerhalb, ist es für K^+ genau umgekehrt. Dieser Konzentrationsunterschied erzeugt für Na^+ und Cl^- einen Druck in Richtung des Zellinneren, während der Druck für K^+ aus der Zelle heraus weist. Aus dem fragilen Gleichgewicht von elektrostatischen Kräften und Konzentrationsunterschieden entsteht das Membranpotenzial von Neuronen, dass häufig ca. $-68\,mV$ beträgt.

Wird eine Nervenzelle z. B. durch den Impuls eines anderen Neurons erregt, fließen lokal positiv geladene Ionen in die Zelle. Dadurch wird das Neuron depolarisiert (es wird weniger negativ). Übersteigt diese Erregung im Bereich des Axonhügels einen Schwellenwert, öffnen sich für ca. 1 ms die spannungsabhängige Na^+-Kanäle. Durch den Einstrom dieser positiv geladenen Ionen dreht sich das Membranpotenzials im Bereich des Axonhügels um und weist positive Werte im Intrazellulärraum auf. Dies ist der Beginn eines Aktionspotenzials. Durch diese Positivierung des Membranpotenzials öffnen sich die spannungsabhängigen Kalium K^+-Kanäle, sodass diese positiven Ionen aus der Zelle rausfließen. Dadurch wird das Membranpotenzial wieder negativ und der alte Zustand ist wieder hergestellt. Diese Kaskade aus Öffnen und Schließen von Na^+- und K^+-Kanälen ist das Aktionspotenzial. Es läuft wie eine Lawine das Axon entlang bis zu den Terminalien.

Manche Axone sind myelinisiert. Dadurch wird das Ein- und Ausfließen von Ionen verhindert. In Abständen von 0,2 bis 2 mm sind die Axone aber nackt, d. h. sie sind nicht von einer Myelinscheide umgeben. Diese Stellen nennt man Ranvier'sche Schnürringe und Axone besitzen an diesen Abschnitten besonders viele spannungsabhängige Ionenkanäle. Dadurch springt das Aktionspotenzial von Schnürring zu Schnürring und wird dadurch erheblich schneller.

Fragen

1. Bringen Sie die folgenden Komponenten des Aktionspotenzials in die richtige Reihenfolge:
   a) Einstrom von Na^+ [   ]
   b) Repolarisation   [   ]
   c) Beginn der Depolarisation   [   ]
   d) Hyperpolarisation   [   ]
   e) Ausstrom von K^+ [   ]

2. Während des Aktionspotenzials der Nervenfaser ist die rasche Depolarisation bedingt durch
   a) den sich selbst verstärkenden Anstieg der Kalium-Leitfähigkeit.
   b) den sich selbst verstärkenden Anstieg der Natrium-Leitfähigkeit.
   c) die lawinenartige Abnahme der Kalium-Leitfähigkeit bei wenig veränderter Natrium-Leitfähigkeit.
   d) die sich gegenseitig verstärkende Abnahme der Kalium-Leitfähigkeit und Zunahme der Natrium-Leitfähigkeit.
   e) die sich gegenseitig verstärkende Abnahme der Natrium-Leitfähigkeit und Zunahme der Kalium-Leitfähigkeit.

3. Wieso läuft ein Aktionspotenzial das Axon entlang und nicht in umgekehrter Richtung vom Soma zu den Dendriten?
4. Erläutern Sie die Rolle der elektrostatischen Kraft und des Konzentrationsgefälles bei der Entstehung des Membranpotenzials.
5. Wie ist der Funktionsablauf der Kalium-Natrium-Pumpe?
6. Wieso leiten myelinisierte Axone schneller als unmyelinisierte?

Lösungshinweise finden Sie unter
www.hogrefe.de/buecher/lehrbuecher/psychlehrbuchplus.

Kapitel 3

Synapsen und Neurotransmitter

Inhaltsübersicht

3.1	Die Übertragung an der Synapse	57
3.1.1	Die chemische Synapse	58
3.1.2	Die postsynaptischen Rezeptoren	60
3.1.2.1	Ionotrope Rezeptoren	60
3.1.2.2	Metabotrope Rezeptoren	61
3.2	Das postsynaptische Potenzial	63
3.3	Neurotransmitter	66
3.3.1	Aminosäuren	67
3.3.1.1	Glutamat	67
3.3.1.2	GABA	68
3.3.2	Amine	70
3.3.2.1	Acetylcholin	70
3.3.2.2	Dopamin	72
3.3.3	Peptide	74
Zusammenfassung		75
Fragen		76

Sie stand lange vor dem Spiegel und betrachtete ihren Körper mit dem kühlen Blick eines illusionslosen Menschen. In ihrem Beruf musste man dynamisch, gesund, schlank und intelligent sein. Älter werden war nicht erlaubt, vor allem Frauen nicht. Durch ständigen Sport, Verzicht auf Alkohol und fettes Essen hatte sie sich eine Figur wie mit Anfang 20 bewahrt. Aber gegen das, was sie jetzt im Spiegel sah, war sie machtlos. Auf der Stirn sowie an den Augen- und Mundrändern machten sich Falten breit. Besonders unglücklich war sie über ihren Hals, der einfach nicht straff zu kriegen war. Sie seufzte. Es war also soweit, eine Botox-Therapie musste her.

Ein paar Tage später saß sie dem Arzt gegenüber und fragte ihn aus. Er erklärte, dass Botox eigentlich ein Markenname ist. Dahinter steckte das Botulinumtoxin, ein hochgiftiges Stoffwechselprodukt eines Bakteriums, das als Spore gerne in Fleischkonserven siedelt. „Botulus heißt auf Lateinisch Wurst" sagte der Arzt und grinste dabei. Als früher die Sterilisierungstechnik noch nicht so weit gediehen war, starben viele Menschen an verdorbenen Konserven. Botulinumtoxin hemmte die Erregungsübertragung von den Nervenzellen zum Muskel, wodurch die Kontraktion des Muskels ausfiel. Der Arzt erklärte ihr, dass Nervenfasern ihres Gehirns ihre Gesichtsmuskeln kontrollieren. Für die Signalübertragung vom Nerv auf den Muskel gibt es am Ende der Nervenfaser kleine Endköpfe, die Präsynapsen genannt werden. Jedes Mal wenn der Muskel aktiviert werden soll, fusionieren in den Präsynapsen kleine, mit einem Neurotransmitter gefüllte Bläschen mit der Außenhaut der Endköpfchen. Dadurch ergießt sich diese Substanz in einen kleinen Spalt und diffundiert zu den Muskelfasern. Bei dem Neurotransmitter an ihren Gesichtsmuskeln handelt es sich um Acetylcholin. Wenn die Moleküle des Neurotransmitters an die Rezeptoren binden, wird die Muskelfaser unter ihrer Gesichtshaut kontrahiert. Das passiere jedes Mal wenn sie spricht, grimmig schaut oder lacht. Der Arzt sagte, dass das übrigens auch das Prinzip innerhalb des Gehirns wäre, nur würde da die Übertragung nicht zwischen Nerv und Muskel, sondern zwischen Nervenzellen ablaufen. Wenn man die Übertragung von der Präsynapse auf die Muskelfasern verhindern könnte, würde der Muskel erschlaffen und die darüber liegende Haut würde nicht mehr zusammen gezogen werden. Dadurch wären die Falten weg.

„Und wie genau wirkt Botulinumtoxin bei mir?" fragte sie mit einem Ton, der deutlich machte, dass sie nicht für eine Vorlesung hierhergekommen war. Der Arzt grinste wieder und sie merkte, dass sie sein Grinsen nicht mochte. „Nun", sagte er, „das Botulinumtoxin dringt in die Präsynapse ein und zerstört sie um die Injektionsstelle herum. Die Nerven an dieser Stelle erholen sich nur langsam und deshalb bleibt ihre Haut lange faltenfrei. Nach drei bis vier Monaten wachsen neue Fasern nach, die Falten entstehen erneut und dann besuchen sie mich hoffentlich wieder."

Ein paar Tage später stand sie wieder vor dem Spiegel. Die Rötungen um die Einstichstellen waren weg. Die Berührungsempfindlichkeit im Gesicht und am Hals war ungestört. Es war komisch, aber sie konnte bestimmte Grimassen nicht mehr machen. Ein bisschen wirkte sie jetzt unnahbarer und edler. Ein unerwarteter Nebeneffekt, der nützlich sein konnte. Sie beschloss zuerst ein bisschen ihre Mimik vor dem Spiegel zu üben. Das wichtigste war aber, dass die Falten weg waren. Dafür war sie bereit, in drei Monaten das Grinsen des Arztes erneut zu ertragen.

3.1 Die Übertragung an der Synapse

Im letzten Kapitel wurde besprochen, dass Nervenzellen Aktionspotenziale erzeugen, die das Axon bis zur Synapse entlang wandern. Nun sollen die Vorgänge besprochen werden, die sich an der Synapse ereignen. Es wird dargestellt werden, dass die Synapse eine spezialisierte Verbindung zwischen zwei Neuronen ist. Das erste Neuron bildet die Präsynapse, das zweite die Postsynapse. Zwischen Prä- und Postsynapse befindet sich der synaptische Spalt. Die Aktivierung der Präsynapse durch ein Aktionspotenzial führt dazu, dass mit Neurotransmitter gefüllte Vesikel mit der neuronalen Zellmembran am synaptischen Spalt verschmelzen. Dadurch ergießen sich die Neurotransmitter-Moleküle in den Spalt und diffundieren in Richtung Postsynapse. Dort binden sie an Rezeptoren, die für diese Transmitter spezialisiert sind und erzeugen eine Veränderung des Membranpotenzials. Exzitatorische Neurotransmitter erzeugen eine Depolarisation, inhibitorische eine Hyperpolarisation. Eine kleine Anzahl von Synapsen kommt auch ohne Botenstoffe aus und funktioniert nur elektrisch (Meier & Dermietzel, 2006). Die meisten sind aber chemische Synapsen und benutzen mindestens einen der fast 100 Botenstoffe, die bisher identifiziert wurden. Diese sollen im Folgenden näher beschrieben werden.

An Synapsen werden Neurotransmitter freigesetzt

Es gibt chemische und elektrische Synapsen

3.1.1 Die chemische Synapse

Synapsen sind die Kontaktstellen zwischen zwei Neuronen. Das Neuron, das die Aktivierung weitergibt, bildet eine Präsynapse aus. Das empfangende Neuron besitzt eine Postsynapse. Synapsen sind komplizierte Strukturen, an denen über chemische Botenstoffe Informationen zwischen zwei Neuronen weitergegeben werden. Die Präsynapse besitzt hierzu viele kleine Bläschen *(Vesikel)*, in denen sich ein *Neurotransmitter* (Botenstoff) befindet (vgl. Abb. 12). Ein Teil der Vesikel sitzt direkt an der Membran der Präsynapse und ist mit der Membran durch Proteinketten verbunden. Diese Vesikel befinden sich in Wartehaltung. Beim nächsten eintreffenden Aktionspotenzial werden sie ihren Inhalt in den synaptischen Spalt ausstülpen.

Neurotransmitter sind in präsynaptische Vesikel verpackt

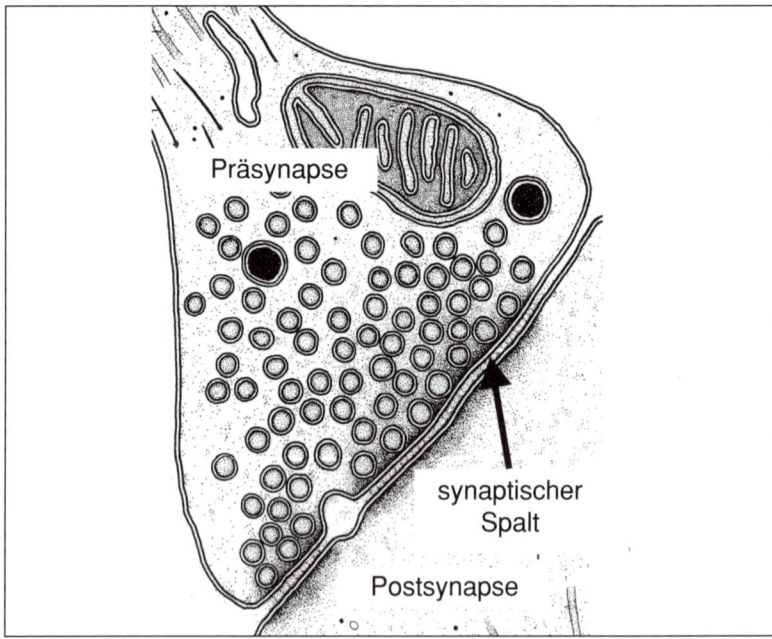

Abbildung 12: Synapse im Gehirn (aus Krstic, 1976; Abdruck erfolgt mit freundlicher Genehmigung des Springer Verlags)

Die Verdunklung auf der postsynaptischen Seite deutet die Position der Rezeptoren an. In der Präsynapse kann man helle und dunkle Vesikel unterscheiden, die verschiedene Neurotransmitter enthalten.

Wenn ein Aktionspotenzial in der Präsynapse ankommt, wird die dortige Membran depolarisiert. Die dabei ablaufenden Prozesse wurden im Kapitel 2 dargestellt. Was bisher verschwiegen wurde, ist die Existenz eines weiteren Ions, das sowohl für das Membranpotenzial als auch für weitere Zellfunktionen wie z. B. die Transmitterfreisetzung eine wichtige Rolle spielt. Hierbei handelt es sich um Calcium: Ca^{2+}. Das „2+" bedeutet, dass dem Calcium-Ion zwei Elektronen fehlen, es also zwei Protonen mehr als Elektronen besitzt. Neurone besitzen, genau wie für Na^+-Ionen, auch für Ca^{2+}-Ionen spannungsabhängige Kanäle. Da Ca^{2+} außerhalb des Neurons 10.000-mal häufiger als innerhalb (intrazellulär) vorkommt, drückt sowohl die elektrostatische Kraft als auch der Konzentrationsgradient Ca^{2+} in die Zelle, sobald sich ein spannungsabhängiger Ca^{2+}-Kanal durch die Depolarisation der Membran öffnet. Einfließendes Ca^{2+} im Bereich der Präsynapse öffnet die Proteinbrücken, mit denen die Vesikel an der Zellmembran angedockt sind, wie einen Reisverschluss. Dadurch fusioniert die Membran des Vesikels mit der Zellmembran und der Inhalt des Vesikels ergießt sich in den synaptischen Spalt (vgl. Abb. 13). Der synaptische Spalt ist sehr schmal und misst nur 20 nm (1.000.000 nm = 1.000 µm = 1 mm). Obwohl diese Lücke winzig ist, ist sie groß genug, um das Überspringen von elektrischen Potenzialen zu verhindern (Schmid & Hollmann, 2010).

Durch einströmendes Ca^{2+} wird der Neurotransmitter freigesetzt

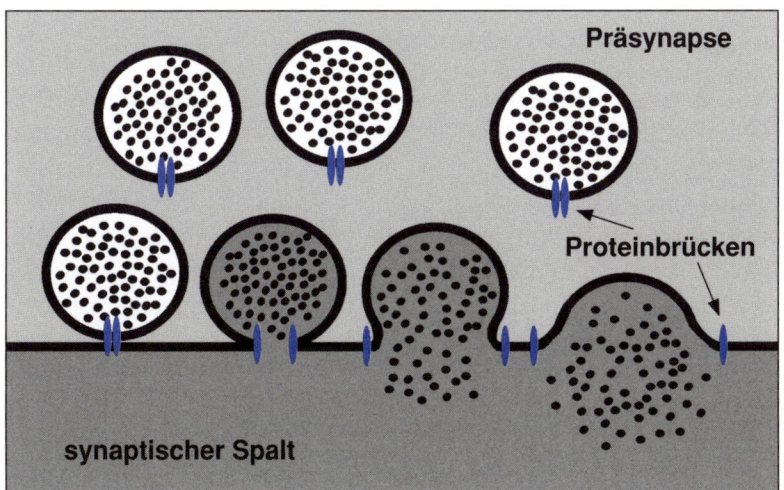

Abbildung 13: Vorgänge bei der Freisetzung von Neurotransmittern in der Präsynapse

Alle Vesikel haben unten Proteinbrücken, mit denen sie an die Zellmembran der Präsynapse andocken können. Die Vesikel in der oberen Reihe stehen in der zweiten Warteposition. Der Vesikel links unten ist schon mit der Membran verbunden und wird beim Eintreffen eines Aktionspotenzials mit der Präsynapse verschmelzen. Unten wird dieser Verschmelzungsvorgang von links nach rechts dargestellt. Beim Eintreffen eines Aktionspotenzials treten Ca^{2+}-Ionen in die Präsynapse ein. Sie leiten eine Trennbewegung der Proteinbrücken voneinander ein. Da diese Brücken mit der Membran der Präsynapse verbunden sind, reißen sie die Vesikel auf. Die Vesikelmembran verschmilzt mit der Zellmembran und der Neurotransmitter ergießt sich in den synaptischen Spalt.

Zusammengefasst muss das elektrische Signal des Aktionspotenzials also an der Synapse in ein chemisches Signal des Neurotransmitters übersetzt werden. Wie wir gleich sehen werden, wird das chemische Signal auf der postsynaptischen Seite wieder in ein elektrisches Signal zurückverwandelt.

3.1.2 Die postsynaptischen Rezeptoren

Nach der Fusion der synaptischen Vesikel mit der präsynaptischen Membran diffundieren die Neurotransmitter-Moleküle durch den synaptischen Spalt zu den Rezeptoren der Postsynapse. Es gibt zwei Hauptgruppen von Rezeptoren, die auf etwas unterschiedliche Art und Weise auf das Ankommen des Neurotransmitters reagieren: *ionotrope* und *metabotrope Rezeptoren*.

3.1.2.1 Ionotrope Rezeptoren

Ionotrope Rezeptoren verändern sich, sodass Ionen einfließen können

Die ionotropen Rezeptoren des Gehirns funktionieren sehr einfach und schnell. Sie besitzen Bindungsstellen für einen bestimmten Neurotransmitter (vgl. Abb. 14). Sobald ein Neurotransmitter-Molekül an diese Bindungsstelle andockt, verändert sich die Form des Rezeptors, sodass Ionen durch die vorher geschlossene Öffnung durchpassen und in die Postsynapse eindringen können. Wenn der Rezeptor auf Na^+-Ionen spezialisiert ist, kommt es zu einer Depolarisation der postsynaptischen Membran. Wir sprechen dann von einer exzitatorischen Wirkung. Wenn der ionotrope Rezeptor nur K^+-Ionen durchlässt, bewirkt dies eine Hyperpolarisierung der Membran, da diese Ionen nach außen fließen. Dann hat man es mit einer inhibitorischen Wirkung zu tun. Meist dringen die Ionen schon 2 ms nach Transmitterbindung in die Zelle ein. Ungefähr 20 ms später schließt der ionotrope Rezeptor wieder, sodass keine weiteren Ionen durchkommen. Ionotrope Rezeptoren sind also sehr spezifisch für einen bestimmten Transmitter, sie sind sehr schnell an- und ausgeschaltet und sie haben nur eine sehr lokale Wirkung, die auf den Ort beschränkt ist, an dem die Transmitterbindung stattfindet.

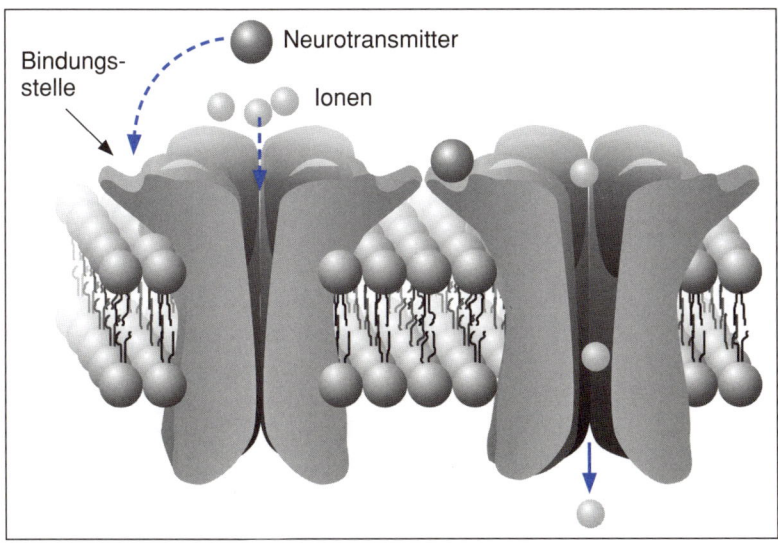

Abbildung 14: Funktionsweise eines ionotropen Rezeptors

Auf der linken Seite diffundiert ein Neurotransmitter in Richtung der Bindungsstelle eines ionotropen Rezeptors, der zu diesem Zeitpunkt noch geschlossen ist, sodass keine Ionen eindringen können. Rechts sieht man einen Rezeptor nach der Transmitterbindung. Der Rezeptor ist geöffnet und Ionen dringen in die Zelle ein.

3.1.2.2 Metabotrope Rezeptoren

Metabotrope Rezeptoren öffnen nicht direkt Ionenkanäle, sondern setzen eine biochemische Kaskade in Gang, an deren Ende ein Ionenkanal geöffnet werden kann. Diese Rezeptoren können aber noch viele weitere Prozesse im Neuron modifizieren, sodass ihre Wirkung weit über die Veränderung des Membranpotenzials hinausgeht. Die Reaktionskette beginnt bei metabotropen Rezeptoren natürlich mit der Bindung eines Transmitters oder eines Hormons an den Rezeptor, welches ein ganz in der Nähe befindliches *G-Protein* aktiviert. Dadurch spaltet sich ein „Alpha-Untereinheit" genanntes Teilstück des G-Proteins ab, welches ein Enzym aktiviert, das einen *sekundären Botenstoff* wie z. B. das *cyclische Adenosinmonophosphat* (cAMP) synthetisiert (vgl. Abb. 15). cAMP hat sehr viele unterschiedliche Funktionen: Es kann Ionenkanäle regulieren, aber auch durch biochemische Zwischenschritte in das Genom eingreifen und die Herstellung von Proteinen anstoßen. Somit kann die Wirkung von cAMP kurzfristige Effekte haben, aber auch lebenslange Veränderungen nach sich ziehen (Kaczor & Matosiuk, 2010).

Ein G-Protein vermittelt die Öffnung des Ionenkanals

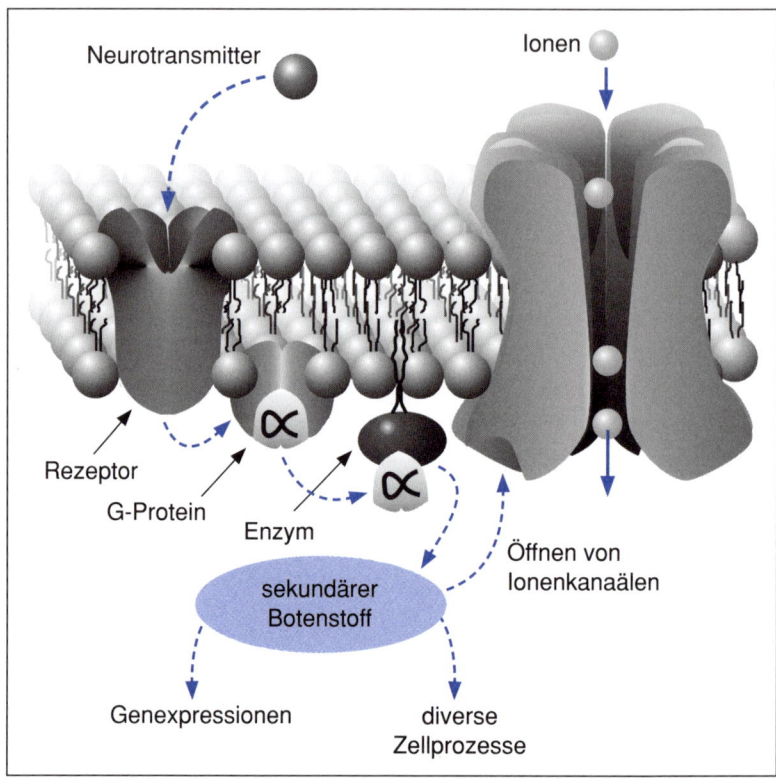

Abbildung 15: Funktionsmechanismus eines metabotropen Rezeptors

Ein Neurotransmitter bindet an einen Rezeptor, der wiederum ein G-Protein aktiviert, sodass sich eine Alpha-Untereinheit abspaltet. Diese Untereinheit aktiviert ein membrangebundenes Enzym, welches eine sekundäre Botenstoffkaskade initiiert. Die Kaskade der sekundären Botenstoffe kann vielfältige Funktionen durchführen, wie z. B. das Öffnen von Ionenkanälen, die Aktivierung von bestimmten Genen oder viele weitere Prozesse innerhalb der Zelle.

Warum besitzt unser Gehirn diese komplizierten metabotropen Rezeptoren, wenn doch ionotrope Rezeptoren so schnell und effektiv in der Lage sind, Ionenkanäle zu öffnen? Es gibt eine Reihe von Antworten auf diese Frage. Zuerst einmal kann bei einem ionotropen Rezeptor nur der direkt damit verbundene Ionenkanal geöffnet werden. Dagegen kann ein metabotroper Rezeptor 10 bis 20 G-Proteine anregen, die wiederum viele sekundäre Botenstoffe aktivieren. Somit stellen metabotrope Rezeptoren einen massiven Verstärkungsfaktor dar, mit dem ein einzelnes Transmitter- oder Hormonmolekül Dutzende oder gar Hunderte von Ionenkanälen öffnen kann. Zweitens hat ein ionotroper Rezeptor nur eine einzige Wirkung, nämlich die Öffnung eines Ionenkanals. Ein metabotroper Rezeptor dagegen kann das Neuron massiv in seinen gesamten Eigenschaften beeinflussen. Der Schlüssel dafür ist der sekundäre Botenstoff. Er kann Prozesse in Gang setzen, durch die die Zelle neue Rezeptoren, neue Dendriten oder neue Synapsen ausbildet (Lemon et al., 2003). Ein Beispiel hierfür ist im folgenden Kasten dargestellt. All dies kostet aber mehr Zeit als bei ionotropen Rezeptoren. Die Wirkung von metabotropen Rezeptoren setzt frühestens 30 ms nach der Freisetzung von Neurotransmittern ein. Die Wirkungsdauer hält mehrere 100 ms oder gar Sekunden an. Aber eigentlich lässt sich das Ende der Wirkung nicht klar bestimmen, da die cAMP-Kaskade Vorgänge in Gang setzen kann, die das Neuron für Stunden oder im Extremfall sogar ein Leben lang verändern können.

Metabotrope Rezeptoren können viele unterschiedliche zelluläre und genetische Prozesse anstoßen

Hormone verändern das Gehirn

Stellen wir uns z. B. folgendes Szenario vor: Ein Hormon bindet an einen metabotropen Rezeptor, der wiederum über eine cAMP-Kaskade das Neuron dazu bringt, Rezeptoren für bestimmte sensorische Signale auszubilden. Dadurch wird dieses Neuron wesentlich sensibler für diesen sensorischen Eingang (es hat ja jetzt mehr Rezeptoren, um schwache Stimulationen zu detektieren) und der Organismus sieht oder hört plötzlich subtile Unterschiede wesentlich genauer. Vielleicht wertet der Organismus auch bestimmte sensorische Ereignisse positiver oder negativer. In der Neurowissenschaft gibt es viele Bespiele für solche Abläufe. Zum Beispiel erkennen Mäuse die Ultraschall-Hilferufe von Mäusebabys, wenn sie im richtigen Hormonzustand sind und zeigen entsprechend Pflegeverhalten (Ehret & Schmid, 2009). Auch während des Monatszyklus von Frauen verändern sich Präferenzen für einen bestimmten Typus von Mann (Penton-Voak et al., 1999). Bei uns Menschen geht der Monatszyklus auch mit einem Wechsel in den funktionellen Interaktionen zwischen den beiden Hemisphären unseres Gehirns einher und dies hat Konsequenzen für unser Denken (Hausmann & Güntürkün, 2000). Tierexperimentell kann man zeigen, dass ein Teil dieser Veränderungen von Hormonen ausgeht, die über metabotrope Rezeptoren auf Nervenzellen einwirken (Ehret & Buckenmeier, 1994).

3.2 Das postsynaptische Potenzial

Die Bindung eines Neurotransmitter-Moleküls an die Rezeptoren der Postsynapse hat fast immer die Öffnung eines Ionenkanals zur Folge. Der im Gehirn häufigste Transmitter ist Glutamat. Ein Teil der Glutamatrezeptoren bewirkt die Öffnung von Na^+-Kanälen, sodass für einen kurzen Zeitraum Natrium in die Zelle einfließen kann. Schon wenige Millisekunden der Öffnung dieser Kanäle können ausreichen, um das Membranpotenzial an dieser Stelle deutlich zu depolarisieren. Das Eindringen der Na^+-Ionen depolarisiert das postsynaptische Neuron. Es entsteht ein *exzitatorisches postsynaptisches Potenzial* (EPSP). Der häufigste inhibitorische Transmitter des Gehirns ist GABA. Wenn GABA postsynaptisch an seinen metabotropen Rezeptor $GABA_B$ bindet, öffnen sich die K^+-Kanäle, sodass K^+-Ionen die Zelle verlassen können. Der Verlust dieser positiv geladenen Ionen macht das Neuron noch negativer, d. h. die Zelle wird hyperpolarisiert. Dann spricht man von einem *inhibitorischen postsynaptischen Potenzial* (IPSP). Sowohl ein EPSP als auch ein IPSP ähneln einem Steinwurf auf eine glatte Wasseroberfläche: Eine Welle entsteht, die kreisförmig vom Einschlagpunkt ausgehend und sich immer schwächer werdend ausbreitet. Meist ist diese Potenzialwelle verebbt, bevor sie den Axonhügel erreicht hat und dort ein Aktionspotenzial auslösen kann. Eine wesentlich größere Wirkung ist zu verzeichnen, wenn viele dicht beieinander liegende Synapsen gleichzeitig aktiv sind oder eine Synapse kurz hintereinander mehrere Salven von Transmitter-Molekülen freisetzt. Dann kommt es zu einer *örtlichen* oder *zeitlichen Summation* der EPSP bzw. IPSP (Judkewitz et al., 2006). Diese können das Neuron massiv beeinflussen. Diese Prozesse sollen im Folgenden näher dargestellt werden.

Exzitatorisches und inhibitorisches postsynaptisches Potenzial

Die Summation der postsynaptischen Potenziale

Jeden Augenblick ereignen sich Tausende von EPSP und IPSP auf den Membranen jeder unserer Nervenzellen. Wie werden diese ununterbrochenen De- und Hyperpolarisationen summiert, um schließlich zu entscheiden, ob ein Aktionspotenzial erzeugt wird oder nicht? Schauen wir uns zuerst Abbildung 16a an. Hier kommen an einem Dendriten zeitgleich zwei synaptische Prozesse an. Der eine stammt von einem inhibitorischen Neuron, welches GABA als Transmitter verwendet und daher ein IPSP erzeugt. Der zweite synaptische Prozess stammt von einem glutamatergen Neuron, welches ein EPSP erzeugt. Im vorliegenden Beispiel hat das glutamaterge Neuron mehr Transmitter freigesetzt, sodass das EPSP etwas größer ist als das IPSP. Die Zellmembran verrechnet die zwei Ereignisse als einfache Subtraktion. Das resultierende Membranpotenzial an dieser Stelle des Dendriten ist somit ein schwaches EPSP.

In Abbildung 16b sehen wir ein Beispiel, in dem ein einkommendes Neuron hochgradig aktiv ist. In unserem Beispiel feuert das glutamaterge Neuron dreimal kurz hintereinander. Dadurch erzeugt es nach der ersten Depolarisation ein zweites und drittes EPSP, bevor die davor erzeugten Depolarisationen abgeklungen sind. Dieses Phänomen nennt man eine zeitliche Summation. Ein hochfrequent feuerndes Neuron kann es mit diesem Prinzip schaffen, die postsynaptische Zelle zu aktivieren, wenn es nur Salven von Aktionspotenzialen erzeugt, die schnell genug nacheinander kommen. Die psychologische Entsprechung dieses Phänomens kennen wir alle aus unserem Alltag. Ein starker Stimulus (grelles Licht, lauter Ton etc.) zieht fast immer schlagartig unsere Aufmerksamkeit auf sich (Töllner et al., 2011). So ein Stimulus bedingt immer eine hochfrequente Aktivität im betreffenden sensorischen System. Die Neurone dieses sensorischen Systems bringen dann durch die zeitliche Summation alle nachgeschalteten Hirnprozesse unter ihre Kontrolle, sodass sich unsere Aufmerksamkeit der Reizquelle zuwendet.

Zeitliche Summation

Abbildung 16c zeigt ein Beispiel für eine räumliche Summation. Dabei feuern drei glutamaterge Eingänge gleichzeitig. Ihre EPSP überlagern sich im Dendriten und erzeugen ein sehr großes EPSP, das gute Chancen haben könnte, ein Aktionspotenzial zu erzeugen.

Örtliche Summation

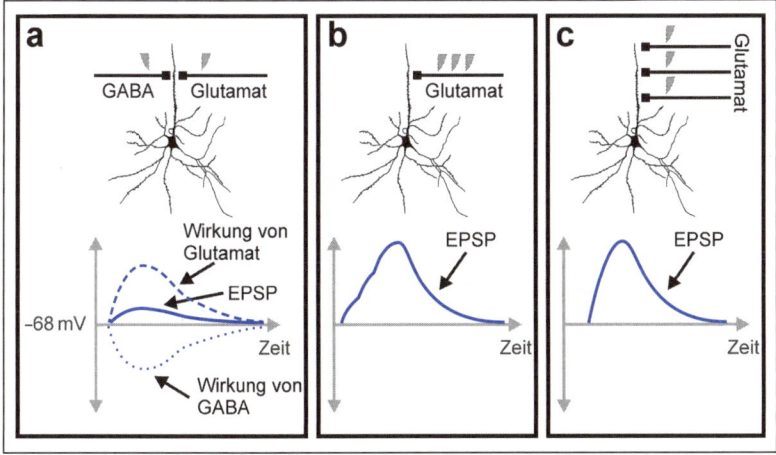

Abbildung 16: Summation von postsynaptischen Potenzialen

(a) Auf dem Dendriten eines Neurons kommen zeitgleich ein starkes EPSP (Glutamat-vermittelt) und ein schwächeres IPSP an (GABA-vermittelt). Die Aktionspotenziale auf den ankommenden Axonen sind durch Blitzsymbole angezeigt. Die Glutamatwirkung alleine würde das gestrichelt dargestellte EPSP erzeugen. Die GABA-Wirkung alleine würde das gestrichelt gezeigte IPSP produzieren. Aus der Summation der beiden antagonistischen Ereignisse resultiert das schwache EPSP (durchgezogene Linie). (b) Zeitliche Summation: Ein glutamaterges Axon produziert kurz hintereinander drei Aktionspotenziale. Jedes produziert ein EPSP. Da sie schnell hintereinander passieren, können sie sich aufsummieren. (c) Örtliche Summation: Drei unterschiedliche glutamaterge Axone produzieren zeitgleich ein Aktionspotenzial. Daraus resultiert ein sehr großes Summen-EPSP.

Die räumliche Summation ist ein sehr wichtiges Prinzip unseres Gehirns. Im Kapitel 6 werden wir sehen, dass Gedanken und Erinnerungen als Gruppen gemeinsam aktiver Neurone repräsentiert werden. Je mehr Mitglieder so eine Gruppe hat, desto wahrscheinlicher ist es, dass sie gemeinsam feuern. Damit steigt auch die Wahrscheinlichkeit, dass räumliche Summationsprozesse entstehen. Dadurch dominieren solche großen Neuronengruppen unser Denken und uns fällt immer wieder eine Begebenheit, eine Person oder ein Musikstück ein.

3.3 Neurotransmitter

Bisher wurde ausgeführt, dass chemische Synapsen Neurotransmitter freisetzen, die durch den synaptischen Spalt diffundieren und an Rezeptoren binden. Nun wollen wir die verschiedenen Neurotransmitter genauer kennenlernen. Es gibt drei Hauptgruppen von Transmittern: *Aminosäuren*, *Amine* und *Peptide* (vgl. Tab. 3). Innerhalb jeder dieser Gruppen lassen sich teilweise Dutzende von verschiedenen Transmittern unterscheiden. Jeder dieser Transmitter besitzt meistens mehrere Typen von Rezeptoren. Diese ungeheure Vielfalt von chemischen Kommunikationsformen führt dazu, dass innerhalb

Tabelle 3: Die Klassifikation der bekanntesten Neurotransmittersysteme sowie beispielhaft einige Vertreter und Rezeptoren dieser Gruppen

Haupt-gruppe	Vertreter	Rezeptoren (Beispiele)	Transmitter-Untergruppe	Weitere Unterteilung
Amino-säure	Glutamat GABA	AMPA, NMDA $GABA_A$, $GABA_B$		
Amine	Acetyl-cholin	muskarinerg (M_1, M_2), nikotinerg (nAChR)	Monoamine (Serotonin und Katechol-amine)	Katecholamine (Dopamin, Noradrenalin, Adrenalin)
Peptide	Oxytocin Vaso-pressin	OCTR AVPR1, AVPR2		

eines winzigen Ausschnitts des Gehirns Neurone verschiedenste „Sprachen" sprechen können ohne miteinander zu interferieren. Gleichzeitig haben die verschiedenen Transmitter und ihre Rezeptoren unterschiedlichste Eigenschaften, sodass eine enorme Bandbreite von Wirkmechanismen existiert, die in ihrer Summe erst die Komplexität unseres Denkens ermöglicht.

3.3.1 Aminosäuren

Aminosäuren sind die Bausteine des Lebens. Sämtliche Proteine unseres Körpers bestehen aus der Aneinanderreihung von verschiedenen Aminosäuren. Einige Aminosäuren werden als Neurotransmitter verwendet, wie z. B. Glutamat und GABA, die wir im Folgenden genauer kennenlernen werden. Wie viele Aminosäuren Funktionen als Botenstoffe für die neuronale Signalübertragung übernehmen, wird unter Wissenschaftler heftig diskutiert. Bisher ist man sich bei sieben Aminosäuren einig, dass sie alle Kriterien für einen Transmitter erfüllen, aber wahrscheinlich wird diese Zahl über die Jahre immer größer werden.

3.3.1.1 Glutamat

Glutamat ist nicht nur ein Geschmacksverstärker, sondern auch der im Gehirn am weitesten verbreitete Transmitter. Es gibt kaum eine Funktion unseres Gehirns, in der nicht glutamaterge Neurone den größten Teil der Arbeit erledigen. Wahrscheinlich wird Glutamat seit ca. 1 Milliarden Jahren als Transmitter eingesetzt und ist somit der älteste chemische Botenstoff. Glutamat ist ein exzitatorischer Transmitter, wirkt also depolarisierend auf die postsynaptische Membran. Es gibt vier Typen von Glutamatrezeptoren: AMPA-, Kainat-, NMDA- und metabotrope Glutamatrezeptoren (Traynelis et al., 2010). Diese Namen klingen etwas merkwürdig, sind aber ganz einfach zu verstehen: Sie sind der Name des Moleküls, das besonders gut an diese Rezeptoren bindet. Das Molekül AMPA bindet besonders gut an AMPA-Rezeptoren, Kainat an Kainatrezeptoren usw. Natürlich bindet Glutamat an alle Rezeptoren, sonst würde ja die glutamaterge Erregungsübertragung nicht funktionieren. AMPA-, Kainat- und NMDA-Rezeptoren sind ionotrop (vgl. Kapitel 3.1.2), während die metabotropen Glutamatrezeptoren metabotrop sind (der Name sagt es ja schon). Wir werden im Folgenden nur die AMPA-, Kainat- und NMDA-Rezeptoren darstellen.

Häufigster exzitatorischer Transmitter: Glutamat

AMPA- und Kainatrezeptoren

AMPA- und
Kainatrezeptoren
sind ionotrop

AMPA- und Kainatrezeptoren finden sich überall im Gehirn, aber in ganz besonders hohen Konzentrationen sind sie in sensorischen Bereichen unseres Nervensystems vorhanden, in denen Sinneseindrücke schnell und zuverlässig vermittelt werden müssen. AMPA- und Kainatrezeptoren funktionieren ganz simpel: Wenn Glutamat an sie bindet, öffnen sie sich soweit, dass sie Na^+-Ionen durchlassen. Dadurch strömt Na^+ in die Zelle und es kommt zu einer Depolarisierung. Anschließend kann auch K^+ durch die gleichen Rezeptoren aus der Zelle herausfließen, sodass das Neuron wieder repolarisiert wird. Eine Minderheit von AMPA- und Kainatrezeptoren lässt auch Ca^{2+} passieren (Lau & Tymianski, 2010). AMPA- und Kainatrezeptoren öffnen und schließen sehr schnell, sodass sie einen kurzen Erregungsimpuls zwischen Neuronen vermitteln.

NMDA-Rezeptoren und assoziatives Lernen

NMDA-Rezeptoren sind etwas komplizierter und spielen für Lern- und Gedächtnisprozesse eine zentrale Rolle. Deshalb werden sie ausführlich in Kapitel 7 besprochen. Kurz gesagt schaffen es NMDA-Rezeptoren, das nahezu gleichzeitige Auftreten von zwei Ereignissen zu detektieren: die Depolarisation der Membran (es muss also eine Erregung passiert sein) und die Bindung von Glutamat an den NMDA-Rezeptor (es muss also ein Aktionspotenzial an der Präsynapse angekommen sein). Erst dann öffnen sich NMDA-Rezeptoren und lassen Na^+- und Ca^{2+}-Ionen einfließen. Als Folge können neue AMPA-Rezeptoren an dieser Stelle eingebaut werden, sodass diese synaptische Verbindung in Zukunft gestärkt ist. Zusammengefasst verstärken NMDA-Rezeptoren diejenigen Synapsen, die an der Assoziation von zwei Reizen partizipieren. Dies ist eine tolle Leistung und somit zentral für die Psychologie des Lernens (Bibb et al., 2010). In Kapitel 7.4 wird dies alles ausführlicher dargestellt werden.

3.3.1.2 GABA

Wichtigster inhibi-
torischer Transmitter:
GABA

GABA (Gamma-Amino-n-Buttersäure) ist der wichtigste hemmende Neurotransmitter unseres Gehirns. Ernst Florey (1927–1997) entdeckte GABA bei seinen Untersuchungen an Flusskrebsen. Zuerst gab es große Skepsis gegenüber diesem Befund, denn man konnte sich nicht vorstellen, warum es im Gehirn einen Mechanismus geben sollte, um neurale Aktivität zu hemmen. Erst allmählich wurde klar, dass die Hemmung von Nervenzellen genauso wichtig ist wie ihre Erregung (Florey, 1991). Epilepsie ist z. B. eine Erkrankung, bei der die Fehlsteuerung der GABA-Neurone bzw. ihrer Rezeptoren zu einer mangelhaften Hemmung führt und dadurch einen Teil des Krankheitsgeschehens bedingt.

Es gibt zwei verschiedene GABA-Rezeptoren, den ionotropen $GABA_A$- und den metabotropen $GABA_B$-Rezeptor. Die Aktivierung von $GABA_A$-Rezeptoren macht die Zelle für Chlorid-Ionen (Cl^-) permeabel. Schauen Sie sich Abbildung 6 in Kapitel 2 noch einmal an, um zu verstehen, was das bedeutet. Aus der Abbildung wird deutlich, dass der Konzentrationsgradient die Cl^--Ionen ins Zellinnere zieht, während die elektrostatische Kraft sie nach außen drückt. Beide Kräfte stehen im Gleichgewicht. Was kann denn dann eine Öffnung von Cl^--Kanälen bewirken? Die Antwort ist recht simpel: Jedes Mal, wenn die Zelle depolarisiert wird und Na^+-Ionen in das Neuron einfließen (die Zelle wird innen positiv), verringert sich die elektrostatische Kraft für Cl^--Ionen und viele von ihnen können entlang ihres Konzentrationsgradienten in das Neuron gelangen. Dadurch balancieren sie die Depolarisation aus, als hätte diese nie stattgefunden. Wenn $GABA_A$-Rezeptoren aktiviert werden, kann also ein Neuron nicht mehr effektiv depolarisiert werden (Rojas et al., 2011).

$GABA_A$-Rezeptoren haben einige Bindungsstellen, die pharmakologisch wichtig sind. Zum Beispiel binden Barbiturate an $GABA_A$-Rezeptoren und aktivieren sie. Barbiturate sind Schlaf- und Narkosemittel, die auch in der Epilepsiebehandlung eingesetzt werden können. Alkohol aktiviert ebenfalls $GABA_A$-Rezeptoren, wodurch der Ermüdungseffekt nach einem Zechgelage entsteht. Für die Psychopharmakologie war besonders die Entdeckung der Bindung von Benzodiazepinen an $GABA_A$-Rezeptoren ein wichtiger Meilenstein. Zu den Wirkstoffen der Benzodiazepine gehört z. B. Valium, welches häufig zur Beruhigung, zur Angstreduktion und zur Schlaferleichterung eingesetzt wird.

Barbiturate binden an ionotropen $GABA_A$-Rezeptoren

Die Aktivierung von $GABA_B$-Rezeptoren öffnet K^+-Ionenkanäle und bewirkt somit ein IPSP. $GABA_B$-Rezeptoren kommen sowohl postsynaptisch als auch präsynaptisch vor. Letztere Variante wirkt als Autorezeptor, bei der die Ausschüttung von GABA an der Präsynapse an $GABA_B$-Rezeptoren bindet und somit die Präsynapse hemmt. Dadurch wird nur eine kurze Wirkzeit der GABA-Ausschüttung er-

Baclofen bindet an metabotropen $GABA_B$-Rezeptoren

wirkt. Ein bekannter Wirkstoff an $GABA_B$-Rezeptoren ist Baclofen, ein Muskelrelaxans, welches zur Behandlung von schmerzhaften Muskelkrämpfen eingesetzt wird (Bowery, 2006).

3.3.2 Amine

Zu der Gruppe der Amine gehören verschiedene wichtige Neurotransmitter wie z. B. Acetylcholin, Serotonin, Dopamin, Noradrenalin und Adrenalin. Wir wollen nur Acetylcholin und Dopamin genauer kennenlernen, da sie eine wichtige Rolle bei der Entstehung und Aufrechterhaltung der Sucht spielen (vgl. Kapitel 10). Serotonin, Dopamin, Noradrenalin und Adrenalin gehören der Gruppe monoaminerger Nervenzellen an, während Dopamin, Noradrenalin und Adrenalin als katecholaminerge Transmitter noch ein weiteres Mal untergruppiert werden (vgl. Tab. 3).

3.3.2.1 Acetylcholin

Nicht alle Wissenschaftler zählen Acetylcholin zu den Aminen, sondern weisen diesem Transmitter eine eigenständige Position zu. Acetylcholin ist der Botenstoff, mit dem die motorischen Nervenzellen des Rückenmarks ihre Signale an Muskeln übertragen. Zu Beginn dieses Kapitels hatten wir Botulinumtoxin kennengelernt, welches die Signalweiterleitung zwischen Nervenfasern und Muskeln unterbricht. Da Botulinumtoxin in der Lage ist, die Freisetzung von Acetylcholin zu verhindern und somit die mimischen Muskeln in unserem Gesicht lähmt (Crowner et al., 2010), wird es zur Glättung von Gesichtsfalten in der sogenannten „Botox-Therapie" eingesetzt.

Bei Alzheimer-Demenz sterben acetylcholinerge Neurone

Acetylcholinerge Nervenzellen sind bei weitem nicht so häufig wie glutamaterge oder GABAerge. Trotzdem werden viele Prozesse des Gehirns sehr stark von Acetylcholin beeinflusst. Das liegt daran, dass sich sowohl im Cortex als auch in den Basalganglien cholinerge *Interneurone* befinden, die einen entscheidenden Einfluss auf die Verarbeitungsprozesse ihrer direkten neuronalen Nachbarn nehmen. Acetylcholinerge Neurone sind aber nicht nur als Interneurone anzutreffen, sondern konzentrieren sich auch in zwei Kernen unseres Gehirns, von wo aus sie mit langen Fasertrakten in fast alle Bereiche des Nervensystems projizieren (vgl. Abb. 17). Einer dieser Kerne ist der Nucleus basalis von Meynert, der am unteren Ende unseres Großhirns in der Nähe des Globus pallidus liegt. Die acetylcholiner-

gen Neurone projizieren von hier mit ihren Axone in fast die ge-
samte Großhirnrinde hinein und stabilisieren mit ihren Entladungen
Lernprozesse, die sich im Cortex ereignet haben (Benarroch, 2010).
Bei der Alzheimer'schen Demenz kommt es zu einem bedeutenden
Zelltod dieser Neurone und ein Teil der resultierenden kognitiven
Defizite geht auf das Sterben dieser Neurone zurück. Wir werden im
Kapitel 9 über Emotionen noch mehr von diesem Kern erfahren. Der
zweite acetylcholinerge Kern ist der pontomesencephalotegmentale
Komplex (PMT) in unserem Stammhirn. Die Neurone dieses Kerns
bilden ihre Synapsen vor allem auf denjenigen Zellen des Thalamus,
die spezifische sensorische Informationen an den Cortex übermit-
teln. Sie können dadurch Aufmerksamkeitsverschiebungen innerhalb
des sensorischen Systems bewirken.

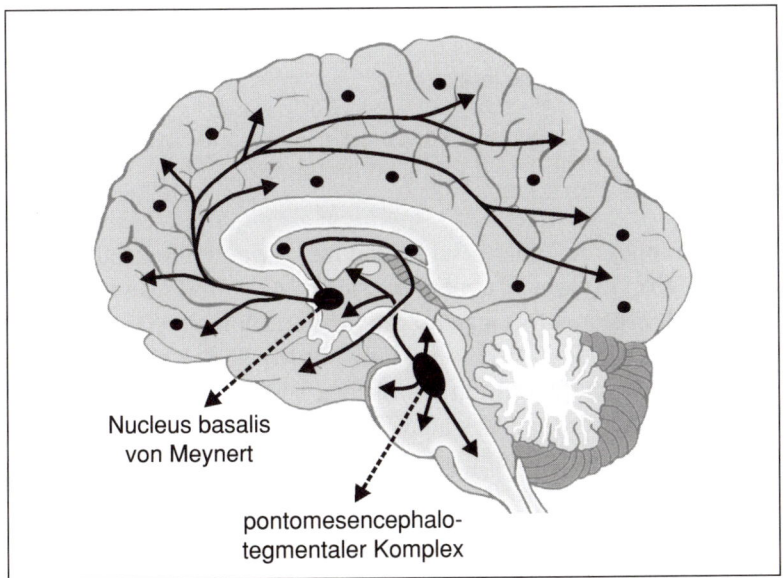

Abbildung 17: Cholinerge Projektionssysteme

Die cholinergen Neurone des Nucleus basalis von Meynert projizieren in den gesamten
Cortex. Diejenigen des pontomesencephalotegmentalen Komplex modulieren Prozesse
im Thalamus, dem Mesencephalon, der Pons und der Medulla oblongata. Zusätzlich gibt
es eine Vielzahl cholinerger Interneurone im Cortex und im Striatum (schwarze Punkte).

Die Wirkung von Acetylcholin kann sowohl hemmend als auch erregend sein. Das heißt, ein Transmitter ist nicht zwangsläufig hyper-
oder depolarisierend. Die Wirkung hängt vielmehr davon ab, welcher
Rezeptor angesprochen wird. Wir sollten also zuerst einmal die zwei
Hauptgruppen cholinerger Rezeptoren vorstellen. Der erste ist der

nikotinische Rezeptor. Er ist ionotrop und erhielt seinen Namen vom Nikotin des Tabaks, das an ihn bindet. Wir werden im Kapitel 10 beim Thema „Sucht" mehr davon lesen. Die zweite Hauptgruppe cholinerger Rezeptoren wird muscarinerg genannt. Sie sind metabotrop und erhielten diese Bezeichnung, da ein Wirkstoff des Fliegenpilzes (lateinisch: *musca* = Fliege) an die muscarinergen Rezeptoren bindet.

Mindestens neun verschiedene nikotinische Rezeptoren sind mittlerweile bekannt, aber diese Zahl wird wahrscheinlich in Kürze auf über ein Dutzend steigen. Häufig führt die Aktivierung der nikotinischen Rezeptoren zu einer erhöhten Permeabilität der Membran für die positiv geladenen Ionen und wirkt somit exzitatorisch. Die Aktivierung des nikotinischen Rezeptors hat eine kurze Depolarisation zu Folge, die allerdings von einer längeren Refraktärzeit gefolgt ist, in der der Rezeptor nicht erneut aktiviert werden kann (Changeux, 2010).

> **Acetylcholinrezeptoren**
>
> **Nikotinische** Acetylcholinrezeptoren sind ionotrop. **Muscarinerge** Acetylcholinrezeptoren sind metabotrop.

Es gibt mindestens fünf verschiedene muscarinerge Rezeptortypen, die man grob in zwei Gruppen unterteilt: M_1 und M_2. Je nachdem, welcher Rezeptor auf welchem Zelltyp sitzt, kann die Wirkung exzitatorisch oder inhibitorisch sein. Obwohl M_1 häufig mit exzitatorischen und M_2 häufig mit inhibitorischen Wirkungen in Zusammenhang gebracht wird, gibt es auch Beispiele für das Gegenteil. Das bedeutet, dass die Transmitterwirkung von Acetylcholin nicht in das übliche Schema der Erregungs- oder Hemmungsweiterleitung passt, sondern erheblich variabler ist.

3.3.2.2 Dopamin

Dopamin gehört zu den Katecholaminen. Es kann in einem einzigen Enzym-Schritt in Noradrenalin umgewandelt werden und aus Noradrenalin entsteht schließlich wieder in einem Schritt Adrenalin. Das heißt, diese drei Katecholamine sind chemisch eng miteinander verwandt. Dopaminerge Neurone sind im Gehirn sehr selten und trotzdem besitzen diese Zellen eine Schlüsselfunktion bei Prozessen des Lernens, der Belohnung und der Motorik.

Eine kleine Anzahl dopaminerger Neurone befindet sich jeweils im Riechkolben, in der Retina, im Hypothalamus und im Rückenmark, wo sie lokal mit ihren Axonen verzweigen. Die größte Konzentration dopaminerger Zellen liegt im Mittelhirn im ventralen tegmentalen Areal (VTA) und in der Substantia nigra. Von hier erreichen die dopaminergen Axone große Teile des Gehirns (vgl. Abb. 18). Die mesocorticale Bahn projiziert vom VTA zum Präfrontalcortex, zum Motorcortex und, wenn auch deutlich weniger dicht, zu weiteren corticalen Arealen. Diese Bahn wird mit Arbeitsgedächtnis- und Lernprozessen in Zusammenhang gebracht. Die mesolimbische Bahn führt vom VTA zum ventralen Striatum, zum Hippocampus, zu limbischen (d. h. emotionskodierenden) Anteilen des präfrontalen Cortex und zur Amygdala. Diese Bahn spielt eine wichtige Rolle bei Belohnungen, beim Suchterwerb (vgl. Kapitel 10), bei Neugier und bei der Gedächtnisbildung (vgl. Kapitel 7 und 8). Die dritte Bahn ist die nigrostriatale Bahn zu den Basalganglien, die bei Willkürmotorik eine wichtige Rolle spielt. Im Rahmen der Parkinsonschen Krankheit degenerieren die Dopaminzellen des Mittelhirns und der Wegfall der dopaminergen Versorgung der Basalganglien entlang dieser nigrostriatalen Bahn erzeugt die Hauptkennzeichen der Erkrankung: Muskelstarre, Zittern und Bewegungsverlangsamung. Die dopaminerge Freisetzung im Striatum bündelt große Gruppen von Neuronen, die eine bestimmte Bewegung einleiten. Ohne diese Versorgung vermitteln die Basalganglien an den Cortex hauptsächlich eine Hemmung, sodass die gezielten Bewegungsabläufe wegfallen.

Nur wenige Zellen des Gehirns stellen Dopamin her

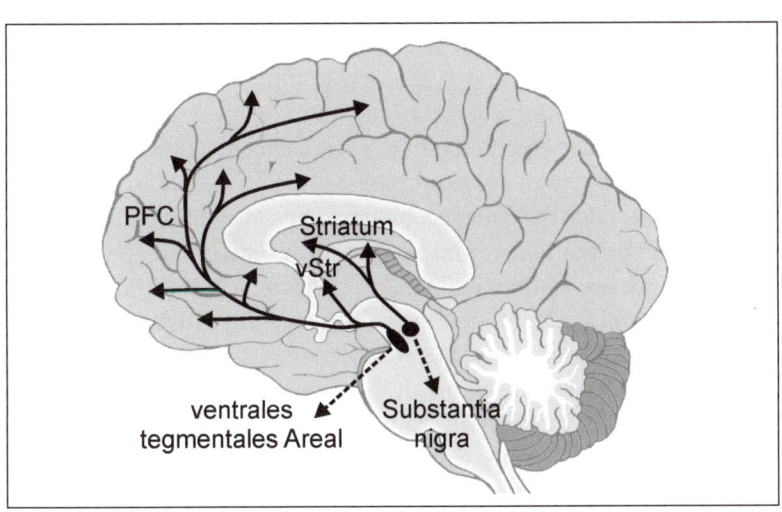

Abbildung 18: Dopaminerge Projektionssysteme

Die dopaminergen Neurone des ventralen tegmentalen Areals (AVT) bilden die mesocorticale Projektion zum Präfrontalcortex (PFC) und einigen wenigen weiteren corticalen

Bereichen. Ein Teil der AVT-Zellen bildet auch die mesolimbische Bahn, die hauptsächlich im ventralen Striatum (vStr) und in der Amygdala terminiert. Die Zellen der Substantia nigra bilden die nigrostriatale Bahn und modulieren die Neurone des Striatums und weiterer Komponenten der Basalganglien.

Verschiedene Dopaminrezeptoren Es gibt fünf verschiedene Dopaminrezeptoren (D_1 bis D_5). Die übliche Annahme ist, dass die dopaminerge Wirkung auf das postsynaptische Neuron bei D_1 und D_5 eher erregend und bei D_2 bis D_4 eher hemmend ist. Diese Sicht ist aber wahrscheinlich viel zu simpel und geht von einer mechanistischen Sicht des Gehirns aus (Hasbi et al., 2010). In Wirklichkeit hängt die Wirkung von D_1- und D_2-Rezeptoren wesentlich davon ab, in welchem Zustand sich das postsynaptische Neuron befindet. Ist dieses Neuron gerade erregt, erhöht die Aktivierung seiner D_1-Rezeptoren die Aktivität des Neurons noch weiter. Ist das Neuron aber gerade wenig aktiv, wird es durch die Bindung von Dopamin an die D_1-Rezeptoren eher gehemmt (Durstewitz et al., 1999). Die Wirkung von D_2 ist weitestgehend spiegelbildlich. Die Konsequenzen eines solchen Wirkmechanismus für unsere kognitiven Prozesse werden im Kapitel 6 besprochen.

3.3.3 Peptide

Ein Peptid ist nichts anderes als ein kleines Protein. Die als Neurotransmitter genutzten Peptide bestehen meist nur aus zwei bis mehreren Dutzend Aminosäuren. Über 50 neuronal aktive Peptide wurden schon identifiziert und jedes Jahr kommen ein paar dazu. Wie alle anderen Neurotransmitter werden auch Peptide in Vesikel verpackt und bei einer Depolarisation der präsynaptischen Membran in den synaptischen Spalt ausgeschüttet, wo sie an metabotrope Rezeptoren der Prä- oder Postsynapse binden. Dies alles hört sich ziemlich nach dem üblichen Programm an. In einem Punkt sind aber Peptide völlig anders als andere Transmitter. „Normale" Neurotransmitter wie Acetylcholin oder Dopamin werden nach der Ausschüttung entweder in Gänze oder in Teilstücken wieder in die Präsynapse aufgenommen. Dort werden sie nach einigen molekularen Zwischenschritten wieder in Vesikel verpackt und stehen für die nächste Entladung zur Verfügung. Eine acetylcholinerge oder dopaminerge Präsynapse ist also autonom: Sie besitzt die gesamte molekulare Maschinerie, um immer wieder diesen Transmitter freizusetzen, aufzunehmen und wieder freizusetzen. Das ist bei Peptiden anders. Hier hängt die Versorgung der Präsynapse vom Soma ab. Dort wird die Vorform des neuronal aktiven Peptids synthetisiert und das ganze

Peptide sind kleine Proteine mit den Wirkmechanismen von Neurotransmittern

Axon entlang bis zur Präsynapse transportiert. Wenn also die Präsynapse sehr viele Peptide freigesetzt hat, muss sie, je nach Axonlänge, teilweise lange warten, bis neue Peptide den langen Weg bis zur Präsynapse zurückgelegt haben.

Eine zweite Besonderheit von Peptiden kann man in Abbildung 12 in Kapitel 3.1.1 sehen. Dort sind zwei Arten von Vesikeln zu unterscheiden, helle und dunkle. Die hellen Vesikel enthalten nicht peptiderge Transmitter, die dunklen enthalten Peptide. Das heißt, dass Peptide und nicht peptiderge Transmitter in einer Präsynapse ko-lokalisiert sein können. Sie werden dann auch bei einer Transmitterausschüttung gemeinsam freigesetzt. Zuweilen enthält eine Präsynapse sogar mehrere Typen von Peptiden, sodass die Wirkung einer synaptischen Entladung einem Cocktail unterschiedlicher Effekte ähnelt.

Stellvertretend für die vielen Peptide soll jetzt das kleine Peptid Oxytocin vorgestellt werden (Viero et al., 2010). Es besteht aus nur neun Aminosäuren und wird im Hypothalamus hergestellt. Oxytocin bewirkt eine Kontraktion der Gebärmuttermuskulatur und spielt somit eine wichtige Rolle bei der Auslösung der Wehen und während des Geburtsprozesses. Es bewirkt auch das Fließen der Milch bei Stimulation der Milchdrüsen oder beim Hören der Schreie des Säuglings. Darüber hinaus wird Oxytocin beim Orgasmus freigesetzt und erhöht das Vertrauen und die Paarbindung. Tierexperimentell ist eine Wirkung von Oxytocin auf monogame Verbindungen nachgewiesen worden. Im Humanexperiment konnte man zeigen, dass intranasal als Spray verabreichtes Oxytocin bei ökonomischen Spielen das Vertrauen in die andere Person erhöht (Kosfeld et al., 2005).

Zusammenfassung

Synapsen sind Kontaktstellen zwischen dem Axon auf der präsynaptischen Seite und einem Neuron, einem Muskel oder einer Drüse auf der postsynaptischen Seite. Wird die Präsynapse depolarisiert, fusionieren die Vesikel der Präsynapse mit der Außenmembran und die Neurotransmitter-Moleküle ergießen sich in den synaptischen Spalt. Auf der Postsynapse binden sie an ionotrope oder metabotrope Rezeptoren. Die Aktivierung eines ionotropen Rezeptors öffnet einen Ionenkanal, sodass die postsynaptische Membran depolarisiert (EPSP) oder hyperpolarisiert (IPSP) wird. Wird ein metabotroper Rezeptor aktiviert, werden sehr viel mehr Ionenkanäle geöffnet und es kann zusätzlich noch zu plastischen Veränderungen der postsynaptischen Nervenzelle kommen. Durch die kombinierte Aktivität vieler Neurone oder die schnelle Impulsfolge eines Neurons können sich postsynaptisch EPSP oder IPSP summieren. EPSP, die sich aufsummieren, können überschwellig werden und beim postsynaptischen Neuron die Auslösung eines Aktionspotenzials bewirken.

Aminosäuren, Amine und Peptide bilden die drei Hauptgruppen der zurzeit bekannten Transmitter. Je nach Zählweise gibt es insgesamt zwischen 50 und 100 Transmitter, deren Wirkmechanismen zum Teil sehr gut erforscht sind. Diese Zahl steigt stetig.

Praktisch jeder dieser Transmitter besitzt unterschiedlichste Rezeptoren mit verschiedenen Wirkmechanismen. Diese babylonische Vielfalt ermöglicht es, auf kleinstem Raum verschiedenste synaptische Verarbeitungsprozesse nebeneinander unterzubringen, ohne dass sie miteinander interferieren. Die Wirkung von Neurotransmittern ist nur zum Teil immer exzitatorisch oder inhibitorisch. Vor allem Katecholamine, aber auch die meisten Peptide, modulieren das postsynaptische Neuron. Das heißt, die Wirkung der Transmitterbindung hängt vom aktuellen Erregungszustand der Zelle ab.

Ein Teil der Synapsen schüttet nicht einen, sondern zwei oder drei Transmitter aus. Dieses Ko-Lokalisationsprinzip wurde zuerst bei Peptiden entdeckt, aber es gibt mittlerweile auch Nachweise für die Ko-Lokalisation von Aminosäuretransmittern und Katecholaminen. Die Ausschüttung eines Cocktails macht es möglich, unterschiedlichste Rezeptoren gleichzeitig zu stimulieren und dadurch eine noch komplexere Wirkung auf das nachgeschaltete Neuron zu bewirken.

Fragen

1. Erläutern Sie den Vorgang der synaptischen Transmission.
2. Was ist der Unterschied zwischen ionotropen und metabotropen Rezeptoren?
3. Wie funktioniert ein metabotroper Rezeptor?
4. Was ist ein EPSP im Gegensatz zu einem IPSP?
5. Wie funktionieren Summationseffekte bei der synaptischen Übertragung?

6. Nennen Sie die Hauptgruppen von Neurotransmittern, sowie einige Vertreter dieser Gruppen.

7. Wie funktioniert ein modulatorischer Transmitter?

8. Wie lernen wir eine klassische Konditionierung mittels NMDA-Rezeptoren?

9. Wie wirken sich die D_1- bzw. D_2-Aktivierungen in unserem Cortex auf den Typus unserer Denkprozesse aus?

10. Welche Besonderheiten besitzen Peptide, die als Transmitter genutzt werden?

Lösungshinweise finden Sie unter
www.hogrefe.de/buecher/lehrbuecher/psychlehrbuchplus.

Kapitel 4

Neuroanatomie

Inhaltsübersicht

4.1	Die Terminologie der Ortsbeschreibungen im Gehirn	82
4.2	Die Hirnhäute	85
4.3	Prosencephalon	88
4.3.1	Telencephalon	88
4.3.1.1	Cerebraler Cortex	88
4.3.1.2	Basalganglien	91
4.3.2	Diencephalon	92
4.3.2.1	Epithalamus	93
4.3.2.2	Thalamus	94
4.3.2.3	Hypothalamus	95
4.4	Mesencephalon	96
4.4.1	Tectum	97
4.4.2	Tegmentum	97
4.5	Rhombencephalon	97
4.5.1	Metencephalon	98
4.5.2	Myelencephalon	99
Zusammenfassung		99
Fragen		100

Es war Samstag, der 20. Juli 2002. Langsam kam Eric Jarvis nach vorne und betrachtete lächelnd die 27 Wissenschaftler, die vor vier Tagen aus der ganzen Welt nach Durham (North Carolina) angereist waren und jetzt im Halbrund des Seminarraums an ihren Tischen saßen. Obwohl er, wie alle anderen, seit Tagen nur wenige Stunden geschlafen hatte, schaffte er es frisch und munter zu wirken. „OK", sagte er, „wir stimmen jetzt darüber ab, ob wir den Gesamtzusammenhang, dessen Komponenten wir die letzten Tage und Nächte erarbeitet haben, akzeptieren. Obwohl wir konkret nur über die Neuroanatomie von Säugetieren und Vögeln gesprochen haben, müssen wir uns bewusst sein, dass wir eine übergeordnete Theorie der Evolution des Gehirns, die fast 100 Jahre lang die Hirnforschung bestimmt hat, revidieren. Wir formulieren stattdessen etwas Neues. Dieser Verantwortung waren wir uns die ganzen letzten Tage bewusst und wir müssen es auch jetzt sein. Wir stimmen also über folgende Position ab: Wir gehen davon aus, dass während der evolutionären Entstehung von Säugetieren und Vögeln keine neuen Hirnkomponenten zum Bauplan des Wirbeltiergehirns dazu gekommen sind, sondern dass schon vorher existierende Komponenten nur umgestaltet wurden. Wir gehen ferner davon aus, dass der Bauplan des Vorderhirns bei beiden Tiergruppen und somit natürlich auch beim Menschen aus dem Pallium und den Basalganglien besteht. Das Pallium ist dreigeteilt und das dorsale Pallium hat sich bei Säugetieren zum Cortex umgestaltet. Zum Vorderhirn gehört auch das Diencephalon. Die Details zum Diencephalon als auch die vielen weiteren Details, die die verschiedenen Arbeitsgruppen für die unterschiedlichen anderen Hirnkomponenten erarbeitet haben liegen Ihnen vor und ich möchte sie hier nicht wiederholen. Ich frage also, wer diesem Gesamtergebnis zustimmt." Viele Augen gingen in die Richtung von George Paxinos aus Sydney und Loreta Medina aus Murcia. Die beiden vertraten eine etwas abweichende Meinung zur Evolution und Organisation der Amygdala, die ein Teil des lateralen Palliums ist. George hob etwas zögernd die Hand und kurz darauf machte Loreta das Gleiche. Alle anderen im Raum hatten ebenfalls die Hand oben. Eric Jarvis strahlte: „Einstimmig! Wir haben ein neues großes Bild der Organisation und der Evolution des Gehirns. 99 Jahre nach der Publikation von Ludwig Edinger, die die wissenschaftlichen Annahmen über das Gehirn für das gesamte 20. Jahrhundert bestimmt haben, setzen wir dem eine veränderte und deutlich erweiterte Theorie gegenüber. Weltweit werden unsere Kollegen unsere Konzeption genauestens überprüfen. Lasst uns hoffen, dass sie uns zustimmen werden und dass unsere Theorie eine lange Gültigkeit behält, bis sie irgendwann unter dem Druck neuer Ergebnisse eventuell erneut modifiziert und erweitert werden muss." Alle erhoben sich klatschend von ihren Plätzen und umarmten sich (Jarvis et al., 2005).

Das Zentralnervensystem (ZNS) besteht aus dem Gehirn sowie dem Rückenmark. Innerhalb des ZNS befindet sich ein mit *Liquor cerebrospinalis* gefülltes System von nacheinander angeordneten und miteinander verbundenen Hohlräumen: die *Ventrikel*. Das ZNS ist von drei übereinander liegenden Hirnhäuten umgeben, die, von außen nach innen *Dura mater*, *Arachnoidea* und *Pia mater* genannt werden. In der Arachnoidea fließt ebenfalls Liquor, sodass das ZNS komplett in Flüssigkeit schwimmt und dadurch gegen Stöße geschützt ist.

Das Gehirn wird in drei Hauptbereiche unterteilt, die in eine Vielzahl weiterer Strukturen differenziert werden können. Dies ist in Tabelle 4 wiedergegeben. Abbildung 19 gibt die Lage dieser Strukturen wieder. Der prinzipielle Aufbau des Gehirns aller Wirbeltiere ist vom Fisch bis zum Menschen weitestgehend gleich. Es sind auch im Verlauf der Evolution keine neuen Hirnkomponenten dazugekommen (vgl. den Kasten zu Ludwig Edinger in Kapitel 4.2), sondern die bei allen Wir-

Der Aufbau des Gehirns ist bei allen Wirbeltieren prinzipiell gleich

Tabelle 4: Anatomische Unterteilungen (Kompartimente) des Gehirns

Hauptbestandteile	Unterteilungen	Größte Komponenten
Prosencephalon (Vorderhirn)	Telencephalon (Endhirn)	cerebraler Cortex
		Amygdala
		Basalganglien
	Diencephalon (Zwischenhirn)	Thalamus
		Hypothalamus
Truncus cerebri (Hirnstamm) / Mesencephalon (Mittelhirn)		Tectum
		Tegmentum
Rhombencephalon (Rautenhirn)	Metencephalon (Hinterhirn)	Cerebellum (Kleinhirn)
		Pons (Brücke)
	Myelencephalon (Nachhirn)	Medulla oblongata (verlängertes Mark)

beltieren existierenden Hirnstrukturen wurden bei den unterschiedlichen Arten in ihren jeweiligen Größen verändert oder intern umor-
ganisiert. In diesem Kapitel werden die Lage, der Aufbau sowie die
Hauptfunktionen dieser Strukturen sehr kurz erläutert.

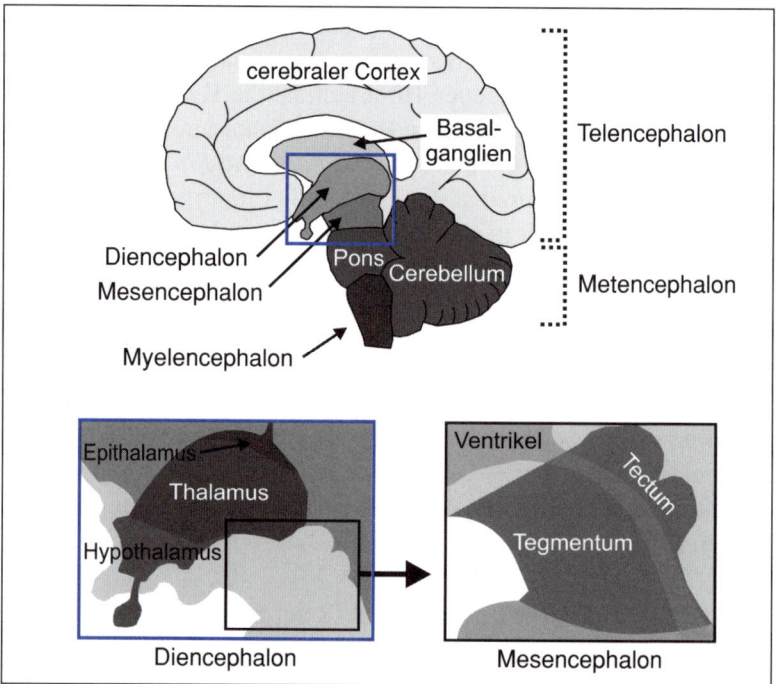

Abbildung 19: Die Hauptkomponenten des Gehirns entlang der Mittellinie

Dargestellt ist das Gehirn im Saggitalschnitt (vgl. hierzu Kapitel 4.1, Abb. 21). Der Rahmen innerhalb des Gehirns umrahmt das Diencephalon sowie das Mesencephalon. Beide
sind unten in größerer Vergrößerung dargestellt. Der Stiel der Epiphyse ist in der Vergrößerung des Diencephalons zu sehen. Die Epiphyse selbst ist nicht mehr dargestellt, da sie
weit aus dem im Kasten gezeigten Bereich nach oben ragt. Die Trennung zwischen Tectum und Tegmentum im Mesencephalon erfolgt durch den Ventrikel.

4.1 Die Terminologie der Ortsbeschreibungen im Gehirn

Sehr viele Strukturnamen des Gehirns enthalten lateinische Worte,
die Raumbezeichnungen sind und die in der deutschen Übersetzung
„oben", „vorne", „zum Bauch", „parallel zur Mittellinie" oder ähnliches bedeuten (vgl. Tab. 5). Daraus folgt, dass wir zuerst besprechen
müssen, wie das menschliche Gehirn im Raum liegt. Und da gibt es
leider ein Problem, das für viel Verwirrung sorgt.

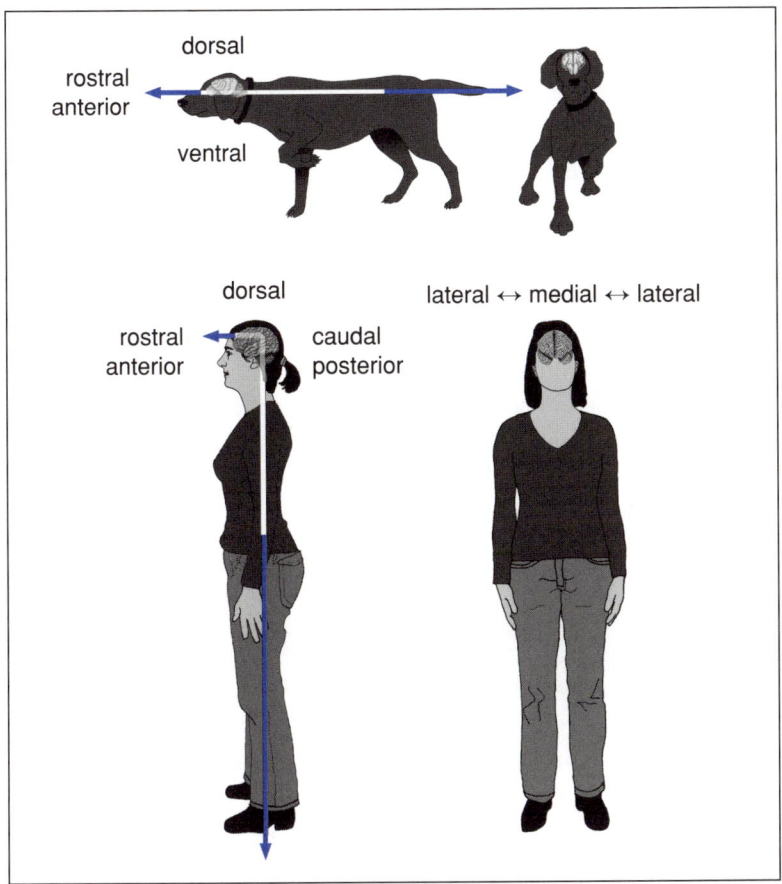

Abbildung 20: Darstellung der räumlichen Bezüge und der damit in Zusammenhang stehenden Begriffe in der Neuronanatomie

Die anatomischen Raumbegriffe beim Menschen ignorieren den Knick um 90°, den die Neuraxis des Menschen seit der Evolution des aufrechten Gangs durchgeführt hat. Dies wird bei dem zum Vergleich dargestellten Hund deutlich, der eine gerade Neuraxis besitzt.

In Abbildung 20 sind ein Mensch und ein Hund mit ihren jeweiligen Gehirnen dargestellt. Es wird klar, dass das ZNS des Menschen durch die Entwicklung des aufrechten Gangs einen Knick bekommen hat: Die Wirbelsäule steigt entlang des Rückens auf, macht dann aber am Übergang zum Gehirn eine 90°-Kurve nach vorne. Das ZNS des Hundes liegt dagegen noch in seiner ursprünglichen geraden Orientierung. Die Terminologie des menschlichen Gehirns beachtet den Knick des menschlichen ZNS nicht und „denkt" sich unser Nervensystem als gerade. Dadurch bezeichnen wir mit den Begriffen *dorsal* („Richtung Rücken") und *ventral* („Richtung Bauch") die nach oben

Das menschliche Gehirn hat eine um 90° geknickte Position

bzw. nach unten liegenden Teile unseres Gehirns, obwohl diese bei
Menschen gar nicht Richtung Rücken oder Richtung Bauch weisen.
Die Begriffe *anterior* („nach vorne") und *rostral* („Richtung Schna-
bel") weisen in Richtung unserer Nase. Die Gegenstücke zu diesen
Begriffen heißen *posterior* („nach hinten") bzw. *caudal* („Richtung
Schwanz") wobei man sich bei den letzten beiden Begriffen wieder
den Knick in unserem ZNS wegdenken muss. Der Begriff *lateral*
(„zur Seite") bedeutet, dass eine Struktur an der Seite liegt und als
medial („zur Mitte") werden die in der Mitte des Gehirns liegenden
Areale bezeichnet. Jetzt fehlen nur noch zwei Begriffe und dann
haben wir alle Richtungsbezeichnungen durch: ipsilateral („auf der
gleichen Seite") und contralateral („auf der Gegenseite") bezeichnen Positionen in der gleichen bzw. der gegenüberliegenden Hirnhälfte. Diese Begriff und ihre Bedeutung sind noch einmal in Tabelle 5 zusammengefasst.

Tabelle 5: Raumbezeichnung des menschlichen ZNS

Begriff	Bedeutung
anterior	nach vorne, zur Stirn gerichtet (beim Gehirn) bzw. in Richtung Füße (beim Rückenmark)
caudal	nach hinten, zum Hinterhaupt (beim Gehirn) bzw. in Richtung Füße (beim Rückenmark)
contralateral	auf der gegenüberliegenden Hirnhälfte
dorsal	nach oben, zur oberen Spitze des Kopfes (beim Gehirn) bzw. in Richtung Rücken (beim Rückenmark)
Frontalschnitt	ein parallel zum Gesicht geschnittene Hirnebene; Transversalschnitt des Gehirns
ipsilateral	auf der gleichen Hirnhälfte
lateral	zur Seite
medial	zur Mitte
posterior	nach hinten
Saggitalschnitt	entlang der Neuraxis und rechtwinklig zum Boden geführter Hirnschnitte
Transversal-schnitt	quer zur Neuraxis geführter Hirnschnitt
Querschnitt	Transversalschnitt des Rückenmarks
ventral	nach unten, zum Boden (beim Gehirn) bzw. in Richtung Bauch (beim Rückenmark)

Jetzt sollten wir uns Abbildung 21 anschauen, in der das Gehirn in Drei verschiedene drei verschiedenen Schnittebenen dargestellt ist. Sie werden in die- Schnittebenen sem Buch Abbildungen mit unterschiedlichen Schnittebenen des Gehirns sehen und daher sollten Sie wissen, wie diese Abbildungen orientiert sind. Die *Saggitalebene* schneidet das Gehirn längs zur *Neuraxis* und ist sehr gut geeignet, um auf- und absteigende Verbindungen darzustellen. Die *Horizontalebene* verläuft parallel zum Erdboden und wird eher selten für Abbildungen genutzt. Die *Transversalebene* wird sehr häufig in Büchern oder wissenschaftlichen Abhandlungen verwendet. In Abbildung 21 sehen wir, dass es eigentlich zwei Transversalebenen gibt. Wenn wir einen Transversalschnitt des Gehirns machen, wird diese Ebene auch Frontalschnitt genannt. Wird aber vom Rückenmark ein Transversalschnitt gezeigt, so handelt es sich um einen Querschnitt.

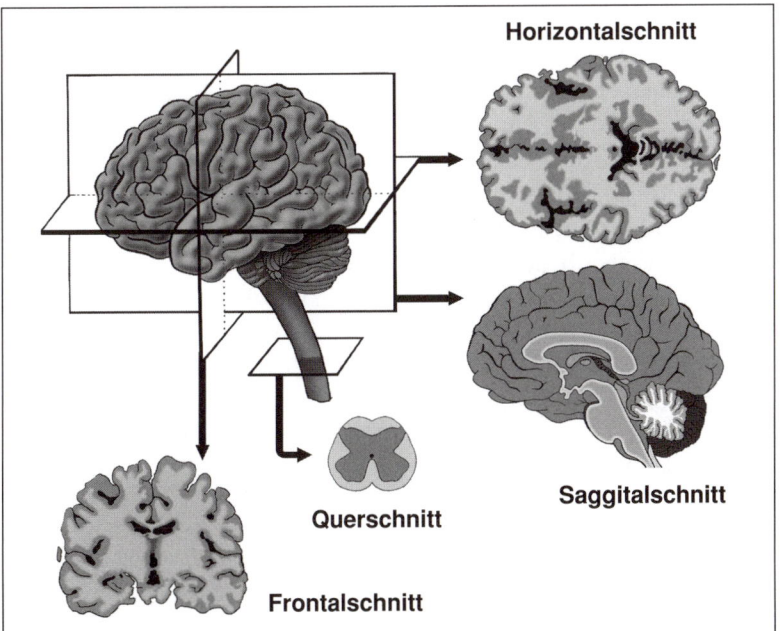

Abbildung 21: Schnittebenen des menschlichen Zentralnervensystems

4.2 Die Hirnhäute

Das Gehirn ist unser empfindlichstes Organ. Nervenzellen brauchen nicht nur ein sehr konstantes chemisches Milieu, sondern müssen auch vor mechanischen Belastungen geschützt werden. Jedes Mal wenn wir springen, uns aufs Bett werfen oder beim Tanzen heftig mit dem Kopf wackeln, erzeugen wir aber große Beschleunigungskräfte, die unser Gehirn erheblich schädigen könnten. Selbst wenn wir ganz ruhig verharren, könnte das Eigengewicht unseres Gehirns unsere Neurone tödlich zerquetschen. Daher sind das Gehirn und das Rückenmark komplett mit drei Hirnhäuten umhüllt, die sie nicht nur mechanisch schützen, sondern sie komplett in Liquor schwimmen lassen, sodass das Gewicht unseres Gehirns auf Bruchteile reduziert wird.

Gehirn und Rückenmark werden von drei Hirnhäuten umhüllt

Die äußerste Hirnhaut heißt *Dura mater* („harte Mutter"). Wer einmal versucht hat, die Dura ohne eine scharfe Schere zu öffnen, weiß warum man sie die „Harte" genannt hat: die Dura erinnert in ihrer Konsistenz an weiches, aber extrem stabiles und nicht dehnbares Leder.

Die mittlere Hirnhaut heißt *Arachnoidea* (Spinnengewebshaut; im Griechischen heißt *arachne* „Spinne"). In starker Vergrößerung sieht die Arachnoidea wie eine Tropfsteinhöhle aus, in der Myriaden dünner Säulen von der Decke bis zum Boden reichen. Zwischen diesen Fädchen fließt Liquor cerebrospinalis. Liquor ist dem Blutplasma ähnlich und füllt sowohl die Ventrikelräume als auch den Hohlraum der Arachnoidea. Dadurch schwimmt das Gehirn in einer Flüssigkeit, die es gegen Stöße schützt und sein Gewicht reduziert.

Die innerste Hirnhaut heißt *Pia mater* („fromme Mutter") und besteht aus einem sehr dünnen Gewebe, das eng den Windungen der Hirnoberfläche folgt. Wahrscheinlich hat diese Folgsamkeit ihr den Namen die „Fromme" eingebracht.

Die Menschen hinter den Entdeckungen

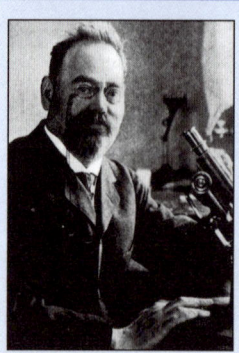

Ludwig Edinger

Ludwig Edinger (1855–1918) studierte ab 1872 Medizin in Heidelberg. Als Jude war ihm eine wissenschaftliche Karriere nahezu versperrt. Er gründete daher eine neurologische Praxis und verwandelte sein Schlafzimmer in ein neuroanatomisches Labor. Unter beengten Verhältnissen und ausschließlich von seiner Frau finanziert, wurde Edinger zur internationalen Koryphäe der vergleichenden Neuroanatomie.

1902 bekam Edinger einen Raum für seine Forschung im Frankfurter Dr. Senckenbergischen Neurologischen Institut, musste
aber weiterhin seine Forschung selber finanzieren. Zusammen
mit anderen Stiftern gründete er 1914 die Frankfurter Johann
Wolfgang Goethe-Universität. Ludwig Edinger wurde zum Ordi-
narius des Neurologischen Instituts berufen, musste seine Forschung aber weiterhin privat finanzieren. 1918 starb Ludwig
Edinger. Vorher hatte er verfügt, dass sein Gehirn der Wissenschaft zur Verfügung gestellt wird. Heute sichert die *Ludwig
Edinger-Stiftung*, der das Neurologische Institut am Klinikum der
Frankfurter Goethe-Universität gehört, den Fortbestand seiner
Sammlung.

Ludwig Edinger verstand Neuroanatomie und Psychologie als
zwei Seiten derselben Medaille und wollte die Denkprozesse von
Menschen und Tieren sowohl durch die Erforschung der Hirnstruktur als auch durch deren Verhaltensleistungen entschlüs-
seln. Seine Hauptthese war, dass sich mit jeder weiteren neuen
Tierklasse, die sich bei den Wirbeltieren entwickelte, der Bauplan
ihres Gehirns um eine weitere Hirnkomponente erweiterte. Von
Fischen zu Amphibien zu Reptilien zu Vögeln und schließlich zu
Säugetieren wurde somit immer eine Hirnstruktur hinzuaddiert.
Der letzte evolutionäre Schritt war die Entwicklung des Cortex,
der nach Edingers Meinung das Gehirn der Säugetiere auszeich-
nete und ihnen kognitive Leistungsfähigkeit und Flexibilität gab.
Edingers Theorie war die zentrale Leitidee der Hirnforschung im
20. Jahrhundert und nach seinen Vorstellungen entstand die noch
heute gültige Nomenklatur des Menschengehirns. Edingers Theorien waren auf der Höhe ihrer Zeit, führten aber zu vielen wissenschaftlich fragwürdigen Ableitungen, wie z. B. Paul McLeans
Konzeption des dreieinigen Gehirns. Erst im letzten Drittel des
20. Jahrhunderts sammelten sich zunehmend Belege dafür, dass
Edinger mit den Methoden seiner Zeit nicht hatte erkennen können, dass der Cortex im Grunde eine schon lange existierende
Struktur war, die sich nur bei Säugetieren in Schichtform umor-
ganisiert hatte. Zudem konnte Edinger damals noch nicht wissen,
dass Säugetiere sich gar nicht zuletzt entwickelt hatten, sondern
ca. 50 Millionen Jahre vor den Vögeln entstanden waren. Edinger
war ein Genie, aber ihm fehlten zu seiner Lebenszeit die kritischen Daten, um die Fehler in seiner Konzeption erkennen zu
können.

4.3 Prosencephalon

Das Prosencephalon (Vorderhirn) ist die größte Komponente unseres Gehirns und besteht aus dem Telencephalon und dem Diencephalon.

4.3.1 Telencephalon

Das Telencephalon ist der bei weitem größte Teil unseres Gehirns. Es besteht aus den zwei Hauptbestandteilen Pallium (lateinisch: „Mantel") und Subpallium wobei das oben liegende Pallium das Subpallium umhüllt (daher der Begriff des Mantels). Das Subpallium besteht weitestgehend aus zwei Komponenten der Basalganglien: Striatum (lateinisch: „das Gestreifte") und Globus pallidus (nicht zu verwechseln mit dem Pallium). Das Pallium kann in drei weitere Teile unterteilt werden: mediales, dorsales und laterales Pallium. Das mediale Pallium hat sich zum Hippocampus entwickelt. Das laterale Pallium hat sich in eine Gruppe von kleinen Kernen differenziert, von denen die Amygdala die größte ist (Northcutt, 2001). Sowohl der Hippocampus als auch die Amygdala werden in späteren Kapiteln genauer besprochen und deshalb hier nicht dargestellt. In diesem Kapitel wird zuerst das dorsale Pallium erörtert werden, welches sich zum cerebralen Cortex entwickelt hat. Danach werden kurz die Basalganglien dargestellt.

Pallium und Subpallium

4.3.1.1 Cerebraler Cortex

Das dorsale Pallium hat sich bei Säugetieren enorm ausgeweitet und eine sechsschichtige Struktur angenommen, die man *cerebraler Cortex* nennt (im Lateinischen bedeutet *cerebrum* Gehirn und *cortex* Rinde) bzw. auf Deutsch auch „Hirnrinde". Der größte Teil unserer Denkprozesse und unserer Wahrnehmungsleistungen wird im Cortex generiert.

Der Cortex des Menschen bedeckt eine Fläche von ca. 2.400 cm^2 und ist zwischen 3 und 5 mm dick. Bis auf den motorischen Cortex und Teile des Frontalcortexes, die nur fünf Schichten besitzen, besteht der größte Teil der Hirnrinde aus sechs Schichten (Preuss, 2000). In einigen Arealen, wie z. B. dem visuellen Cortex, hat sich aber die Schicht IV so stark subdifferenziert, dass man nicht Cajal heißen muss, um in einer mikroskopischen Aufnahme dieses Bereichs mehr als sechs Schichten zu erkennen (vgl. Abb. 22). Die sechs corticalen Schichten enthalten Glia sowie Neurone mit all ihren Fortsätzen (Dendriten, Axone). Im Frischpräparat sieht dieser Teil der Hirnrinde grau aus, weshalb er auch „graue Substanz" genannt wird. Unter der grauen Substanz befindet sich eine dicke Schicht, die aus Axonen besteht, die die verschiedenen Cortexareale verbinden. Da viele dieser Axone myelinisiert sind, nennt man diesen Teil der Hirnrinde „weiße Substanz" (vgl. Abb. 22).

Der cerebrale Cortex ist fast durchgehend sechsschichtig

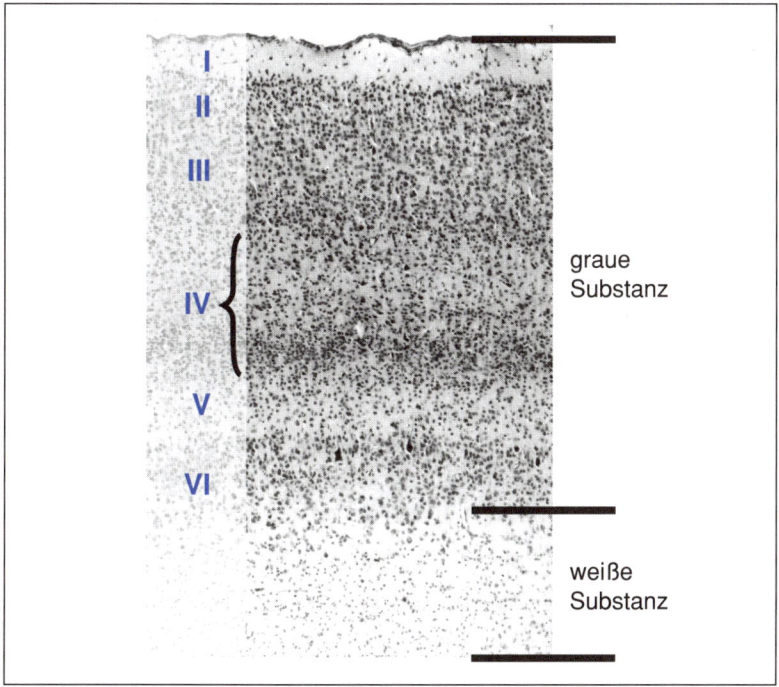

graue
Substanz

weiße
Substanz

Abbildung 22: Der primäre visuelle Cortex (Brodmann-Areal 17)

Die Unterscheidung zwischen Schichten II und III ist ohne eine stärkere Vergrößerung schwierig zu treffen. Die Schicht IV ist mehrfach in Subschichten unterteilt.

Diese Variationen des Cortexes über die gesamte Hirnrinde hinweg studierte der deutsche Neuroanatom Korbinian Brodmann (1868–1918) sehr genau und erstellte daraus einen Atlas der corticalen Areale des Menschen, der nach wie vor in Gebrauch ist (Brodmann, 1909; vgl. Abb. 23). Die nach ihm benannten 52 Brodmann'schen Areale (abgekürzt BA) sind nach wie vor sehr wichtig und spielen in Zeiten der bildgebenden Verfahren eine sogar noch wichtigere Rolle als zu Lebzeiten Brodmanns.

52 Brodmann-Areale

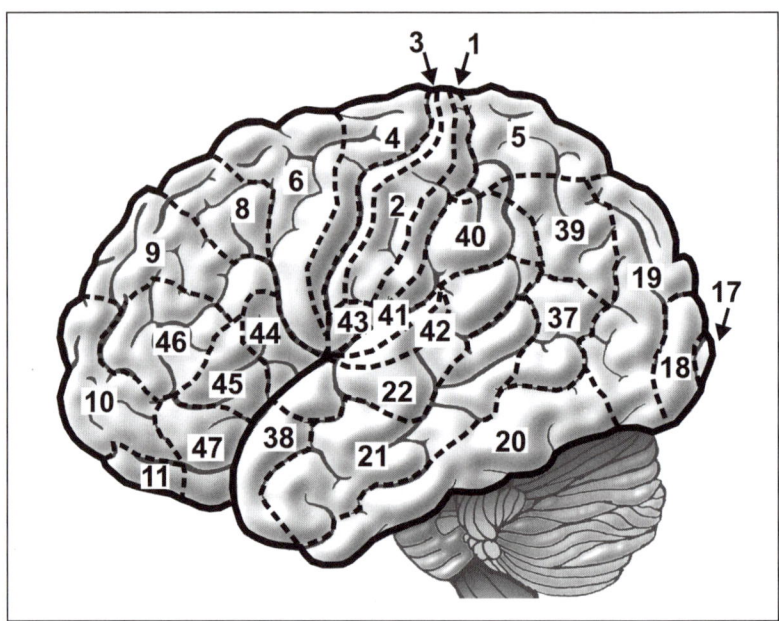

Abbildung 23: Die Brodmann-Areale des menschlichen Gehirns in der
Lateralansicht

Wenn ein Säugetiergehirn über 8 g wiegt, wird die Hirnrinde zu groß,
um ungefaltet auf die Basalganglien zu passen. Mit den fast 1,4 kg
Gewicht der meisten menschlichen Gehirne schlägt unser Cortex
natürlich hohe Falten.

Begriffsklärungen

Eine Auswölbung des Cortexes nennt man *Gyrus*. Eine Einwölbung
heißt *Sulcus*. Unser Cortex besitzt einige extrem tiefe Falten. Diese
werden dann *Fissur* genannt. Zum Beispiel heißt die Längsfalte
zwischen den zwei Hirnhälften *Fissura longitudinalis*.

Der Cortex wird in vier Loben bzw. Lappen unterteilt. Im Uhrzeigersinn und von der Stirn beginnend heißen sie frontaler Lobus
(Stirnlappen), parietaler Lobus (Scheitellappen), occipitaler Lobus

Vier Cortex-Loben   (Hinterhauptslappen) und temporaler Lobus (Seitenlappen). Diese
Bezeichnungen stammen von den Namen der Schädelknochen, die
über diesen Cortexbereichen liegen (vgl. Abb. 24). Diese Vierteilung des Cortexes ist nur topografisch gemeint und spiegelt keine
funktionelle Unterteilung wider.

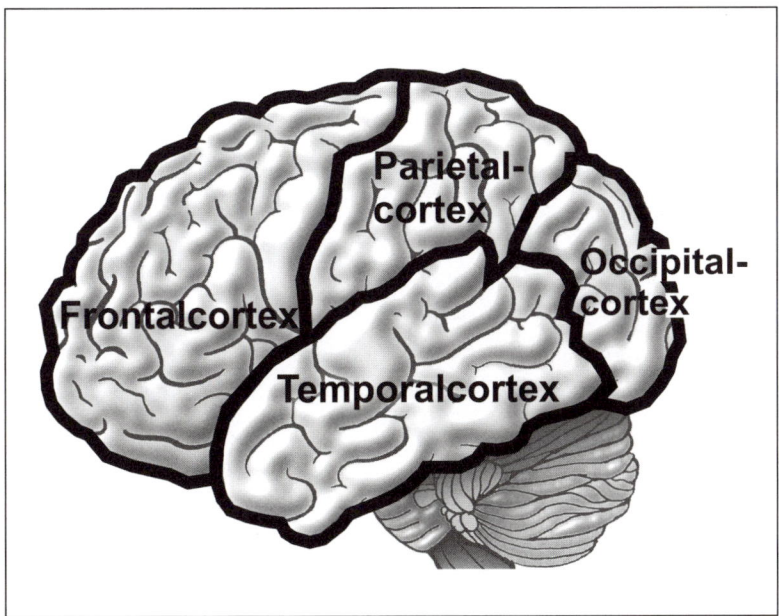

Abbildung 24: Die vier Loben des Cortex

4.3.1.2 Basalganglien

Die Basalganglien sind eine Gruppe von großen Hirnkernen, von denen die größten unter der weißen Substanz des Cortexes liegen. Es gibt verschiedene Definitionen, welche Strukturen zu den Basalganglien gehören, aber es besteht Einigkeit, dass zwei Hauptstrukturen auf jeden Fall Teil der Basalganglien sind (vgl. Abb. 25). Die erste Hauptstruktur ist das Striatum („Streifenkörper"). Es setzt sich zusammen aus dem Nucleus caudatus und dem Putamen. Zwischen dem Nucleus caudatus und dem Putamen existieren zahlreiche Brücken aus grauer Substanz. Diese Brücken sehen wie ein Kamm aus und haben dem Striatum seinen Namen als Streifenkörper eingebracht. Zwischen diesen Streifen verlaufen viele Millionen Fasern, die den Cortex mit den tiefer liegenden Strukturen des Gehirns verbinden. Neuroanatomen des 19. Jahrhunderts dachten, dass Nucleus caudatus und Putamen zwei verschiedene Kerne sind. Heute ist bekannt, dass sie eine einzige Struktur bilden, aber durch die auf- und absteigenden Fasern nahezu zweigeteilt werden. Das Striatum erhält Informationen von vielen unterschiedlichen corticalen Arealen (Yelnik, 2008).

Striatum: die größte Struktur der Basalganglien

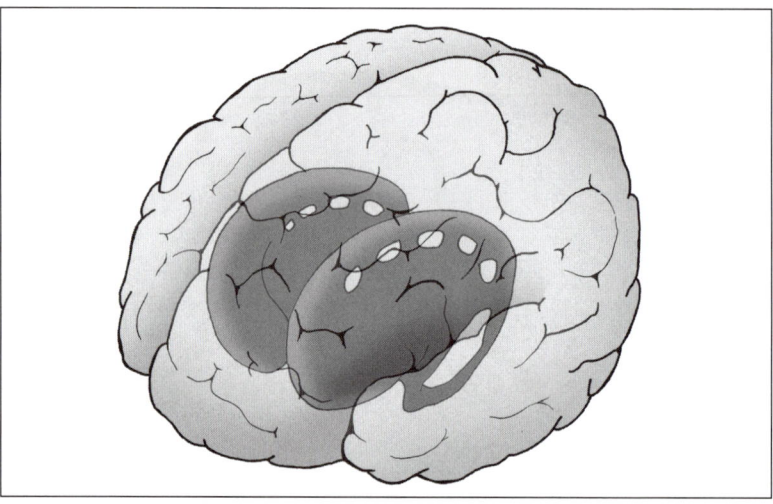

Abbildung 25: Die Basalganglien in ihrer Position unterhalb des Cortex

Im Kreislauf zwischen
Cortex und Basal-
ganglien werden
Handlungen aus-
gewählt

Das Striatum hat absteigende Projektionen zum Globus pallidus. Vom Globus pallidus existieren absteigende Projektionen in den Hirnstamm, mit denen vor allem Bewegungsabläufe des Rumpfes koordiniert werden. Doch nur ein sehr kleiner Teil der Axone des Globus pallidus steigt zum Hirnstamm ab. Ein überwiegender Teil bildet Synapsen im Thalamus, von wo thalamische Neurone zu den motorischen Bereichen des Cortexes aufsteigen. Wenn man sich den vereinfachten Schaltplan in Abbildung 26 anschaut wird klar, dass der allergrößte Teil der Interaktion zwischen Basalganglien und Cortex als Kreislauf angelegt ist (Cortex → Striatum → Globus pallidus → Thalamus → motorische Cortexareale). Tatsächlich speichern wir in unseren Basalganglien Tausende von Handlungsroutinen, wie z. B. Flaschenöffnen, Schuhe binden etc., ab. Handlungsüberlegungen innerhalb des Cortex verdichten sich dann im Kreislauf zwischen Cortex und Basalganglien zu einer Zielhandlung, die letztendlich ausgeführt wird (Haber & Calzavera, 2009). Diese Funktionen werden im Kapitel 8 zum nicht deklarativen Gedächtnis besprochen.

4.3.2 Diencephalon

Das Diencephalon (auf Deutsch: *Zwischenhirn*) bildet zusammen mit dem Telencephalon *(Endhirn)* das Prosencephalon *(Vorderhirn)*. Das Diencephalon wird von dorsal nach ventral in drei Hauptbestandteile unterteilt, Epithalamus, Thalamus und Hypothalamus (vgl. Abb. 19 zu Beginn dieses Kapitels).

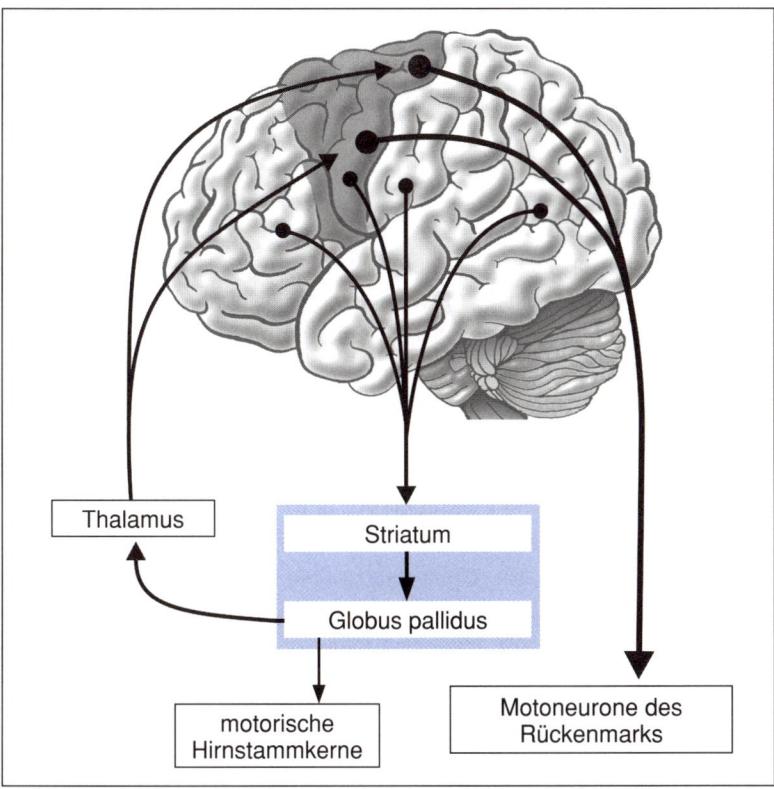

Abbildung 26: Extrem vereinfachtes Schema der Interaktionen zwischen Cortex und Basalganglien

Sehr viele Cortexareale projizieren zu den Basalganglien (blau hinterlegter Kasten). Von dort führt eine Projektion über den Thalamus zurück zu den motorischen Cortexarealen (grau schattiert). Eine zweite Projektion führt zu den motorischen Hirnstammzentren, von denen vor allem Rumpfbewegungen kontrolliert werden. Der primäre motorische Cortex projiziert auch direkt auf die Motoneurone des Rückenmarks und kontrolliert vor allem die Bewegungen der Extremitäten.

4.3.2.1 Epithalamus

Der Epithalamus ist die dorsalste Komponente des Diencephalons und besteht aus zwei Hauptbestandteilen. Der erste ist die Habenula, die das Dach des Diencephalons bildet. Die Habenula besteht aus fast einem Dutzend kleinster Kerne, deren Funktion zum größten Teil unbekannt ist. In letzter Zeit stellte sich heraus, dass die Zellen der Habenula aktiv werden, wenn Menschen nach einer fehlerhaften Reaktion ein negatives Feedback erhalten (Ullsperger

& Cramon, 2003). Tatsächlich hemmen Habenulaneurone die Freisetzung des Transmitters Dopamin (vgl. Kapitel 3 und 6). Da Dopamin ein Belohnungssignal nach einer erfolgreichen Handlung signalisiert, könnte die Habenula eine wichtige Rolle bei der Erzeugung einer negativen Rückmeldung nach einem Fehler spielen.

Habenula und Epiphyse

Der zweite Hauptbestandteil des Epithalamus ist die Epiphyse (Zirbeldrüse). Sie sitzt fast 1 cm oberhalb der Habenula ist mit diesem durch einen langen, dünnen Stiel verbunden. Die Epiphyse schüttet nachts Melatonin aus, und ohne dieses Hormon ist unser Nachtschlaf deutlich gestört. Bei Amphibien und Reptilien fungiert die Epiphyse als „drittes Auge" auf der Oberseite des Schädels. Bei diesen Tieren sind die Neurone der Epiphyse lichtempfindlich und regulieren ihre Melatoninausschüttung entsprechend dem Lichteinfall. Bei Säugetieren sorgt das dichte Fell dafür, dass die Epiphyse kein Tageslicht mehr wahrnehmen kann. Unsere Epiphyse ist daher nicht lichtempfindlich und wird indirekt über Projektionen des Auges darüber informiert, ob es gerade Nacht ist (Schulz & Steimer, 2009). Aber nach wie vor hat die Epiphyse ihre merkwürdige Position beibehalten, bei der sie am Ende eines langen Stiels in der Nähe des Schädels sitzt.

Zirbeldrüse

Die Zirbeldrüse (Epiphyse) ist für die Schlaf-Wach-Regulation zuständig.

4.3.2.2 Thalamus

Der Thalamus besteht aus einer Vielzahl von Hirnkernen, die zum größten Teil zum Cortex projizieren. Mit Ausnahme des Geruchssinns besitzen alle sensorischen Systeme ihre eigenen sensorischen thalamischen Kerne. So gibt es thalamische Kerne für das visuelle, auditorische, somatosensorische, gustatorische System usw. Da die Neurone dieser Kerne in einen ganz bestimmten sensorischen Cortexbereich projizieren, entstehen topografische Zuordnungen zwischen sensorischen Thalamuskernen und sensorischen Cortexarealen (Cappe et al., 2007).

Die sensorischen Kerne des Thalamus haben immer eine Ansammlung hemmender Neurone in ihrer Nähe. Die zum Cortex projizierenden Thalamuszellen stehen immer bis zu einem gewissen Grad unter der Kontrolle dieser hemmenden Neurone. Absteigende Projektionen aus dem Cortex können diese Hemmung verstärken oder abschwächen. Somit kann der Cortex ganze Kernbereiche des Thalamus effektiv ausschalten und kontrollieren, ob aus dem Thalamus sensorische Informationen aus der Außenwelt aufsteigen oder nicht. Warum sollte der Cortex den Informationseinstrom aus dem Thalamus abschalten wollen? Wenn wir uns vorstellen, dass wir uns in unserem Bewusstsein immer nur mit einem winzigen Ausschnitt der Außenwelt beschäftigen, wird klar, dass wir ununterbrochen den größten Teil der durch den Thalamus fließenden Informationsströme hemmen und nur einen kleinen Teil durchlassen (Mayo, 2009). Wir werden im Kapitel 5 mehr darüber erfahren.

Der Cortex beeinflusst massiv die Thalamusaktivität

4.3.2.3 Hypothalamus

Der Hypothalamus besteht aus einer Vielzahl von kleinen Kernen im ventralen Bereich des Diencephalons sowie der Hypophyse (Hirnanhangdrüse), die am Ende eines Stiels am unteren Ende des Diencephalons hängt (vgl. Abb. 19 zu Beginn dieses Kapitels).

Praktisch alle Körperfunktionen wie Temperaturkontrolle, Hunger, Durst, Sex usw. werden von Kernen des Hypothalamus koordiniert. In den Kapiteln 9 (Emotionen) und 11 (Hunger und Durst) werden wir an einigen Beispielen sehen, wie dies realisiert wird. Die Neurone des Hypothalamus besitzen Rezeptoren für verschiedene Hormone bzw. Stoffe, wie z.B. Schilddrüsenhormone, Sexualhormone, Insulin und Glukose, und spielen eine wichtige Rolle in der Regulation von Feedback-Kreisen. Zumeist sind die Hypothalamusneurone in negative Rückmeldungssysteme eingebunden, sodass ein Zuviel eines bestimmten Hormons zu dämpfenden Gegensteuerungen führt. Die Details werden vor allem im Kapitel 11 besprochen.

> **Hypothalamische Kerne**
>
> Die Kerne des Hypothalamus kontrollieren und koordinieren die meisten homöostatischen Regelkreise.

Die Hypophyse ist ein großer Komplex für die Erzeugung und die Freisetzung von Hormonen. Die vordere Hälfte der Hypophyse wird Adenohypophyse genannt (auf Deutsch: Hypophysenvorderlappen)

Die Hypophyse erzeugt Hormone und setzt sie frei

und die hintere Hälfte Neurohypophyse (auf Deutsch: Hypophysen-hinterlappen). Anhand des Beispiels für das follikelstimulierende Hormon (FSH) wollen wir zuerst die Funktionsweise der Adenohypophyse kennenlernen.

Adenohypophyse FSH ist ein Sexualhormon, das bei beiden Geschlechtern vorkommt. Bei Frauen regt es das Eizellenwachstum und die Eizellenreifung im Eierstock an. Bei Männern regt es die Spermienbildung an (Foresta et al., 2008). Die Erzeugung und Freisetzung von FSH funktioniert folgendermaßen: Zuerst produzieren Neurone im Hypothalamus ein Gonadotropin-Releasing-Hormon (GnRH). Dies ist ein sogenanntes Freisetzungshormon, das von diesen Neuronen an ihren Präsynapsen am Stiel der Hypophyse in den Blutkreislauf abgegeben wird. Allerdings sind die Blutwege in diesem Bereich ganz anders organisiert als im Rest des Körpers. Das sogenannte hypophysäre Pfortadersystem transportiert das GnRH nur wenige Zentimeter weiter in die Adenohypophyse, wo sich die Blutgefäße in einen Schwamm aus winzigen Kapillaren aufteilen. Zwischen diesen Kapillaren sitzen hormonproduzierende Nervenzellen, die u. a. Rezeptoren für GnRH besitzen. Durch die Präsenz dieses Freisetzungshormons werden diese Neurone dazu stimuliert, FSH zu erzeugen und in die Kapillaren abzugeben. Dadurch gelangt FSH in das Blut und wird in die Eierstöcke bzw. die Hoden transportiert, wo es für die Eizellen- oder Spermienentwicklung sorgt. Nach diesem Prinzip wird in der Adenohypophyse die Produktion und Freisetzung von vielen Hormonen reguliert.

Neurohypophyse Die Neurohypophyse funktioniert anders. Ein Teil der Neurone des Hypothalamus produziert Vasopressin (dieses regelt die Wasseraufnahme in der Niere) oder Oxytocin (dieses regelt die Zusammenziehung der Gebärmutter während der Geburt, regt die Milchausschüttung der Brust an, wird beim Orgasmus ausgeschüttet und fördert die Partnerbindung). Diese Neurone ziehen mit ihren Axonen in die Neurohypophyse und können auf entsprechende Signale hin diese Hormone direkt in das Kapillarnetz ausschütten, wodurch sie in den Blutkreislauf des Körpers gelangen.

4.4 Mesencephalon

Das Mesencephalon (Mittelhirn) besteht aus zwei Hauptkomponenten, dem Tectum und dem Tegmentum.

4.4.1 Tectum

Das Tectum (auf Deutsch: „Dach") liegt im dorsalen Bereich des Mittelhirns und besteht im Wesentlichen aus der sogenannten Vierhügelplatte. Die oberen zwei Hügel heißen Colliculi superiores und bekommen direkte Eingänge aus der Retina. Die Neurone der Colliculi superiores kontrollieren Reflexbewegungen der Augen mit denen wir z. B. blitzschnell einen bewegten Gegenstand erfassen. Ihre Funktion geht aber wahrscheinlich weit darüber hinaus. In den letzten Jahren konnte nachgewiesen werden, dass diese Struktur auch Bewegungen der Arme kodiert wenn nach Gegenständen gegriffen wird. Die Rolle der Colliculi superiores umfasst daher viele Aspekte von visuomotorischen Greifbewegungen, bei denen Augen und Hände koordiniert werden müssen (Nagy et al., 2006).

> Im Tectum werden u. a. Augenbewegungen erzeugt

Die Colliculi inferiores erhalten auditorischen Input. Sie spielen vor allem bei der Integration des Höreindrucks beider Ohren eine Rolle. Hierbei wird aus der Zeitdifferenz sowie der unterschiedlichen Lautheit des Gehörten die örtliche Position der Schallquelle errechnet.

4.4.2 Tegmentum

Das Tegmentum (auf Deutsch: Haube) stellt das rostrale Ende der Formatio reticularis dar, das im nächsten Abschnitt genauer besprochen werden soll. Daneben beherbergt es viele auf- und absteigende Bahnen zum Rückenmark sowie Hirnnervenkerne zur Kontrolle der Augenbewegungsmuskeln. Eine sehr wichtige Zellgruppe sind auch die dopaminergen Neurone der Substantia nigra, die sich am ventralen Rand des Tegmentums befinden.

> Dopaminerge Neurone im Tegmentum

4.5 Rhombencephalon

Das Rhombencephalon (Rautenhirn) besteht aus dem Metencephalon (Hinterhirn) und dem Myelencephalon (Nachhirn). Durch das Zentrum all dieser Strukturen und somit entlang der gesamten Längsausdehnung des Stammhirns verläuft die Formatio reticularis. Es handelt sich um ein diffuses Netzwerk von Neuronen mit charakteristischen langen, wenig verzweigten Dendriten ohne Spines. Da durch den Hirnstamm Fasertrakte fast aller Systeme auf- und absteigen, bekommt die Formatio reticularis diffusen Eingang aller gerade

> Die Formatio reticularis reguliert die neurale Gesamterregung

ablaufender Prozesse (Hobson & Scheibel, 1980). Wenn die Aktivität der Formatio reticularis steigt, kommt es zu corticaler Erregung und einer extremen Wachheit, bei der auch schwache Reize wahrgenommen werden. Sinkt aber die Aktivität der Formatio reticularis, kommt es zum Schlaf und in extremen Fällen zum Koma. Daher nennt man diese Struktur auch einen Hirnschrittmacher. Das aufsteigende reticuläre Aktivierungssystem (ARAS) wird in Zusammenhang mit der Aufmerksamkeitsleistung und der Vigilanz von Menschen gebracht (Silva et al., 2010).

4.5.1 Metencephalon

Das Metencephalon (Hinterhirn) besteht aus zwei Komponenten: Pons (Brücke) und Cerebellum (Kleinhirn). Die Pons beherbergt neben der Formatio reticularis vor allem die Fasertrakte des Cerebellums sowie eine Vielzahl von Hirnnervenkernen.

Das Cerebellum (Kleinhirn) ist der verkannteste Teil unseres Gehirns; obwohl es nur 10 % des Gewichts des Vorderhirns einnimmt, beherbergt es mehr als die Hälfte aller Nervenzellen unseres Gehirns (Andersen et al., 2003). Ähnlich der Hirnrinde ist es geschichtet aufgebaut, und man spricht auch vom cerebellären Cortex. Die Purkinjezellen im cerebellären Cortex bekommen sowohl Informationen über den Bewegungsplan als auch den tatsächlichen Bewegungsablauf der Person. Die Projektion der Purkinjezellen führt zu den Kleinhirnkernen. Von dort führen die Projektionen u. a. zum Thalamus, von wo sie in die motorischen Cortexareale umgeschaltet werden.

Cerebellum

Das Cerebellum beherbergt mehr als die Hälfte aller Nervenzellen unseres Gehirns und reguliert u. a. die zeitliche Struktur unserer Handlungen.

Das Cerebellum ist an der Hemmung der überschüssigen Grobmotorik beteiligt, koordiniert die zeitliche Struktur der Willkürmotorik und kalibriert den Muskeltonus. Läsionen des Kleinhirns erzeugen daher unkoordinierte, überschießende Bewegungen. Diese Patienten fallen sehr schnell, können nicht gut abschätzen, wann sie eine Bewegung beenden sollen und haben Probleme, schnelle alternierende

Bewegungen zu machen. In den letzten Jahren wird zusätzlich deutlich, dass das Kleinhirn auch eine wichtige Rolle beim Erlernen von klassischen Konditionierungen als auch bei einigen weiteren Lernprozessen spielt (Thoma et al., 2008). Dies wird in Kapitel 8 bei der Behandlung des nicht deklarativen Gedächtnisses ausgeführt werden.

4.5.2 Myelencephalon

Das Myelencephalon (Nachhirn) besteht aus der Medulla oblongata (verlängertes Mark). Es repräsentiert den Übergang des Rückenmarks in das Gehirn. Im Querschnitt erinnert es daher an ein etwas zu voluminös geratenes Rückenmark. Durch die Medulla oblongata ziehen alle Hirnsysteme, die aus dem Rückenmark auf- oder in das Rückenmark absteigen. Daneben beherbergt die Medulla Hirnstrukturen für viele vegetative Funktionen, wie Blutdruck und Herzschlag sowie Reflexsysteme für Schlucken und Husten. An der ventralen Basis der Medulla oblongata liegen Neurone, die den Rhythmus der Atmung koordinieren. Wahrscheinlich sind Störungen dieser Region am plötzlichen Kindstod beteiligt, bei dem Babys oder Kleinkinder während des Schlafs sterben (Kinney et al., 2001).

Medulla oblongata

Zusammenfassung

Das Gehirn des Menschen ist von insgesamt drei Hirnhäuten umgeben, von denen die mittlere Liquor enthält, in dem unser Gehirn und Rückenmark quasi schwimmen. Dadurch erhält das Gehirn Auftrieb und ist gegen Stöße geschützt. Das Gehirn besteht aus einer Reihe von Kompartimenten: Der größte Teil unseres Gehirns wird vom Prosencephalon (Vorderhirn) eingenommen, welches weiter in Telencephalon und Diencephalon unterteilt werden kann. Unsere kognitiven Leistungen sind vor allem vom Cortex abhängig, welches der größte Teil des Telencephalons ist. Unter dem Prosencephalon liegt der Hirnstamm, der aus Mesencephalon und Rhombencephalon besteht. Die Kontrolle aller vegetativer Funktionen sowie vieler weiterer überlebenswichtiger Prozesse passiert im Hirnstamm. Die größte Struktur des Hirnstamms ist das Cerebellum, welches ca. 50 % aller Neurone unseres Gehirns birgt. Ohne das Cerebellum sind wir nicht in der Lage schnelle, flüssige Bewegungen durchzuführen oder sie zu erlernen.

Fragen

1. Nennen Sie die Kompartimente des menschlichen Gehirns.
2. Zeichnen Sie das Konnektivitätsschema der Basalganglien.
3. Welche Hirnhäute gibt es und was wissen wir über sie?
4. Was bedeutet ARAS und welche Funktion ist damit verbunden?
5. Welche Funktionen assoziieren Sie mit dem Cerebellum?
6. Nennen Sie den Aufbau und die prinzipiellen Funktionsmechanismen des Hypothalamus.
7. Benennen Sie die Raumbezeichnungen des menschlichen Gehirns.

Lösungshinweise finden Sie unter
www.hogrefe.de/buecher/lehrbuecher/psychlehrbuchplus.

Kapitel 5
Die Organisation der Sinne

Inhaltsübersicht

5.1   Die sensorische Landkarte 103
5.2   Die verzerrte Landkarte unserer Sinne 107
5.3   Jenseits der primären sensorischen Landkarte 113
5.3.1   Primär sensorische Areale 114
5.3.2   Assoziativ-sensorische Areale 116
5.3.3   Multimodale Areale 119
5.3.4   Prämotorische Areale 120
5.3.5   Primäres motorisches Areal 121
5.4   Der sensorische Thalamus: Das „Tor zum Bewusstsein" 121

Zusammenfassung 125
Fragen 125

Vorsichtig wurde Frau Z. (44 Jahre) vom Versuchsleiter umfasst, hochgehoben und auf die Liege gelegt. Dann wurde sie in den Magnetresonanztomografen (MRT) gefahren. Dort musste sie zuerst ihr Gesicht bewegen, danach die Arme, Hände, Finger und Füße. Danach wurde sie wieder in ihren Rollstuhl gesetzt und über den nächsten Test aufgeklärt. Mittels transkranieller Magnetstimulation (TMS) sollte für einen kurzen Moment ihr Cortex über der Region ihrer Arme und Hände stimuliert werden. Als die Prozedur losging, spürte Frau Z. sehr deutlich, wie sich diese Körperteile in schnellen Reflexhandlungen bewegten. Zuletzt wurden Frau Z. Bilder von Händen und Füßen gezeigt und sie sollte blitzschnell entscheiden, ob es sich um linke oder rechte Hände und Füße handelte. Danach gab es eine Kaffeepause. Der Versuchsleiter stellte ihr eine Kaffeetasse hin, die Frau Z. geschickt mit den Stümpfen ihrer Oberarme griff um daraus zu trinken. Frau Z. war ohne Unterarme, Hände, Unterschenkel und Füße geboren worden. Doch sie hatte schon immer ihre Hände und Beine gespürt. Dieses Gefühl verschwand immer nur für einen kurzen Moment, wenn sich jemand dorthin setzte, wo sie ihre Extremitäten spürte. Sobald die Person aufstand, war das Gefühl für die Vollständigkeit des eigenen Körpers wieder da.

Die Tests bestätigten ihre subjektive Wahrnehmung. Als sie im MRT die Instruktion erhielt, ihre Finger oder Füße zu bewegen zeigte sich zwar keine Aktivierung im Motorcortex, wohl aber im Prämotor- und Parietalcortex in den Bereichen der Finger- und Fußregionen. Die TMS-Stimulation über diesen Arealen erzeugte das intensive Gefühl, dass sich ihre nicht existierenden Hände und Füße bewegten. Bei den Tests zur Unterscheidung von linken und rechten Händen und Füßen waren die Ergebnisse von Frau Z. identisch zu denen der Kontrollpersonen. Es gab einen signifikanten Reaktionszeitunterschied zwischen den Abbildungen der Hände und Füße aus der Eigen- gegenüber der Fremdperspektive. Frau Z. spürte und bewegte ihre nicht existierenden Extremitäten nicht nur, sie konnte sie auch als Verlängerungen ihrer Unterarme und Unterschenkel vor ihrem geistigen Auge sehen. Frau Z. hatte noch nie Hände und Füße besessen, sie konnte niemals Erinnerungen an sie herausgebildet haben. Ihr Gehirn war aber mit einer vollständigen Karte ihres Körpers entstanden – eines Körpers, der niemals vollständig war (Brugger et al., 2000).

Wie würde es sich wohl anfühlen, eine Farbe zu schmecken oder den Geruch von frischem Kaffee zu hören? Eine verrückte Frage, nicht wahr? Jeder unserer Sinne fühlt sich gänzlich anders an, hat seine eigene Qualität. Und doch werden unsere unterschiedlichen Sinnessysteme auf eine sehr ähnliche Art und Weise im Gehirn repräsentiert und verarbeitet. Um diese Gemeinsamkeiten geht es in diesem Kapitel.

Zuerst wollen wir besprechen, dass alle Sinne als Landkarte repräsentiert werden. Dies gilt sogar für die chemischen Sinne wie Riechen und Schmecken. Danach soll gezeigt werden, dass diese Landkarte verzerrt ist. Die für uns besonders wichtigen Regionen sind extrem vergrößert, sodass die Auflösung in diesen Repräsentationsanteilen deutlich höher liegt. Als dritten Punkt wollen wir darstellen, dass jedes sensorische System sehr viele Landkarten besitzt, die die unterschiedlichen Aspekte dieser Sinnesmodalität getrennt abbilden und die dann in nacheinander folgenden Schritten immer tiefer verarbeitet werden. Zum Schluss wollen wir beschreiben, wie sich die sensorischen Systeme vermischen und wie wir blitzschnell von einer Sinnesmodalität in die nächste umschalten können.

Sensorische Systeme sind im Gehirn als Landkarten repräsentiert

5.1 Die sensorische Landkarte

Schauen wir uns einmal den primären somatosensorischen Cortex des Menschen (Gyrus postcentralis) an. Er ist in Abbildung 27 als dunkel markierter Streifen auf der Oberfläche des Gehirns zu sehen. Der Halbkreis um das Gehirn zeigt die Repräsentation des menschlichen Körpers im Frontalschnitt auf dem Gyrus postcentralis. Wir sehen, dass nahe der Medialseite die Zehen abgebildet sind. Danach kommen der Fuß und die Beine. Langsam nach lateral fortschreitend sehen wir die Hüfte mit den Genitalien, den Rumpf, den Kopf (ohne das Gesicht), die Schultern, die Arme, die Hände und die Finger. Danach kommt das Gesicht, die Zunge und schlussendlich die Eingeweide. Unser primärer somatosensorischer Cortex ist also somatotop angeordnet: Nebeneinander liegende Punkte auf unserer Haut sind auch (im Großen und Ganzen) nebeneinander auf dem Cortex abgebildet. Dadurch entsteht die Landkarte eines kompletten Menschen, eines *Homunculus* (Stippich et al., 2002).

Die Landkarte des Tastsinns ist somatotop

Eine Landkarte wird auch sichtbar, wenn wir uns die Repräsentation unseres visuellen Systems anschauen. Die Information unserer

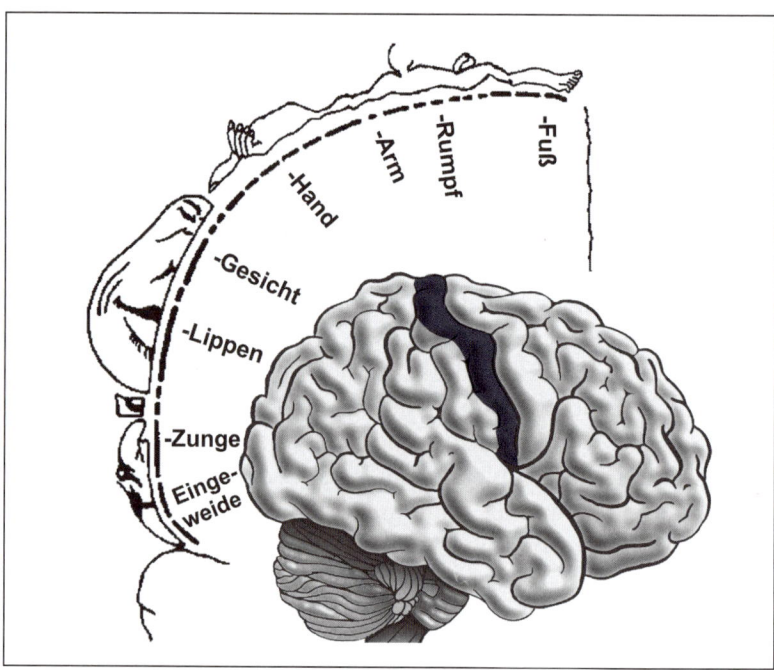

Abbildung 27: Repräsentation des menschlichen Körpers auf dem primären somatosensorischen Cortex (Gyrus postcentralis). Unterhalb des Gesichtes sind Zähne, Zunge, Rachen und Eingeweide repräsentiert (basierend auf Penfield & Rasmussen, 1950; modifiziert nach Kell et al., 2005).

Augen projiziert von der Retina zum Nucleus geniculatus lateralis pars dorsalis (GLd) des Thalamus. Nach einer synaptischen Umschaltung erreicht die visuelle Information den primären visuellen Cortex in Area 17 unseres Occipitalcortex. Dort befindet sich ein tiefer Einschnitt: der Sulcus calcarinus. Dieser Bereich unseres Gehirns ist in Abbildung 28 dargestellt. Wie dort dargestellt, steht die Wiedergabe des linken Sehfeldes (der Bereich unseres Sehens, der links von unserem Fixationspunkt liegt) in unserem rechten Occi-

Die Landkarte des Sehens ist retinotop

pitalcortex auf dem Kopf. Die gesamte visuelle Repräsentation ist retinotop, d. h. Objekte, die in unserem Sehfeld direkt nebeneinander liegen, werden auch im Cortex direkt nebeneinander abgebildet (Kastner et al., 2006). Ein ähnliches Prinzip findet sich auch in unserem primären auditorischen Cortex. Hier sind die akustischen Eingänge nach ihren Frequenzen angeordnet. Das heißt, unsere akustische Landkarte ist tonotop.

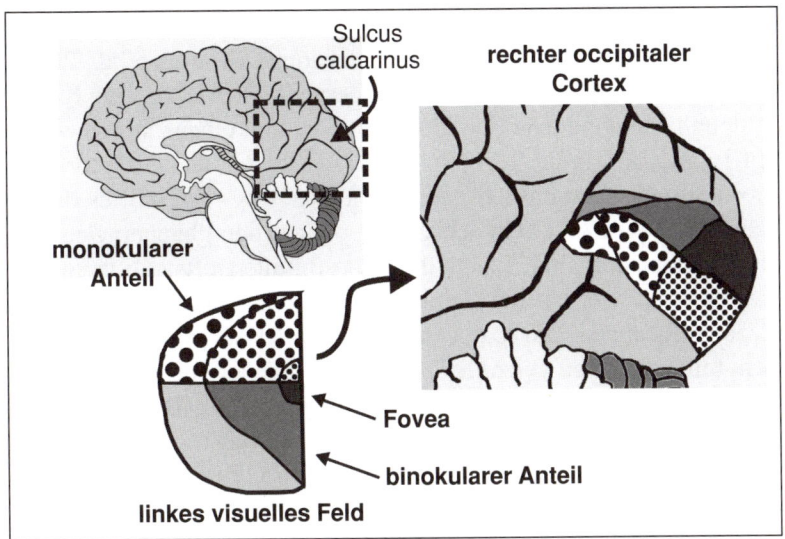

Abbildung 28: Repräsentation des linken visuelles Sehfeldes im rechten occipitalen Cortex im und entlang des Sulcus calcarinus

Der mit unterbrochenen Strichen eingekästelte Bereich der rechten Hirnhälfte ist rechts vergrößert wiedergegeben. Das Sehfeld ist auf dem Kopf stehend repräsentiert, wobei die Retinotopie (auf der Retina nebeneinander liegende Punkte sind auch im Cortex genauso nebeneinander liegend) in der Projektion auf den Cortex erhalten bleibt. Die Fovea als Ort schärfsten Sehens ist im Cortex deutlich größer abgebildet. Die Repräsentation der peripheren Retina nimmt dagegen im Gehirn nur einen kleinen Teil ein.

Es ist leicht sich vorzustellen, dass der Tastsinn, das Sehen und das Hören sich als Landkarte abbilden lassen. Doch wie ist die Repräsentation bei einem chemischen Sinn wie z. B. dem Geruch? Die erstaunliche Antwort ist, dass auch Gerüche als Landkarte abgebildet werden. Um zu verstehen wie das geht, sollten wir uns Abbildung 29 anschauen. Dort ist auf der linken Seite von Abbildung 29a ein kleiner Teil unseres Geruchssystems vergrößert dargestellt. Unsere Geruchswahrnehmung beginnt mit dem Eindringen von Duftstoffen aus unserer Atemluft in die Nase. Im oberen Bereich unserer Nase befindet sich ein auf jeder Nasenseite 5 cm² großes Geruchsorgan (bei Hunden ist es fünfmal so groß; Kavoi et al., 2010). Dieses Geruchsorgan besteht aus olfaktorischen Zellen, die in die Riechschleimhaut eingebettet sind und mittels ihrer Zilien durch Duftstoffe aktiviert werden, die sich im Luftstrom der Nasenhöhle befinden. In diesen Zilien sitzen Geruchsrezeptoren. Menschen haben ca. 350 verschiedene Typen von Geruchsrezeptoren (Mäuse haben ca. 1.000), d. h. so viele unterschiedliche primäre Geruchsstoffe können wir wahrneh-

Auch der Geruchssinn wird als Landkarte repräsentiert

men (Buck, 2004). Ungefähr 1 bis 5 % unseres Genoms sind der Wahrnehmung olfaktorischer Reize gewidmet (Malnic et al., 2004). Insgesamt haben wir ca. 6 Millionen Geruchszellen in unseren Nasenschleimhäuten und jede Geruchszelle besitzt nur einen ganz bestimmten Typus von Geruchsrezeptor. Da es ca. 350 Geruchsrezeptortypen gibt und jede Geruchszelle nur einen Typus besitzt, gibt es durchschnittlich ca. 17.000 Geruchszellen, die auf den gleichen Geruchsstoff spezialisiert sind. Taucht dieser bestimmte Duftsstoff in unserer Atemluft auf, werden alle Geruchsrezeptorzellen aktiviert, die diesen Rezeptor besitzen. Die Axone dieser Zellen verlaufen durch das Siebbein (ein mit vielen winzigen Löchern versehener Teil unseres Schädelknochens) und dringen in den Riechkolben ein (Bulbus olfactorius; eingekästelter Bereich des Gehirns auf der rechten Seite von Abb. 29a). Dort bilden sie Synapsen in den Glomeruli des Bulbus. Ein Glomerulus ist eine kugelförmige Anordnung von Neuronen, die nur Input von Geruchszellen mit einen einzigen bestimmten Rezeptor erhält und somit nur diesen einen einzigen Duftstoff verarbeit (Ressler et al., 1994). Das heißt, es gibt exakt so viele spezialisierte Arten von Glomeruli, wie es Typen von Geruchsrezeptoren gibt. Die Information eines Glomerulus wird durch Mitralzellen zu den verschiedenen Geruchsregionen unseres Gehirns transportiert.

Ein Duft ist ein räumlich verteiltes Muster von Aktivierungen im Bulbus olfactorius

Ein alltäglicher Duft, wie z. B. der von Kaffee, Zimt oder Rosen, besteht häufig aus Dutzenden oder Hunderten von Geruchskomponenten. Nehmen wir einfach mal an, dass ein bestimmter Rosenduft 100 verschiedene Komponenten besitzt, und dass wir für viele davon Geruchsrezeptoren besitzen. Wenn wir diese Rose riechen, werden nur diese Geruchszellen spezifisch aktiviert. Ihre Axone transportieren dann die Aktivierung in ihre jeweiligen Glomeruli. Die gleichzeitige Aktivierung dieser Glomeruli erzeugt ein räumlich verteiltes Muster innerhalb unseres Bulbus olfactorius (vgl. Abb. 29b). Wenn wir etwas anderes riechen, wie z. B. Kaffee oder Zimt, ergibt sich ein anderes Muster der Aktivierung verschiedener Glomeruli (vgl. Abb. 29b). Diese Aktivitätsmuster sind geruchliche Landschaften in unserem Riechkolben. Unser Gehirn erkennt aus diesen Landschaften die theoretisch unendlich vielen natürlichen Gerüche, die wir in unserem Leben riechen, und kann sie genauso als „Bild" erkennen und unterscheiden, wie wir die Gesichter Tausender von Menschen erlernen und unterscheiden können. Allerdings gibt es im Vergleich zwischen der Verarbeitung des Geruchs und des Sehens einen Unterschied: Die soeben besprochene Landkarte des Geruchs wird im Bulbus olfactorius abgebildet (einem nicht corticalen Areal), wogegen die Landkarten des Hörens, Sehens und Fühlens in den jeweiligen primären sensorischen corticalen Arealen liegen. Der primäre olfactorische Cortex heißt anatomisch Cortex piriformis und erhält Projektionen vom Bulbus olfactorius. Die olfaktorische Repräsentation im Cortex piriformis ist gänzlich anders als im Bulbus: Während im Bulbus die Geruchskomponenten getrennt repräsentiert werden, ist die Landkarte des Riechens im Cortex piriformis wesentlich durchmischter und überlappender. Wie aus diesen überlagerten Repräsentationen die Wahrnehmung eines bestimmten Geruchs entsteht, ist noch weitestgehend unbekannt (Zou et al., 2001).

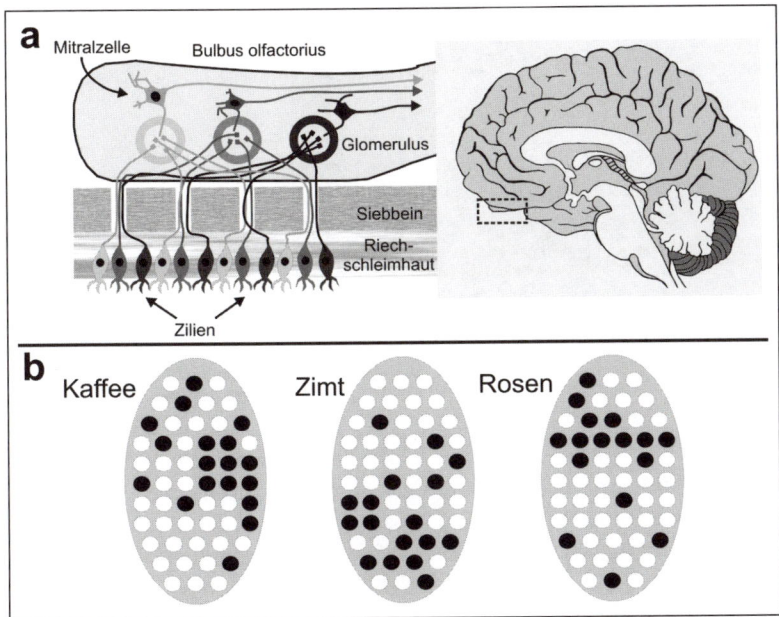

Abbildung 29: (a) Projektionsmuster der olfaktorischen Rezeptoren auf den olfaktorischen Bulbus. Die Position des links vergrößerten Bereichs wird rechts durch ein Rechteck an der vorderen Basis des Gehirns angezeigt. (b) Schematische Darstellung des Aktivierungsmusters der Glomeruli des olfaktorischen Bulbus durch verschiedene Gerüche. Es wird deutlich, dass jeder Geruch ein anderes Muster erzeugt.

5.2 Die verzerrte Landkarte unserer Sinne

Schauen Sie sich einmal den Homunculus in Abbildung 30 an. Zweifellos eine groteske Figur. Die Lippen sind so groß wie der gesamte Rumpf, das Glied ist riesig und jede Hand hat eine größere

Fläche als beide Arme zusammen. Diese Verzerrungen entstehen, weil in unserer Haut die taktilen Rezeptoren unseres somatosensorischen Systems nicht gleichmäßig verteilt sind, sondern auf unseren Lippen, Händen und unseren Genitalien besonders dicht verteilt sind. Dadurch können wir in diesen Körperbereichen Berührungen besonders gut orten und kleinste Formeigenschaften eines uns berührenden Objektes erkennen (vgl. den Kasten „Mein somatosensorischer Homunculus: Ein Selbstexperiment").

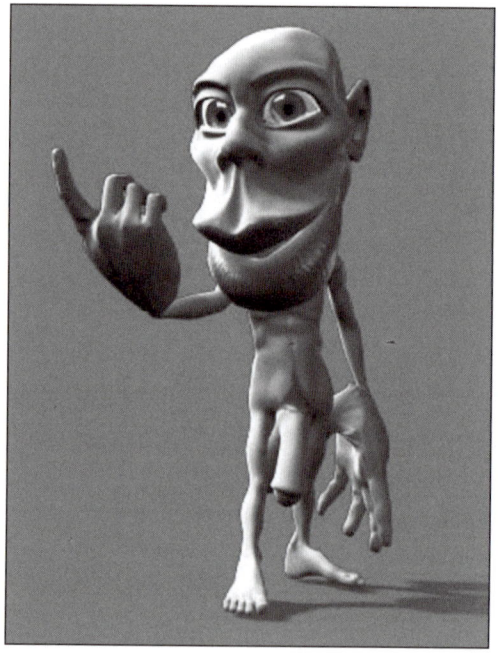

Abbildung 30:
Computersimulierte Darstellung des somatosensorischen Homunculus (Abdruck erfolgt mit freundlicher Genehmigung von H. Dinse)

Da in unserem Cortex die Rezeptoren äquidistant repräsentiert sind (d. h. die Repräsentationen einzelner Rezeptoren sind immer gleich weit voneinander entfernt), bläht sich die corticale Repräsentation von Körperregionen mit dichtem Rezeptorbesatz extrem auf (vgl. Abb. 31). Eigentlich war das schon in Abbildung 27 zu Beginn dieses Kapitels ganz gut zu erkennen. Allerdings ist das Glied in Abbildung 27 wesentlich kleiner als das in Abbildung 30. Wie kommt das? Die Version des somatosensorischen Homunculus in Abbildung 30 wurde in den 50er Jahren des 20. Jahrhunderts durch lokale Stimulationen der corticalen Oberfläche erstellt. Dies ist eine schwierige und ungenaue Methode. Diesen Daten zufolge wurde das Glied in der Tiefe der Mittellinie des Gehirns repräsentiert, und an diese Stelle kamen die Wissenschaftler nicht sehr gut dran. Abbildung 27 wurde im 21. Jahrhundert durch Untersuchungen mit funktioneller Magnetresonanztomografie (fMRT; vgl. den Kasten weiter unten). Diese Methode ist genauer und liefert häufig eine Repräsentation des Penis in der Nähe der Mittellinie, aber auf der Oberfläche des somatosensorischen Cortexes. In mehreren modernen Studien wurden die Aktivitätszentren auf der Oberfläche des Cortexes mit denen in der Tiefe der Mittellinie verschmolzen, sodass dies in einer sehr großen Repräsentation des Penis resultierte (vgl. Abb. 30). Allerdings gibt es inzwischen Belege dafür, dass der Homunculus gar nicht in die Tiefe der Mittellinie hinabreicht und somit der Penis doch ganz unspektakulär klein repräsentiert ist (Kell et al., 2005). Auch die neuesten Ergebnisse zur Repräsentation der Klitoris legen nahe, dass der Homunculus nicht in die Tiefe der Mittellinie hineinreicht (Michels et al., 2010).

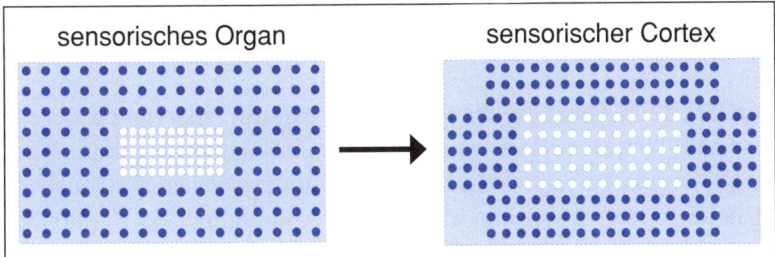

Abbildung 31: Schematische Darstellung einer Überrepräsentation im sensorischen Cortex

Im sensorischen Organ (linke Seite) ist ein Bereich besonders dicht mit Rezeptoren besetzt und hat daher eine höhere Auflösung. Im sensorischen Cortex (rechte Seite) sind die Rezeptoren äquidistant abgebildet. Dadurch verzerrt sich die Landkarte und die Bereiche mit hoher Auflösung werden vergrößert.

Mein somatosensorischer Homunculus: Ein Selbstexperiment

Sie benötigen hierzu: ein Lineal, einen Zirkel mit zwei Spitzen, einen Freund oder eine Freundin.

Im primären somatosensorischen Cortex ist die Repräsentation zugunsten besonders sensibler Bereiche verschoben. Das sehen wir in den Abbildungen 27 und 30, bei denen Lippen, Zunge und Finger riesig groß sind, während Rumpf und Beine winzig aussehen. Die Größenverschiebung des Körpers ist direkt proportional zur sensorischen Auflösung dieser Körperteile. Das können Sie ganz einfach im Selbstversuch feststellen.

Nehmen Sie einen Zirkel mit zwei Spitzen und ziehen Sie die Spitzen 2 mm auseinander. Schließen sie die Augen und bitten Sie einen Freund oder eine Freundin, Sie zehnmal an ihren Lippen zu berühren, davon fünfmal mit beiden Spitzen (Bedingung 1) und fünfmal mit nur einer Spitze (Bedingung 2). Die zwei Bedingungen müssen natürlich in zufälliger Reihenfolge auftreten, sodass Sie nicht wissen, ob Sie beim nächsten Mal mit einer oder mit zwei Spitzen berührt werden. Wenn Sie in 90 % der Berührungen richtig sagen können, ob Sie von einer oder von zwei Spitzen berührt wurden, halbieren Sie den Abstand auf 1 mm; sonst vergrößern Sie ihn auf z. B. 4 mm. Tasten Sie sich somit an die kritische Auflösung heran, ab der Sie mit 90 % Wahrscheinlichkeit richtig liegen. Wiederholen Sie dann das Experiment an der Stirn, der Zunge und dem Rücken. Sie können über die Auflösung an den verschiedenen Stellen ihres Körpers Ihren persönlichen Homunculus rekonstruieren.

Die Verzerrung kommt durch höhere Rezeptordichten im Empfängerorgan zustande

Die Überrepräsentation wichtiger und daher mit einer hohen Rezeptordichte besetzten Regionen unserer Wahrnehmung ist eine allgemeine Eigenschaft sämtlicher Sinne und findet sich natürlich auch im visuellen System. Schauen wir uns z. B. Abbildung 28 in Kapitel 5.1 noch einmal an. Sie sehen, dass der Anteil der Fovea (Ort schärfsten Sehens) nur einen winzigen Teil in der Mitte ihres Sehfeldes ausmacht, aber einen sehr großen Anteil des primären visuellen Cortex einnimmt (Adams & Horton, 2003). Tatsächlich nehmen die 10° unserer Wahrnehmung im und um den Bereich unserer Fovea 55 % der Verarbeitungsfläche unseres primären visuellen Cortexes ein. Von der äußersten Peripherie unseres Sehens bis hin zur Fovea wächst der Vergrößerungsfaktor um das 40-fache! Von der peripheren Retina zur Fovea steigt die Ganglionzelldichte sogar um das 2.000-fache (Wässle et al., 1989). Da die retinalen Ganglionzellen die visuellen Signale zum Gehirn transportieren und ihre Informationen dort äquidistant abgebildet werden, entsteht die corticale Verzerrung der Repräsentation durch die ungleiche Dichte der Ganglionzellen in der Netzhaut. Dadurch blähen sich die fovealen Anteile unseres corticalen Sehens auf.

Funktionelle Magnetresonanztomografie (fMRT)

Die funktionelle Magnetresonanztomografie (fMRT) ist eine Weiterentwicklung der klassischen Magnetresonanztomografie (MRT). Wir wollen zuerst die MRT und danach die fMRT besprechen.

Die MRT ist ein Verfahren zur Darstellung der Strukturen im Inneren des Körpers als Abfolge von Schnittbildern. Ihr Prinzip ist einfach: Die Wasserstoffatome unseres Körpers sind magnetisch. Im MRT-Gerät wird ein starkes Magnetfeld erzeugt, sodass sich die Atome entsprechend diesem starken Magnetfeld ausrichten. Nun wird ein zweites hochfrequentes Magnetfeld eingeschaltet, das die Magnetfelder der Atome zum Drehen bringt. Diese Drehung ähnelt einem Kreisel, der sich kurz vor dem Umkippen befindet. Die Kreiselbewegung kann über eine Spule gemessen werden. Wird nun das hochfrequente Magnetfeld abgeschaltet, drehen sich die Atome wieder in Richtung des Hauptmagnetfeldes. Das sieht so aus, als ob der schon fast umgekippte Kreisel sich erneut in der Vertikalen stabilisiert. Die Geschwindigkeit dieser sogenannten Relaxationsbewegung hängt von dem Molekül ab, in dem sich das Wasserstoffatom befindet. Da Knochen, Muskeln, Gefäße, Axone und Somata sich in ihrer molekularen Zusammensetzung unterscheiden, dauert die Relaxationszeit in diesen Teilkomponenten des Körpers unterschiedlich lange. Daher erzeugen die verschiedenen Gewebearten verschiedene Signale, was zu unterschiedlichen Signalstärken (Helligkeiten) im MRT-Bild führt. Durch das Hinzuschalten eines ortsabhängigen Magnetfeldes kann man den Ort der jeweiligen Atomkerne genau bestimmen und ein präzises Bild errechnen.

MRT nutzt die Ausrichtungszeit von Wasserstoffatomen im Magnetfeld

Die fMRT macht es möglich, Durchblutungsänderungen in verschiedenen Hirnregionen sichtbar zu machen. Da eine Erhöhung der neuronalen Aktivität einer Hirnregion den Stoffwechselbedarf der aktivierten Nervenzellen erhöht, kann eine regionale Erhöhung des Blutflusses ein Indikator für die erhöhte Aktivität dieses Areals sein. Um dies sichtbar zu machen, wird das BOLD-Signal (Blood Oxygen Level Dependency) gemessen. Ich will Ihnen das an einem Beispiel erläutern: Stellen Sie sich vor, Sie schneiden sich schmerzhaft mit einem Messer. Der Schmerz und die damit verbundenen negativen Emotionen sind an verschiedenen Stellen Ihres Gehirns repräsentiert und die Neurone in diesen Arealen sind nun hochgradig aktiv. Durch ihre erhöhte Aktivität verbrauchen diese Nervenzellen mehr Sauerstoff und senden Signale an die lokalen Gefäße, dass mehr Blut zur Verfügung gestellt werden muss. Dadurch kommt es zu einer lokalen Anflutung von Blut. In diesem Augenblick wird mehr frisches oxygeniertes (mit Sauerstoff gesättigtes) Blut angeliefert als lokal desoxygeniertes (mit wenig Sauerstoff durchsetztes) vorliegt. Da das Hämoglobin im desoxygenierten Blut magnetisch ist und da sich diese magnetischen Eigenschaften von Hämoglobin in Ab-

fMRT schätzt die neurale Aktivität einer Hirnregion durch den Sauerstoffgehalt im Blut

hängigkeit des Oxygenierungsgrades verändern, bräuchte man nur kurz vor und kurz nach ihrer Schnittverletzung das MRT-Signal in kritischen Regionen ihres Gehirn zu vergleichen. Der Unterschied im BOLD-Signal gibt dann Aufschluss über die Hirnregionen, die an der Verarbeitung des Schmerzsignals beteiligt sind (vgl. Abb. 32). Häufig macht man ein solches Experiment aber nicht vor oder nach dem Eintreffen eines Signals, sondern man vergleicht zwei Testbedingungen, die sich ausschließlich nur durch einen sensorischen Reiz oder einen kognitiven Vorgang unterscheiden.

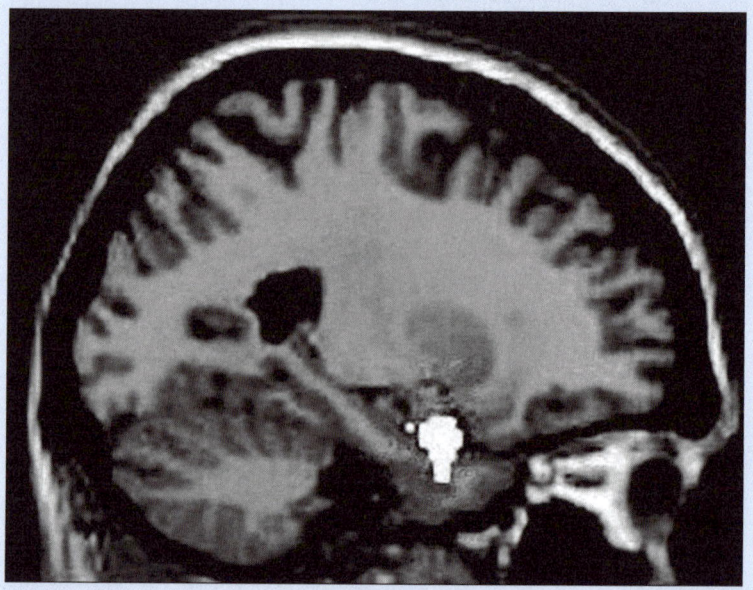

Abbildung 32: fMRT-Darstellung der BOLD-Reaktion in der Aymgdala nach einer Schnittverletzung am Arm (aus Pogatzki-Zahn et al., 2010)

Die fMRT ist eine sehr wichtige methodische Erweiterung der Kognitiven Neurowissenschaft. Doch wie jede Methode ist sie limitiert und kann nur innerhalb ihrer methodischen Möglichkeiten sinnvoll interpretiert werden. Zuweilen herrscht die naive Annahme vor, dass eine Erhöhung des BOLD-Signals mit einer aufgabenspezifischen Erhöhung der Aktivität der Neurone und somit einer Netto-Erhöhung des Outputs dieser corticalen Region gleichgesetzt werden kann. Dies kann durchaus richtig sein. Eine Erhöhung des BOLD-Signals kann aber auch aus einer gleichmäßigen Erhöhung von Aktivierung und Hemmung erfolgen, die den Spike-Output dieser corticalen Region nicht erhöht. Sogar die Hemmung einer

Region kann unter Umständen mit einer Erhöhung des BOLD-Signals dieses Areals einhergehen (Logothetis, 2008). Die fMRT muss also wie jede andere Methode in ein Netzwerk von verschiedenen tier- und humanexperimentellen Zugängen eingebettet werden, um das zu leisten, was wir wollen, nämlich die neuralen Prinzipien des Denkens zu verstehen.

5.3   Jenseits der primären sensorischen Landkarte

Bisher haben wir nur den primären sensorische Cortex verschiedener Modalitäten besprochen. Doch wie geht die sensorische Informationsverarbeitung weiter? Wir wollen im Folgenden die Sequenz von der Wahrnehmung bis zum Handeln kurz darstellen und die Kette der hierbei involvierten corticalen Hirnareale kennenlernen. Sie können diese Sequenz in Abbildung 33 verfolgen und werden sehen, dass die

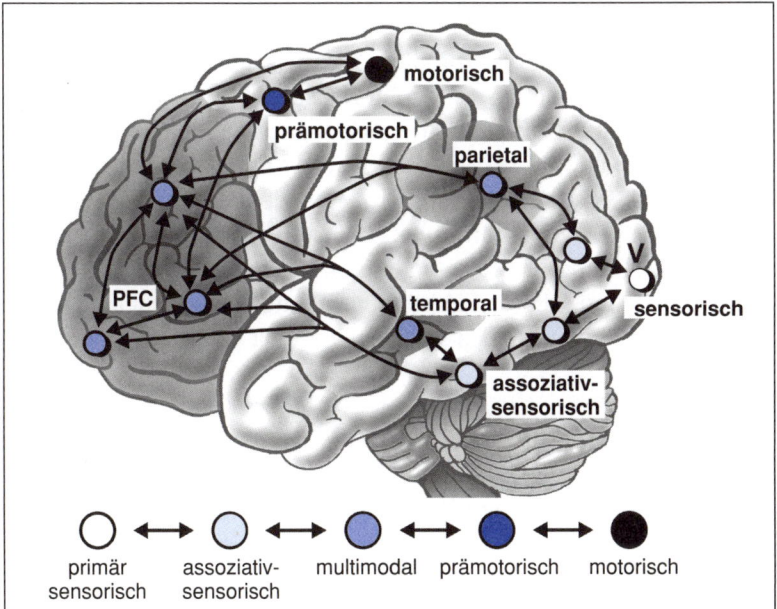

Abbildung 33:   Schematische Darstellung der Anordnung sensorischer (V = visuell), assoziativ-sensorischer, multimodaler (PFC = präfrontaler Cortex), prämotorischer und motorischer Rindenfelder

Die multimodalen Areale sind dunkler schattiert. Ein Teil der Informationsverarbeitungskette vom primär visuellen Cortex bis zur Motorik ist durch Pfeile dargestellt.

Informationsverarbeitungskette aus der fortschreitenden Analyse des sensorischen Signals besteht, die über primär sensorische, assoziativ-sensorische, multimodale, prämotorische bis hin zu motorischen Arealen reicht. Bitte beachten Sie, dass in Abbildung 33 nur das visuelle System dargestellt wurde, aber dieses Bild wäre hoffnungslos überfrachtet, wenn man alle sensorischen Systeme darauf abbilden wollte. Die hier besprochenen Prinzipien gelten natürlich gleichermaßen für alle anderen sensorischen Systeme und im Folgenden gebe ich hin und wieder auch Beispiele aus anderen Wahrnehmungsbereichen.

5.3.1 Primär sensorische Areale

Wie bisher erläutert wurde, kommen in den primären sensorischen Cortexarealen sehr gering aufgearbeitete sensorische Informationen an. Im primären visuellen Cortex sind das z. B. visuelle Punkte, Kanten, Signale einer bestimmten Wellenlänge usw. Das visuelle Signal teilt sich dann in zwei Richtungen. Der eine Pfad läuft in dorsaler Richtung und erreicht den Parietalcortex. Dieser Verarbeitungsstrang des visuellen Systems ist vor allem für die räumlich-visuelle Verarbeitung und die Planung visuomotorischer Prozesse zuständig. Ein zweiter Pfad läuft ventral den Temporalcortex entlang und ist für die zunehmend komplexere Analyse visueller Objekte zuständig. Das bedeutet, dass visuell-räumliche Prozesse (dorsaler Pfad in Richtung Parietalcortex) und visuell-objektbasierte Prozesse (ventraler Pfad entlang des Temporalcortexes) getrennt verlaufen und es somit eine gewisse Trennung dieser Funktionen in unterschiedlichen anatomischen Arealen gibt (vgl. den Kasten „Die Welt von Frau Buchner" in Kapitel 5.3.2).

Das corticale visuelle System teilt sich in einen dorsalen Pfad für Visuomotorik und einen ventralen für visuelle Objektverarbeitung auf

Verletzungen der primären sensorischen Areale führen zu Defiziten in der bewussten Wahrnehmung dieses Sinnes. Zum Beispiel sind Patienten nach beidseitigen Verletzungen des primären auditorischen Cortexes weitestgehend gehörlos. Läsionen des primären somatosensorischen Cortexes führen dazu, dass Patienten die Rauhigkeit von Gegenständen nicht mehr mit ihrer contralateral zur Läsion liegenden Hand ertasten können (Estanol et al., 2008). Die Verluste sind noch wesentlich dramatischer, wenn der primäre visuelle Cortex zerstört wurde. In diesem Fall sind die Patienten vollständig blind. Zumindest nehmen sie das subjektiv so wahr, objektiv besitzen sie dagegen durchaus ein noch recht gut funktionierendes Restsehen, das ihnen allerdings nicht mehr bewusst zugänglich ist. Dieses Phäno-

men nennt man „Blindsehen" (Stoerig, 2006). Wenn man z. B. Patien-   Blindsehen
ten mit einer unilateralen Läsion im primären visuellen Cortex bittet,
nach Gegenständen in ihrem contralateralen blinden visuellen Halbfeld zu greifen, sind sie zuerst etwas über diese Aufforderung erstaunt, da es dem Experimentator ja eigentlich bekannt sein müsste,
dass sie in diesem Teil ihres Gesichtsfeldes vollständig blind sind.
Zu ihrem eigenen Erstaunen greifen sie aber in ihrem blinden Feld
recht zielsicher nach Objekten (Marcel, 1998). Genauso ist es den
Patienten möglich, mit ihren Augen einem Lichtpunkt zu folgen, der
sich in ihrem blinden Halbfeld bewegt. Das bedeutet, dass Läsionen
des primären visuellen Cortexes den bewussten Zugang zu visuellen
Informationen einschränken, ohne dass die visuelle Informationsverarbeitung vollständig zum Erliegen kommt. Doch wo findet dann
eigentlich die residuale Verarbeitung visueller Information statt?
Wenn wir uns Abbildung 34 anschauen, sehen wir, dass es zwei pa-
rallele anatomische Systeme gibt, die visuelle Information zum Cortex transportieren. Der für unser visuellen Leistungen und unser bewusstes Sehen wichtigste Pfad führt von der Retina zum Corpus
geniculatum laterale pars dorsalis und von dort weiter zum primären

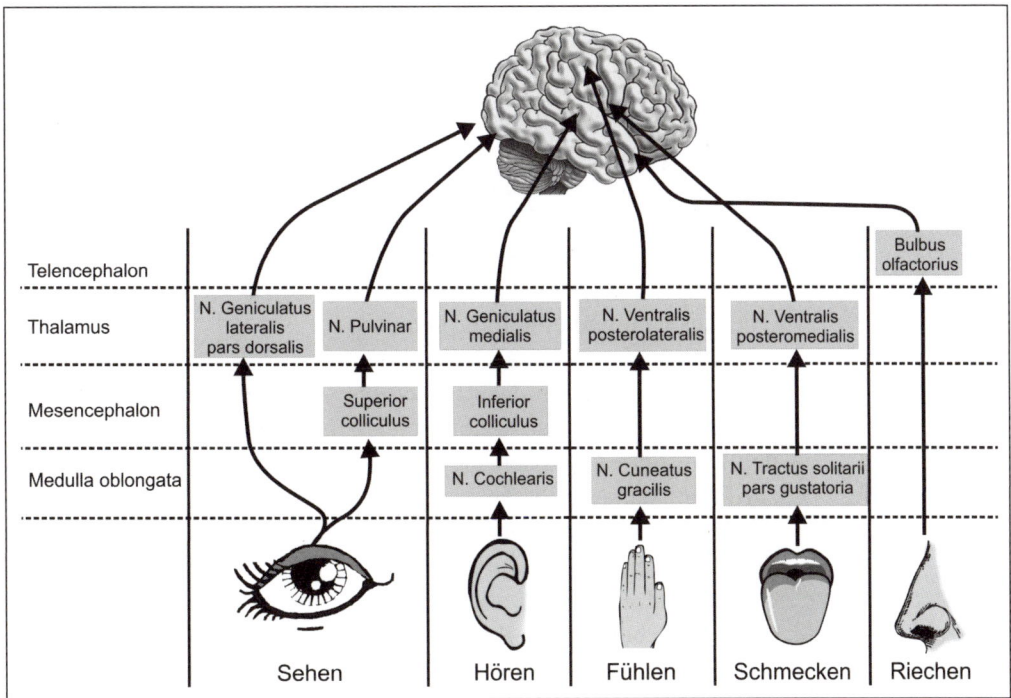

Abbildung 34: Schematische Darstellung der aufsteigenden sensorischen Bahnen (N. = Nucleus)

visuellen Cortex (Brodmann-Area 17) und danach entlang des ventralen Pfades den Temporalcortex entlang (nicht eingezeichnet). Es gibt aber auch eine retinale Projektion über den Superior colliculus des Mittelhirns zum thalamischen Pulvinar und von dort zu visuellen corticalen Arealen außerhalb der Area 17. Diese Route dominiert vor allem die Projektion entlang des dorsalen Pfades zum Parietalcortex. Eventuell ist dieser dorsale visuelle Pfad für Blindsehen verantwortlich.

5.3.2 Assoziativ-sensorische Areale

Die primären sensorischen corticalen Areale aller Modalitäten projizieren zu nachgeschalteten corticalen Arealen, in denen die Information mehr und mehr zu haptischen, auditorischen oder visuellen Objekten verknüpft wird. Bitte beachten Sie, dass die Pfeile in Abbildung 34 immer reziprok sind. Das heißt, Information wird nicht nur in immer weiter verarbeiteter Form an die nächste Stufe weitergereicht, sondern sie fließt auch abwärts von den höheren in die tieferen Areale. Dies nennt man die Prinzipien der *Bottom-up*- und der *Top-down*-Verarbeitung. Im Bottom-up-System erreichen Reize aus der Außenwelt unser Gehirn. Im Top-down-System suchen wir durch Aufmerksamkeitsprozesse diejenigen Reize aus, die wir gerade brauchen. Zudem interpretieren wir entsprechend unserer Vorerfahrung die einkommenden Reize und identifizieren darin bekannte Personen oder Gegenstände. Da die auf- und absteigenden Projektionen jeden Zwischenschritt der Verarbeitung unseres Gehirns betreffen, ist es eine Illusion anzunehmen, wir könnten die Welt so wahrnehmen, wie sie sich unseren Sinnen präsentiert. Unsere Wahrnehmung ist immer eine Auswahl und eine Interpretation.

Die sensorische Verarbeitungskette ist reziprok mit Top-down- und Bottom-up-Elementen

Einfache Wahrnehmungsinformationen werden in den nachfolgenden sensorischen Assoziationsarealen miteinander verknüpft. Läsionen z. B. der somatosensorischen Assoziationsareale haben daher zur Folge, dass die Patienten zwar einfache sensorische Leistungen, wie die Unterscheidung von zwei dicht nebeneinander liegenden Punkten, gut leisten können (da ja der primäre somatosensorische Cortex noch intakt ist), aber dafür nicht mehr Objekte, z. B. Kaffeetassen, durch Ertasten erkennen können. Läsionen in assoziativ-visuellen Arealen im Temporalcortex führen zu einer *visuellen Agnosie* (aus dem Griechischen für „Nichterkennen"). Diese Patienten haben noch ihre volle Sehschärfe, sehen Farben und Helligkeitsunterschiede

In höheren corticalen Arealen werden vollständige Objekte repräsentiert

(denn sie haben ja noch die primären visuellen Areale), erkennen aber trotzdem keine Objekte mehr (es sei denn, sie dürfen sie betasten oder die Objekte machen charakteristische Geräusche). Liegt die Verletzung im posterioren Bereich des visuellen Assoziationsareal des Temporalcortex, kann eine apperzeptive Agnosie auftreten (a-perzeptiv: die Perzeption ist noch nicht abgeschlossen). Hierbei erkennen die Patienten keine Gegenstände und können sie auch nicht abzeichnen (Ffytche et al., 2010). Letzteres ist einfach zu verstehen, wenn man bedenkt, dass zum Abzeichnen zunächst das Original als Gesamtobjekt erfasst werden muss – genau dieser letzte Schritt ist den Patienten aber nicht mehr möglich. Apperzeptive Agnostiker können aber Gegenstände aus dem Gedächtnis zeichnen (so wie wir z. B. ein Haus auch mit geschlossenen Augen zeichnen könnten). Liegt die Läsion im vorderen Bereich des visuellen Assoziationsareals des Temporalcortexes, kann eine assoziative Agnosie resultieren. Hierbei können die Patienten ebenfalls keine Objekte erkennen (die Verknüpfung mit Worten und semantischen Inhalten misslingt), wohl aber Gegenstände abzeichnen (da der eigentliche Perzeptionsprozess ja abgeschlossen ist).

Die Welt von Frau Buchner

Frau Buchner, geboren 1843, tätig als Abortfrau (Reinigungskraft), erlitt 1904 einen Schlaganfall, von dem sie sich rasch erholte. Nach mehreren weiteren Schlaganfällen wurde sie aber 1905 in einem sehr hilflosen Zustand ins Krankenhaus aufgenommen. Anfänglich war ihre primäre Sehleistung (Sehschärfe, Sehfeldausdehnung, Farb- und Bewegungserkennung) stark herabgesetzt, verbesserte sich aber in wenigen Monaten erheblich. Da sie bis zu ihrem Tod 1911 an einer gleichbleibend schweren visuellen Agnosie litt, half ihr das aber nicht allzu sehr. Sie konnte Gegenstände kaum erkennen und bat immer darum, sie berühren zu dürfen. In Abbildung 35 ist sie auf etwa 100 Jahre alten Aufnahmen zu sehen. In Abbildung 35a schaut sie etwas ratlos auf einen Schwamm. Erst als sie ihn berührt, weiß sie sofort, um was es sich handelt (vgl. Abb. 35b). Wenn sie Gegenstände zeichnen sollte, malte sie weder die Umrisse richtig, noch setzt sie die Teilkomponenten an die richtigen Stellen. In Abbildungen 35d und 35e sind Häuser wiedergegeben, die Frau Buchner 1906 und 1911 gezeichnet hatte. In beiden Fällen hatte sie die Außenmauern sowie die Treppe angedeutet (die mittigen horizontalen Striche). Die Türen zeichnete sie als zwei vertikalen Linien am unteren Ende. In der 1911 angefertigten Zeichnung brachte sie zusätzlich ein Dach an. Auf die Bitte hin, einen Menschen zu malen, fing sie mit dem Kopf an, zeichnete direkt darunter die Füße sowie einen einzigen langen Arm ohne Hand. Die Augen zeichnete sie viel zu groß und teilweise außerhalb des Körpers ein (vgl. Abb. 35g). Abzeichnungen von Vorlagen gelangen nur sehr rudimentär (vgl. Abb. 35f.).

Auch ihre innere visuelle Vorstellung von Objekten war stark gestört. Auf die Bitte hin, ein Pferd zu beschreiben, war sie nicht ganz sicher, ob es sich um ein Tier mit zwei oder vier Beinen handelte, beschrieb aber korrekt die Mähne und den Schweif. Nach der Größe gefragt, gab sie an, dass ein Pferd ihr bis zum Bauchnabel reichen würde. Als sie nach Tieren wie Kühen und Katzen gefragt

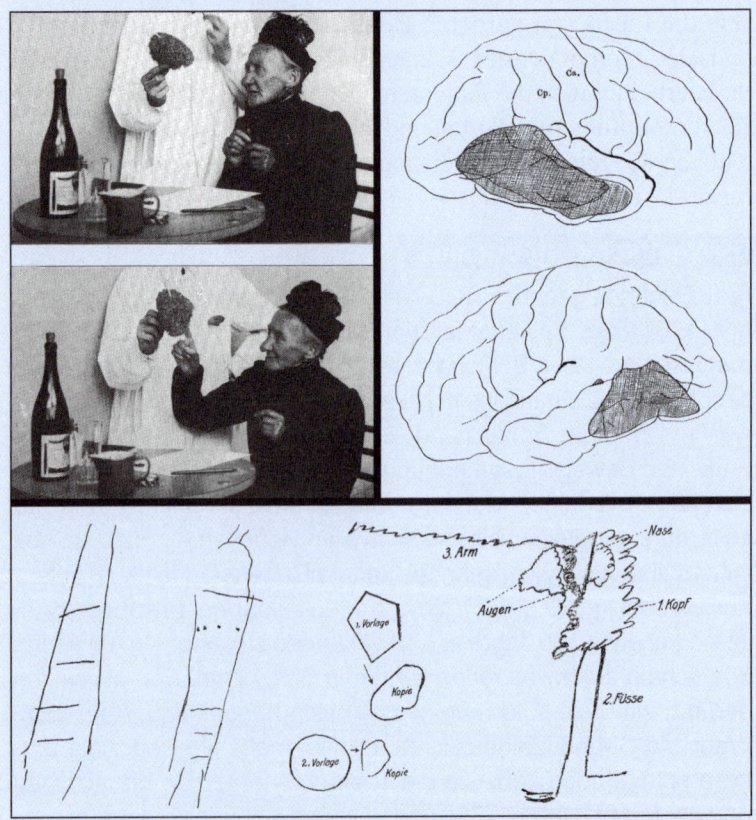

Abbildung 35: Durch eine ausgedehnte beidseitige Läsion im Temporalcortex wies Frau Buchner eine visuelle Agnosie auf, die sowohl apperzeptive als auch assoziative Elemente umfasste (aus Stauffenberg, 1914; die Darstellung in (c) wurde leicht modifiziert). Erläuterungen im Text.

wurde, waren ihre visuell geleiteten Beschreibungen etwas hilflos und teilweise falsch, sie machte aber das Melken von Kühen nach und miaute wie eine Katze. Beim Löwen machte sie ein grimmiges Gesicht, machte mit ihren Händen die Mähne nach, verpasste in ihrer Beschreibung dem Löwen dann aber einen Rüssel. Maikäfern gab sie zwei, Hühnern vier Füße. Sie konnte Objekten aus ihrer Erinnerung kaum noch richtige Farben zuordnen. Der Himmel war in ihrer Erinnerung gelb, ein Kanarienvogel grün (Frau Buchner besaß einen Kanarienvogel), Tannen und Gras waren gelb und eine Eiche weiß.

Frau Buchner hatte keine Einschränkung in ihrer Motorik. Sie erkannte auch ohne Probleme Nähnadeln auf dem Boden und hob sie auf. Zwischen Möbeln lief sie geschickt hindurch, obwohl sie sie als Möbelstücke nicht identifizieren konnte. Nach ihrem Tod ergab die Autopsie zwei ausgedehnte Läsionen im unteren Bereich des Temporalcortex (vgl. Abb. 35c).

5.3.3 Multimodale Areale

Im Anschluss an die sensorischen Assoziationsstrukturen erreichen die Signale die multimodalen Bereiche des Cortexes. In diesen Regionen werden die Informationen aus unterschiedlichen Sinnessystemen integriert. Diese multimodalen Repräsentationen werden in den Assoziationsarealen zusätzlich mit motivationalen und emotionalen Informationen assoziiert. In Abbildung 33 (vgl. Kapitel 5.3) sind die drei größten Assoziationsbereiche unseres Cortexes im Parietal-, Temporal- und Frontalcortex zu sehen. Das Schema zeigt, dass visuelle Signale alle drei Assoziationsregionen erreichen. Wir werden sie im Folgenden kurz darstellen.

Im *Temporalcortex* werden die visuellen Informationen vor allem mit auditorischen Signalen verknüpft und schaffen unter anderem die Grundlage für die Repräsentationen unseres Sprachsystems, bei dem ein Wort ja auch visuelle Erinnerungen an einen Gegenstand hervorruft.

Es gibt drei große Assoziationsareale im Cortex

Die Assoziationsregion im *Parietalcortex* verarbeitet vor allem die Lokalisation von Gegenständen im Raum sowie die Berechnung von Eigenbewegungen in einer dreidimensionalen Welt. Auch arithmetische Denkprozesse wie das Addieren von Münzwerten beim Bezahlen führen wir primär mithilfe des parietalen Assoziationsareals durch. Der Grund hierfür ist ganz einfach: Wir repräsentieren Zahlen als eine mentale Reihe, also als Zahlenstrahl. Dafür transformieren wir numerische Werte in räumliche Positionen. Durch die Spezialisierung des Parietalcortexes auf räumliche Verarbeitungen entsteht somit auch eine Dominanz für Arithmetik. So untersuchten z. B. Isaacs et al. (2001) die Gehirne von Erwachsenen, die zu früh geboren wurden und von denen die Hälfte unter Dyskalkulie (Rechenschwäche) litt. Diejenigen Personen mit Rechenproblemen hatten eine Reduktion ihrer grauen Substanz in einem Bereich des parietalen Assoziationscortex der linken Hemisphäre.

Das größte Assoziationsareal ist der *Präfrontalcortex* (PFC). Er nimmt einen bedeutenden Teil der Fläche des Frontalcortexes ein. Der PFC ist eine sehr heterogene Region, in der viele Teilfunktionen von Handlungsplanungen durchgeführt werden. Im Kapitel 6 werden wir den PFC gesondert besprechen.

5.3.4 Prämotorische Areale

Prämotorische Areale wählen Handlungen aus

Wenn eine Handlung erforderlich ist, aktivieren die Neurone der Assoziationsareale die Zellverbände der prämotorischen Cortexareale. Diese sind spezialisiert auf bestimmte Bewegungstypen oder Bewegungsrichtungen. Sie starten die Bewegung aber nicht, sondern wählen sie aus. Das wird besonders deutlich in Experimenten, bei denen Rhesusaffen trainiert werden, bei einem Tonsignal einen Hebel zu bewegen. Einige Sekunden vor dem Ton wird den Tieren durch ein Farbsignal angezeigt, ob der Hebel gleich gezogen oder gedrückt werden muss. Die Zellen des Prämotorcortex werden in einer solchen Aufgabe durch das Farbsignal aktiviert (Moment der Handlungsauswahl) und nicht durch den Ton (Beginn der Bewegung). Der Prämotorcortex auf der Lateralseite des Cortexes wählt Handlungen entsprechend externer Signale aus. Läsionen dieses Bereichs des Gehirns führen dazu, dass die Patienten keine Handlungen auf Kommando durchführen können, durchaus aber in der Lage sind, spontan diese Bewegungen durchzuführen. Der Prämotorcortex auf der Innenseite des Cortex trifft die Handlungsauswahl entsprechend der Intentionen der Person und nicht entsprechend externer Signale (Petrides, 2005).

5.3.5 Primäres motorisches Areal

Die letzte corticale Station bei der Ausführung einer Handlung ist der Motorcortex. Von hier (aber auch teilweise schon vom Prämotorcortex und dem somatosensorischen Cortex) führt die *Pyramidenbahn* in das Rückenmark und in die motorischen Hirnnervenkerne, um Bewegungen zu initiieren. Auf dem Motorcortex lässt sich ein kopfstehender motorischer Homunculus nachweisen, da die Muskelgruppen des menschlichen Körpers entsprechend ihrer Nachbarschaft geordnet im Motorcortex repräsentiert sind. Da manche Körperbereiche eine sehr fein abgestimmte Motorik benötigen (wie z. B. Hand und Mund), sind diese Bereiche stark vergrößert. Somit gibt es auch einen motorischen Homunculus, der ähnlich verzerrt aussieht wie der somatosensorische Homunculus. Läsionen des Motorcortexes führen zu Lähmungen auf der contralateralen Seite, wobei die rumpffernen Muskeln immer stärker betroffen sind als die rumpfnahen.

Der Motorcortex initiiert und steuert Handlungen

5.4 Der sensorische Thalamus: Das „Tor zum Bewusstsein"

Mit Ausnahme des Geruchssinns besitzen alle sensorischen Systeme eine synaptische Umschaltung im Thalamus, bevor sie den Cortex erreichen. Dies ist in Abbildung 34 (Kapitel 5.3.1) dargestellt. Zuerst gingen Wissenschaftler davon aus, dass die thalamische Umschaltung eine weitere Stufe in der immer weitergehenden Verarbeitung des sensorischen Signals darstellt und die dann im Cortex ihren Höhepunkt erreicht. Aber dann stellte sich heraus, dass die sensorische Information auf thalamischer Ebene kaum weiter verarbeitet wird. Warum gibt es dann überhaupt diese thalamische synaptische Umschaltung?

Wir kommen einer Antwort näher, wenn wir uns die Herkunft der synaptischen Eingänge im Corpus geniculatum laterale pars dorsalis (GLd) genauer anschauen. Der GLd ist die thalamische Umschaltung des geniculocorticalen visuellen Systems, welches seine visuelle Information aus der Retina erhält und zum primären visuellen Cortex projiziert. Ursprünglich vermuteten Wissenschaftler, dass die meisten Präsynapsen im GLd von retinalen Axonen stammen. Dem ist aber nicht so. Retinale Präsynapsen machen nur 7 % aller Axoneingänge des GLd aus. Der größte Teil der restlichen 93 % stammt aus dem Cortex (Sherman, 2005). Das heißt, dass die Signalverarbeitung im GLd stärker von corticalen als von retinalen Prozessen beeinflusst wird. Übersetzt in den Alltag bedeutet das, dass Ihre subjektive Wahrnehmung des Buches, welches Sie in diesem Augenblick vor sich sehen, viel stärker von den Erwartungen, Erfahrungen und Aufmerksamkeitsprozessen ihres Cortex beeinflusst wird, als von den visuellen Informationen, die ihre Retina über diese Seite übermittelt. Wir sehen (hören, fühlen, schmecken …) kein getreues Abbild unserer Außenwelt, sondern eine von unseren bisherigen Erfahrungen modifizierte Landschaft. Diese und ähnliche Erkenntnisse haben philosophischen Überlegungen der Autopoiesis (der Prozess der Selbsterschaffung eines Systems) Nahrung gegeben, die davon ausgehen, dass die Wahrnehmung uns niemals ein echtes Bild der Wirklichkeit zur Verfügung stellt, sondern jedes Individuum seine subjektive Welt konstruiert, ohne Zugang zu einer objektiven Realität (Maturana & Varela, 1987)

Der Cortex kann einzelne thalamische Kerne kurzfristig hemmen

Eine besonders radikale Folge der massiven corticalen Beeinflussung der thalamischen Verarbeitung ist die Möglichkeit, ganze Sinnessysteme abschalten zu können. Dadurch können wir blitzschnell unsere Aufmerksamkeit von einem Sinnessystem auf das andere verschieben oder innerhalb eines Sinnes eine bestimmte Region herausheben. Wir werden das gleich in einem Selbstexperiment kennenlernen und dabei die beteiligten Mechanismen genauer darstellen. Somit stellt der Thalamus ein Nadelöhr dar, durch das fast alle Sinne hindurchmüssen, und in dem sie gehemmt oder verstärkt werden können. Die Sinneseindrücke, die den Thalamus erfolgreich passieren, bestimmen im Wesentlichen unsere corticalen Vorgänge. Daher nennt man den Thalamus auch häufig „das Tor zum Bewusstsein".

Der Scheinwerfer der Aufmerksamkeit in meinem Gehirn: Ein Selbstexperiment

Sie lesen gerade dieses Buch und ihre Aufmerksamkeit ist ganz auf den Text vor Ihnen gerichtet. Dabei denken Sie überhaupt nicht an Ihren rechten Fuß. Aber jetzt, als dies lesen, spüren Sie ihn wieder. Ich habe mit dem vorletzten Satz Ihrem rechten Fuß einen Zugang zu ihrem Bewusstsein verschafft, der ihm die ganze Zeit verwehrt blieb. Wie habe ich das gemacht?

Schauen Sie sich einmal Abbildung 36 an. Sie sehen schematisch einige Zellen in drei Ebenen Ihres Gehirns: Cortex, Thalamus und

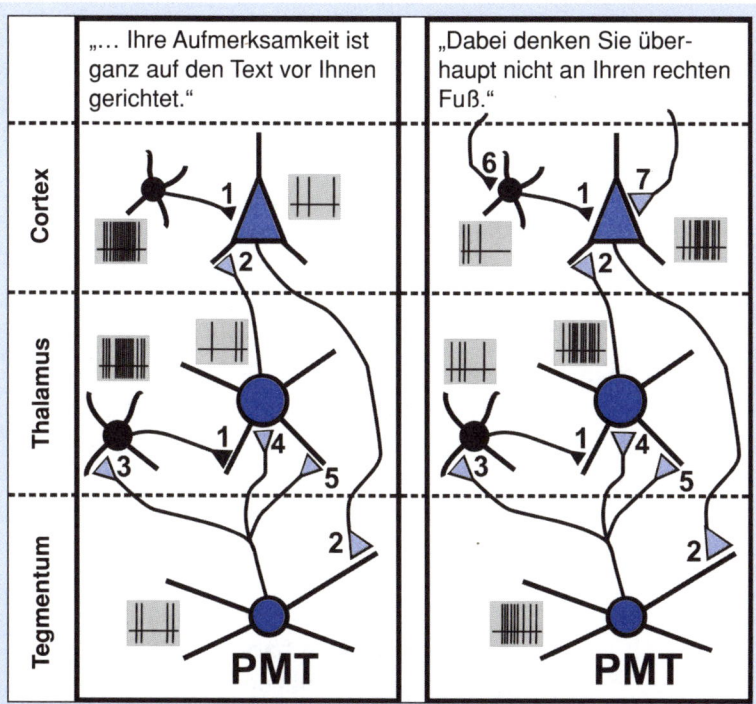

Abbildung 36: Die neuronalen Grundlagen von Aufmerksamkeitsverschiebungen Ausführliche Erläuterungen im Text. 1 =
GABAerge Synapse, 2 = glutamaterge Synapse, 3 =
acetylcholinerge Synapse mit M_2-Rezeptor, 4 = acetylcholinerge Synapse mit nikotinischem Rezeptor, 5 =
acetylcholinerge Synapse mit M_1-Rezeptor.

Tegmentum. Die hier dargstellten Neurone im Cortex und im Thalamus sind Teile des somatosensorischen Systems, in dem Ihr
rechter Fuß repräsentiert wird. Die Zelle im Tegmentum ist Teil des
pontomesencephalotegmentalen Komplexes (PMT), sie ist acetylcholinerg und projiziert in den somatosensorischen Thalamus (in
Kapitel 8 erfahren wir mehr über diesen Kern). Abbildung 36 zeigt
zwei Zustände ihres Gehirns: kurz bevor (linke Hälfte) und kurz
nachdem (rechte Hälfte) Ihr Fuß erwähnt wurde (vgl. den entsprechenden Text oberhalb der Darstellungen in Abb. 36). Schauen
wir uns zuerst einmal die linke Hälfte von Abbildung 36 an und beginnen wir dort mit dem Thalamus. Das große blaue Projektions-
neuron (es repräsentiert Ihren rechten Fuß) ist nur sehr schwach
aktiv. Das sehen wir an dem Fenster über dem Neuron, in dem die
Aktivität des Neurons durch Aktionspotenziale (senkrechte Striche)

entlang einer Zeitachse demonstriert wird. Der Grund für die geringe Aktivität des thalamischen Neurons ist das GABAerge Neuron (schwarz dargestellt) direkt links daneben. Es ist hochgradig aktiv und überträgt seine Hemmung durch die GABAerge Synapse (1) auf das Thalamusneuron. Da dieses thalamische Neuron gehemmt wird, kann es nur sehr wenig Aktivität durch seine glutamaterge Synapse (2) auf das corticale Pyramidalneuron übertragen. Die geringe Aktivierung durch den Thalamus und die starke Hemmung durch das corticale GABAerge Interneuron führen dazu, dass das Pyramidalneuron nur ganz schwach aktiv ist. Dadurch dringt das Gefühl unseres Fußes nicht in unser Bewusstsein. Die geringe Aktivierung des Pyramidalneurons hat aber einen weiteren Effekt: Das Neuron im PMT wird durch die glutamaterge Synapse (2) nur schwach aktiviert und überträgt seinerseits nur wenig Aktivierung in den Thalamus. Das wird sich gleich ändern.

Aufmerksamkeits-
verschiebungen
verändern die Hem-
mung des Thalamus

In der rechten Hälfte von Abbildung 36 ist der Moment dargestellt, in dem ich Ihren rechten Fuß erwähnt habe. Diese Erwähnung führt dazu, dass die corticale Repräsentation Ihres rechten Fußes aktiviert wird (das GABAerge corticale Interneuron wird gehemmt, das Pyramidalneuron wird aktiviert). Plötzlich gelangt Ihr Fuß in Ihr Bewusstsein. Damit das Pyramidalneuron Informationen erhält, aktiviert es die PMT-Zelle (glutamaterge Synapse, 2). Das jetzt aktive PMT-Neuron verändert Ihren Thalamus durch drei acetylcholinerge Mechanismen: Synapse Nr. 3 verwendet einen M_2-Rezeptor und öffnet die K^+-Ionenkanäle, wodurch das GABAerge Interneuron gehemmt wird. Synapse Nr. 4 verwendet einen nikotinischen Rezeptor, der die Na^+-Ionenkanäle öffnet und dadurch das Thalamusneuron aktiviert. Synapse Nr. 5 verwendet einen M_1-Rezeptor, wodurch die K^+-Ionenkanäle geschlossen werden und somit das Aktionspotenzial länger aktiv bleibt. Gemeinsam führt die PMT-Aktivierung also zu einer massiven Erhöhung der thalamo-corticalen Signalweiterleitung: Plötzlich spüren Sie Ihren rechten Fuß. Aus diesem einfachen Beispiel lernen Sie etwas sehr Wichtiges: Wenn wir uns die Informationsverarbeitung unseres Gehirns auf der Nanoebene einzelner Zellen anschauen, stellen wir fest, dass sich in den Schaltplänen von miteinander verbundenen Neuronen elementare psychologische Prozesse abspielen.

Zusammenfassung

Jeder unserer Sinne versorgt uns mit einer anderen Art von sensorischer Information. Trotzdem ähneln sich die neuralen Verarbeitungsmechanismen unserer Wahrnehmungen. Alle sensorischen Systeme werden im Cortex als topografische Karten repräsentiert. Dies gilt sogar für die chemischen Sinne (wie z. B. Geruch), bei denen das Aktivierungsmuster der auf bestimmte Duftstoffe spezialisierten Glomeruli als Karte dargestellt wird. Diese Karten sind fast immer verzerrt und vergrößern diejenigen Bereiche, die für unsere Wahrnehmung besonders wichtig sind. Jedes sensorische System besitzt (mindestens) ein primäres corticales Areal. Von hier aus kommt es zu Kaskaden von weiteren Verarbeitungsschritten, mit denen die Information immer tiefer verarbeitet und schließlich mit anderen Sinnessystemen verbunden wird. Daher hat jedes sensorische System sehr viele corticale Landkarten, die sich bzgl. ihrer Verarbeitung unterscheiden. Bis auf den Geruchssinn müssen alle Wahrnehmungen durch das Nadelöhr des Thalamus, bis sie den Cortex erreichen. Die thalamische Umschaltung steht maßgeblich unter corticaler Kontrolle. Somit passieren hauptsächlich die im jeweiligen Fokus der Aufmerksamkeit befindlichen Informationen diesen Flaschenhals und bestimmen die kognitiven Inhalte, die sich momentan gerade im Cortex abspielen.

Fragen

1. Erläutern Sie die Anordnung des somatosensorischen Homunculus.
2. Wie konvergiert unser Gehirn Gerüche in ein Aktivierungsmuster?
3. Welche Cortexarealtypen gibt es und wie funktionieren sie?
4. Was ist der Unterschied zwischen apperzeptiver und assoziativer Agnosie?
5. Wieso konnte Frau Buchner sich problemlos zwischen Möbeln bewegen ohne sie anzustoßen?
6. Was ist Blindsehen und wie testet man es?
7. Wie erfolgt eine Aufmerksamkeitsverschiebung auf thalamischer Ebene?
8. Was ist ein Homunculus?

Lösungshinweise finden Sie unter
www.hogrefe.de/buecher/lehrbuecher/psychlehrbuchplus.

Kapitel 6

Die Ordnung des Denkens

Inhaltsübersicht

6.1	Die Makroebene des Gehirns: Die Topografie des Denkens	129
6.1.1	Die anteroposteriore Achse des präfrontalen Cortex	131
6.1.2	Die dorsoventrale Achse des präfrontalen Cortex	132
6.2	Die Mikroebene des Gehirns: Die fragile Welt der Zell-ensembles	134
6.2.1	Das Entstehen und Vergehen eines Ensembles	135
6.2.2	Die Spur der Ensembles	142
Zusammenfassung		146
Fragen		147

Bestimmt starrt der Psychiater mich jetzt wieder an. Er versucht meine Gedanken zu lesen, aber ich weiß mittlerweile, wie ich das verhindere. Meine Mutter sitzt neben mir. Sie weint ganz leise. Früher hätte mich das traurig gemacht, aber jetzt muss ich mich ganz auf mich konzentrieren. Ich kann mich nicht auch noch um sie kümmern. Die Uhr an der Wand tickt. Im Nebenzimmer redet jemand. Da lacht jemand. Wie soll ich mich auf die Fragen von dem Psychiater konzentrieren, wenn es hier so laut ist? Ich habe meiner Mutter versprochen, dass ich mich untersuchen lasse. Meine Mutter gehört zu den wenigen, die sich nicht gegen mich verschworen haben. Sie ist in Ordnung, hat aber keine Ahnung was abläuft. Trotzdem will ich sie nicht traurig machen. Der Psychiater fragt mich jetzt etwas. Ich will antworten. Ich will ehrlich antworten, obwohl ich ihm nicht traue. Aber denken ist anstrengend. Reden ist anstrengend. Ich sage etwas. Er fragt noch mal nach. Meine Finger sind dicker geworden. Das fühle ich genau. Komisch, dass die Finger trotzdem so normal aussehen. Wie kriegen die das hin? Plötzlich schreit mich meine Mutter an. Ich solle endlich antworten, schreit sie. Ich solle nicht ständig stundenlang auf meine Hände starren. Sie wäre am Ende ihrer Kräfte. Ich solle wenigstens auf die Fragen antworten. Ich schaue hoch. Ich weiß die Fragen nicht mehr. Der Psychiater sieht jetzt irgendwie anders aus. Aber was genau hat sich an ihm verändert? Der Psychiater fragt jetzt, ob ich manchmal das Gefühl habe, als ob meine Gedanken plötzlich abreißen. Scheinheilig! Eine scheinheilige Frage. Natürlich stoppen plötzlich meine Gedanken. Plötzlich sind sie weg und ich weiß nicht mehr, was ich eine Sekunde vorher gedacht habe. Aber das ist doch das Werk dieser Leute! Sie kommen irgendwie in meinen Kopf und saugen meine Gedanken weg. Meine Finger sehen jetzt tatsächlich etwas dicker aus. Mein Gefühl täuscht mich also nicht. Der Psychiater spricht jetzt mit meiner Mutter. Er erzählt etwas von Schizophrenie. Es gäbe Transmitter in meinem Gehirn, die nicht richtig funktionieren würden. Von Dopamin ist die Rede. Davon habe ich auch schon gehört. Das Dopamin wäre falsch reguliert. Dadurch würde die Organisation meines Denkens zusammenbrechen. Medikamente würden einige der Dopaminrezeptoren anders regulieren als es im Moment passiert. Meine Mutter schluchzt. Komisch, dass es mich so kalt lässt. Vielleicht ist sie aber auch eine von denen. Ich muss vorsichtig sein. Jetzt sehe ich es genau: Meine Finger sind wirklich dicker geworden.

Das Gehirn ist eine sich selbst organisierende biologische Maschine. Alle Entscheidungen, die wir treffen, alle Pläne, die wir schmieden, sie alle entstehen durch die koordinierte Aktivität von Milliarden Ner-

venzellen, die durch Billionen Synapsen miteinander kommunizieren. Aber wie ist es möglich, dass das Gehirn in der Lage ist sich
selbst zu koordinieren, ohne einen übergeordneten Organisator?

Das Gehirn organisiert
sich selbst

Wir wollen diese Frage auf der Makro- und auf der Mikroebene angehen. Die Makroebene beschreibt die unterschiedlichen Funktionen der Areale des Cortexes und die Interaktionen dieser Areale. In
Kapitel 5 hatten wir ja schon gesehen, dass nacheinander geschaltete
sensorische Cortexareale ihre Information in immer abstrakterer
Form kodieren, bis diese dann schließlich in multimodalen Bereichen verarbeitet und dort mit weiteren Sinnessystemen verknüpft
wird. Dieses makroskopische Organisationssystem wird im ersten
Teil dieses Kapitels beschrieben. Danach werden wir uns auf der
Mikroebene der Gehirnorganisation mit *Ensembles* beschäftigen.
Das sind Gruppen von Neuronen, die untereinander starke synaptische Verbindungen besitzen und durch ihre gemeinsame Aktivität
einen mentalen Teilprozess repräsentieren. Ensembles entstehen,
zerfallen und bilden sich in veränderter Zusammensetzung aufs
Neue; sie sind eventuell die Gedanken in unserem Kopf.

Bevor Sie weiterlesen, muss ich Sie an dieser Stelle ein bisschen
warnen: Die in diesem Kapitel aufgeworfenen Fragen nach den neuralen Grundlagen des Denkens kann momentan niemand befriedigend beantworten. Daher unterscheidet sich dieses Kapitel vor allem
in den Abschnitten über die Ensembles und ihre zeitliche Dynamik
(Kapitel 6.2) sehr stark von den übrigen Anteilen des Buches, da es
sehr konzept- und nicht durchgehend datengetrieben ist. Dass ich
trotzdem das Wagnis eingehe, ein solches Kapitel zu schreiben, liegt
an meinem Wunsch, Ihnen zu dieser Kernfrage der Biologischen
Psychologie einen Ausblick mitzugeben, von dem wir in den kom-
menden Jahren und Jahrzehnten sehen werden, wie er sich bewährt.

6.1 Die Makroebene des Gehirns:
Die Topografie des Denkens

Ständig nehmen wir vielfältigste sensorische Reize wahr, erkennen
und bewerten sie und reagieren gegebenenfalls darauf. Diese Sequenz von der Wahrnehmung bis zum Handeln wird der Leitfaden
dieses Kapitels sein, bei dem wir die Kette der hierbei involvierten
corticalen Hirnareale kennenlernen werden. Sie haben diese Sequenz
in Abbildung 33 des vorherigen Kapitels 5 kennengelernt und gese-

hen, dass die Informationsverarbeitungskette aus der fortschreitenden Analyse des sensorischen Signals besteht, die über primär sensorische, assoziativ-sensorische, multimodale und prämotorische bis
hin zu motorischen Arealen reicht. Wir hatten im letzten Kapitel die
multimodalen Areale nur sehr kurz beschrieben und ausgeführt, dass
sie den größten Teil unserer kognitiven Vorgänge leisten. Der präfrontale Cortex ist unser größtes und für unsere kognitiven Prozesse wahrscheinlich wichtigstes multimodales Areal. Wir wollen uns daher im
Folgenden mit dem präfrontalen Cortex beschäftigen.

Der präfrontale Cortex ist unser größtes multimodales Areal

Der präfrontale Cortex nimmt den größten Teil des Frontalcortex
ein und verarbeitet einen bedeutenden Teil der komplexesten kognitiven Leistungen des Menschen (vgl. Abb. 37). Im Folgenden soll ein
kurzer Überblick über die Topografie der kognitiven Prozesse des
präfrontalen Cortex (PFC) gegeben werden. Der laterale PFC (vgl.
Abb. 37a) lässt sich entlang einer anteroposterioren und einer dorsoventralen Achse in unterschiedliche funktionelle Zonen einteilen
(Petrides, 2005). Bei der anteroposterioren Achse werden wir sehen,
dass die Funktion des PFC von posterior nach anterior sich immer
weiter von der einfachen instruktionsabhängigen Wahl von Handlungsalternativen zu einer Gesamtkontrolle aller gerade ablaufenden
kognitiven Prozesse verändert. Entlang der dorsoventralen Achse
spielen in den ventralen Komponenten des PFC die emotional ko-
dierten Prozesse eine größere Bedeutung bei der Auswahl der Handlungen als die der dorsalen. Wir werden zuerst die anteroposteriore
und danach die dorsoventrale Achse besprechen.

Anatomische und funktionelle Unterteilung des PFC

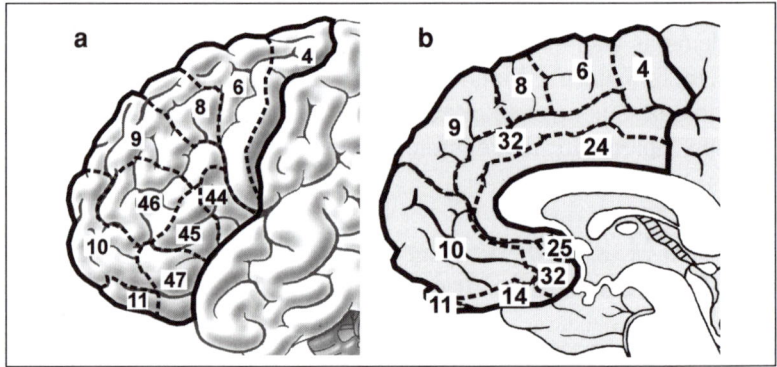

Abbildung 37: Der Frontalcortex in seiner Lateral- (a) und seiner Medial-
ansicht (b) und seine Aufteilung in die Brodmann-Areale.
Außer den Arealen 4 (primärer Motorcortex) und 6 (sup-
plementär motorischer und prämotorischer Cortex) werden
alle weiteren Bereiche zum Präfrontalcortex gezählt.

6.1.1 Die anteroposteriore Achse des präfrontalen Cortex

Regelbasierte Auswahl von Handlungsalternativen. Das Brodmann-Areal 8 nimmt den posteriorsten Teil des PFC ein. Ähnlich wie im prämotorischen Cortex (Areal 6) ziehen Läsionen dieses Bereichs Defizite in der Handlungsauswahl nach sich. Dies kann man mit einer einfachen Aufgabe bei Affen testen: Die Tiere haben zwei Schalter vor sich, die von innen beleuchtet werden können. Sie müssen immer den beleuchteten Knopf drücken, wenn auf dem Monitor ein Dreieck erscheint, und den unbeleuchteten, wenn ein Viereck erscheint. Manchmal leuchtet der linke Schalter, manchmal der rechte. Areal-8-Läsionen führen zu Defiziten bei der Durchführung dieser Aufgabe, da die Handlungsauswahl (linken oder rechten Schalter wählen) gestört ist. Hierbei haben die Affen keine Probleme mit der Instruktion der Aufgabe oder mit der Produktion der geforderten Bewegungen (Petrides, 1985). Die Situation bei Menschen ist sehr ähnlich. Wir haben die Tendenz, eine Augenbewegung in Richtung plötzlich auftretender visueller Reize auszuführen. Wenn Versuchspersonen die Instruktion erhalten, von einem plötzlich auftretenden Reiz wegzublicken (Antisakkade), müssen sie gegen diese natürliche Tendenz angehen und machen Fehler. Hierbei korreliert die Aktivität in Areal 8 mit der Auswahl der korrekten Antisakkade (Ettinger et al., 2008).

Brodmann-Areal 8

Überwachung zeitgleich ablaufender kognitiver Prozesse. Läsionen der Areale 9 und 46 (dorsolateraler PFC) ziehen Defizite des Arbeitsgedächtnisses und vor allem der Überwachung von parallel ablaufenden kognitiven Subprozessen nach sich (Petrides, 2000). Die n-back-Aufgabe ist eine einfache Methode, diese Defizite festzustellen. Sie eignet sich auch, um Aktivierungen im dorsolateralen PFC im fMRT (vgl. Kapitel 5) nachzuweisen (Nagel et al., 2011). Bei einem n-back-Test betrachtet die Versuchsperson Buchstaben, die nacheinander auf einem Monitor erscheinen. Sie soll einen Knopf drücken wenn ein Buchstabe erscheint, der n Buchstaben vorher schon einmal erschienen waren. Das „n" in n-back steht für eine beliebige Zahl zwischen 0 und 4. Wenn also n = 2 ist, müsste die Versuchsperson in der Reihe G – A – M – U – U – M – T – Y – T auf das letzte „T" reagieren. Die Aufgabe erfordert die gleichzeitige Kontrolle verschiedener kognitiver Leistungen. Zuerst müssen immer die zwei letzten nicht mehr sichtbaren Stimuli behalten werden. Der vorletzte wird gleichzeitig mit dem aktuellen Buchstaben verglichen. Dann muss eine Entscheidung getroffen werden, ob eine Identität vorliegt oder nicht.

Brodmann-Areale 9 und 46

Brodmann-Areal 10 *Kontrolle der Kontrolleure.* Areal 10 nimmt den größten Teil der frontalen Spitze des PFC ein. Dieser Bereich koordiniert verschiedene gleichzeitig ablaufende übergeordnete präfrontale Prozesse (die wiederum mehrere kognitive Subprozesse überwachen können). In einer Arbeit von Daw et al. (2006) wurde diese Funktion untersucht, indem die Versuchsleiter ihre Versuchspersonen baten, an vier Glücksspielautomaten gleichzeitig zu spielen. Bei allen Automaten konnte man gewinnen und verlieren, aber einige hatten eine etwas günstigere Erfolgsquote als die anderen. Allerdings veränderte sich die Erfolgsquote der Automaten über die Zeit und ohne dass die Versuchspersonen gewarnt wurden. Wer also die beste Maschine identifiziert hatte und die ganze Zeit dabei blieb, bekam am Ende weniger Geld ausbezahlt als jemand, der hin und wieder die anderen Geräte testete und dann eventuell wechselte. Bei der Exploration der Erfolgsquoten der Automaten war besonders der frontopolare Cortex (Areal 10) aktiv. Das heißt, es war vor allem der übergeordnete Entscheidungsprozess zwischen verschiedenen Handlungssträngen, der Areal 10 aktivierte.

6.1.2 Die dorsoventrale Achse des präfrontalen Cortex

Brodmann-Areale 44, 45, 47 *Kontrolle komplexer Abrufprozesse.* Der ventrolaterale PFC (Areale 44, 45, 47) wird beim Abruf von Gedächtnisinhalten aktiviert, wobei die linkshemisphärische Sprachdominanz dazu führt, dass der Abruf verbaler Gedächtnisinhalte zu linksseitigen PFC-Aktivierungen führt. Der ventrolaterale PFC ist vor allem dann wichtig, wenn die gesuchte Erinnerung sehr schwierig zu finden ist und sich viele alternative Gedächtnisinhalte aufdrängen (Kostopoulos & Petrides, 2008).

Brodmann-Areale 11, 12, 13, 14, 25 *Entscheidungen entsprechend dem subjektiven Wert der Alternativen.* Der ventrale PFC (Areale 11 bis 14, 25) liegt über den Augen und spielt eine wichtige Rolle bei emotional assoziierten Entscheidungsprozessen. Menschen entscheiden sich nur selten nach rein rationalen Gesichtspunkten (obwohl wir häufig meinen, dass wir genau das tun), sondern werden stark von Emotionen beeinflusst, die mit den Handlungsalternativen assoziiert sind. Durch diese emotionale Assoziation erhalten Handlungen und Gegenstände ihren subjektiven Wert. Wenn in unserer Vergangenheit eine Handlungsoption sehr verführerisch erschien, aber sich dann als Verlustgeschäft herausstellte, assoziieren wir diese Handlungsalternative mit einem negativen Wert. Wenn wir erneut vor einer ähnlichen Wahl stehen, erinnern wir uns an die damals erlebten unangenehmen Konsequenzen und empfinden daher die damals gewählte Handlung als unattraktiv. Wir entscheiden uns dann häufig anders als wir es damals taten. Umgekehrt erleben wir eine aktuelle Situation als positiv, wenn wir in einer ähnlichen Konstellation früher erfolgreich waren. Wir wiederholen dann unsere damalige Entscheidung. Das körperlich spürbare emotionale Wiedererleben der damaligen Emotion in einer aktuellen Entscheidungssituation wird als „somatischer Marker" bezeichnet und beeinflusst unser Nachdenken über die Sachlage (Bechara et al., 2000). Das heißt, Entscheidungen entstehen aus der Berechnung des subjektiven Wertes einer Alternative. Dieser subjektive Wert beinhaltet sowohl die objektiv vorliegenden Fakten als auch das emotionale Gedächtnis früherer Entscheidungen. Der ventrale und ventromediale (Areal 25 und mediales Areal 10) PFC integrieren Faktenwissen und das emotionale Gedächtnis für Konsequenzen von Entscheidungen in ähnlichen Situationen. Patienten mit Läsionen in dieser Region zeigen daher häufig eine Unfähigkeit, aus negativen Erlebnissen die notwendigen Schlussfolgerungen zu ziehen und wiederholen immer wieder ungünstige Entscheidungen. Sie fallen also wieder auf attraktive Lockangebote herein, obwohl sie die Erfahrung gemacht haben (und sich auch daran erinnern können), dass die scheinbar günstige Offerte sie in der Vergangenheit viel Geld gekostet hat. Sie können somit die emotionalen Gedächtnisinhalte, die den subjektiven Wert von Handlungsalternativen abspeichert wurden, für ihre aktuelle Entscheidung nicht nutzen.

Evaluation eigener Leistungen und soziale Kognition. Der mediale PFC (vgl. Abb. 37b) wird häufig mit der Evaluation der eigenen Leistung, sozialen Kognitionsprozessen und Empathie in Zusammenhang gebracht. Zum Beispiel baten Singer et al. (2004) Liebespaare ins Labor, um Schmerzwahrnehmung zu testen. Hierzu wurden zuerst den Partnerinnen Elektroschocks auf das Handgelenk vergeben, während eine fMRT-Sitzung ihres Gehirns durchgeführt wurde. Das erhöhte Blutflussmuster offenbarte die bereits bekannten Regionen des Gehirns, die bei der Wahrnehmung von Schmerzen aktiviert werden. Anschließend sahen die Partnerinnen, wie ihr Partner Elektroschocks auf das Handgelenk erhielt. Dabei wurden mehrere Hirnregionen aktiviert, die auch bei der Eigenwahrnehmung von Schmerzen beteiligt waren. Die größte davon war das Areal 24 (Gyrus cinguli). Wahrscheinlich entsteht Empathie aus solchen Verarbeitungsmustern, bei denen ein selbst erlebtes und ein bei anderen beobachtetes Ereignis in identischen Hirnregionen verarbeitet werden. Dadurch spüren wir förmlich den Schmerz, den eine andere Person momentan gerade erlebt.

Brodmann-Areale 24 und 32

6.2 Die Mikroebene des Gehirns: Die fragile Welt der Zellensembles

Pro Zeiteinheit ist in jedem Areal nur ein Teil der Neuronen aktiv

Im vorigen Abschnitt haben wir so getan, als ob sämtliche Neurone eines bestimmten corticalen Areals aktiviert werden, wenn die entsprechende Funktion gebraucht wird. Dies ist in Wirklichkeit nie der Fall. Vielmehr ist immer nur ein Teil der Zellen eines Areals zu einem gegebenen Zeitpunkt aktiv. In genau diesem Zeitpunkt der Verarbeitung eines Gedankens beobachtet man zudem Aktivitäten in weiteren Arealen des Gehirns (in denen dann jeweils auch nur eine Untergruppe von Neuronen aktiv ist). Das bedeutet, dass in jedem Moment unseres Denkens Gruppen von Nervenzellen in verschiedenen Bereichen unseres Gehirns aktiv sind. Eine solche Population von gleichzeitig aktiven Neuronen, die eine bestimmte mentale Verarbeitung leisten, nennt man Ensemble.

> **Begriffsklärung: Ensemble**
>
> Ein Ensemble ist eine Gruppe von Neuronen mit starken synaptischen Verbindungen untereinander, die zum gleichen Zeitpunkt aktiv sind.

Dieser Begriff stammt von dem kanadischen Psychologen Donald Hebb (1949), der ein Ensemble als eine Gruppe von Neuronen definierte, die stärkere synaptische Kontakte untereinander besitzen als mit Nervenzellen anderer Ensembles. Doch wie kommen die Mitglieder eines Ensembles zu ihren starken gruppeninternen Synapsen? Nach Hebb werden Neurone stärker, wenn sowohl das prä- als auch das postsynaptische Neuron gleichzeitig aktiv ist, also Aktionspotenziale generieren. Wenn dagegen nur eines dieser Neurone aktiv ist, schwächt sich die Synapse ab. Als Donald Hebb diese Annahme formulierte, gab es kaum belastbare neurobiologische Erkenntnisse, auf die er sich berufen konnte. Heute weiß man, dass Hebb im Wesentlichen richtig lag und nennt die Annahme der Stärkung von Synapsen nach gemeinsamer Aktivität die „Hebbsche Lernregel" (Xu et al., 2009; Yang et al., 2009). In verkürzter Form lautet der Jargon:

What fires together, wires together

„What fires together, wires together". Das elegante an dieser Regel ist, dass unser Gehirn somit einen Mechanismus besitzt, um sich selbst ohne die Kontrolle einer höheren Instanz zu organisieren. Es tut dies, indem es die erfolgreichen neuronalen Interaktionen belohnt und die erfolglosen bestraft.

Das bedeutet nicht, dass ein Neuron die ganze Zeit nur in einem Ensemble aktiv sein muss, da es ja starke synaptische Kontakte mit Neuronen mehrerer Ensembles haben kann. Nehmen wir z. B. an, dass ein Neuron zu den Zellen der Ensembles A, B und C starke synaptische Kontakte besitzt. Wenn viele Mitglieder des Ensembles A aktiv sind, wird dieses Neuron ebenfalls in A aktiviert werden. Es kann dann aber nicht die Ensembles B und C aktivieren, da nur wenige Mitglieder von B oder C gleichzeitig auch Mitglieder von A sind. Unser Beispielneuron ist somit, während es zusammen mit der A-Gruppe feuert, nur Repräsentant einer kleinen aktiven Minderheit in B und C. Es ist in diesem Moment nicht stark genug, um auch noch die inaktiven Mitglieder dieser beiden Ensembles zu aktivieren. Ensembles können somit unabhängig voneinander sein, obwohl einzelne Neurone Mitglieder mehrerer Ensembles sind (Buzsáki, 2010). Ein Ensemble ist somit wie eine temporäre Koalition von Abgeordneten eines Parlaments. In der Debatte um eine bestimmte Gesetzesvorlage stimmt ein Teil der Abgeordneten dafür, ein Teil dagegen. Geht es danach um eine andere Gesetzesvorlage entsteht eine neue Koalition. Manche Abgeordnete sind gegen beide Gesetze und stimmen in beiden Fällen gegen die Vorschläge. Manche Parlamentarier sind für beide Vorhaben. Und natürlich gibt es auch Politiker, die nur für eines der beiden Gesetze stimmen. Jede Abstimmung setzt sich somit aus verschiedenen Individuen zusammen und versucht, die Mehrheit des Parlaments erreichen. Die individuellen Neurone innerhalb eines Ensembles sind wie diese Parlamentarier in einem temporären Bündnis, das sich bei der nächsten kognitiven Aufgabe wieder neu und anders formiert (vgl. Abb. 38).

Ein Neuron ist Mitglied mehrerer Ensembles

6.2.1 Das Entstehen und Vergehen eines Ensembles

Donald Hebb (1949) nahm an, dass ein Ensemble einer distinkten kognitiven Einheit entspricht, also einem Gedanken, einer gerade aktiven Erinnerung, einem Denkprozess. Wir wissen nicht, ob er Recht hatte, aber diese Idee ist sehr attraktiv und viele Wissenschaftler forschen deshalb an den Mechanismen der Bildung und des Zerfalls von Ensembles (von der Malsburg, 1994; Varela et al., 2001; Buzsáki, 2010). Ensembles stabilisieren sich zwar durch ihre hochfrequente gemeinsame Aktivität, aber trotzdem halten sie nicht ewig. Immer wieder bilden sich neue Gruppen gemeinsam aktiver Neurone und diesen neuen Ensembles gelingt es vielleicht nach einer Weile, einzelne Mit-

Entspricht ein Ensemble einem Gedanken?

glieder anderer Ensembles in ihren eigenen Aktivitätsrhythmus zu ziehen und sich somit auf Kosten ihrer Nachbarn zu vergrößern. Diesen neuen Siegern droht nach einer Weile immer ein ähnliches Schicksal durch ein anderes Ensemble. Im Sinne der zentralen Annahme von Donald Hebb würde dies bedeuten, dass ein Gedanke vergeht und einem neuen Gedanken Platz macht. Doch wie schaffen wir es dann, einen Gedanken lange Zeit zu denken, ohne dass sein Ensemble (= unser Gedanke?) zerfällt? Es könnte sein, dass hierbei die Dopaminrezeptoren unseres Gehirns eine wichtige Rolle spielen.

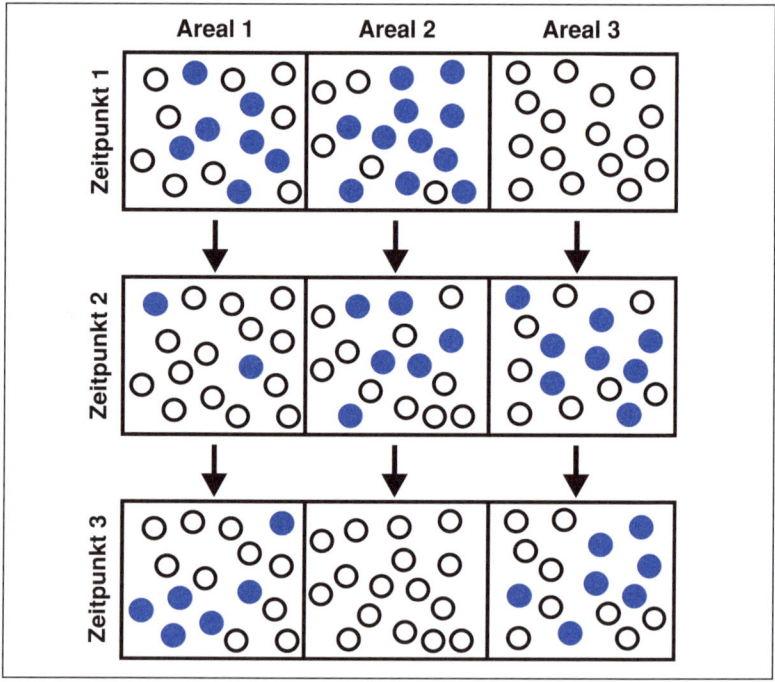

Abbildung 38: Schematische Darstellung der Arbeitsweise von Zellensembles

Die Areale 1 bis 3 seien fiktive corticale Bereiche. In jedem Areal repräsentieren die Kreise einzelne Nervenzellen. Inaktive Neurone sind weiß; aktive sind blau. Das Muster der Aktivität der Zellen der drei Areale wird über drei nacheinander folgende Zeitpunkte gezeigt. Zum Zeitpunkt 1 sind Neurone der Areale 1 und 2 aktiv und bilden zusammen ein Zellensemble. Zum Zeitpunkt 2 hat sich der Denkprozess verändert und alle drei corticalen Areale sind aktiv. Das neue Zellensemble konstituiert sich teilweise aus Nervenzellen, die schon zum Zeitpunkt 1 aktiv waren. Teilweise sind auch neue Neurone aktiv. Zum Zeitpunkt 3 gibt es keine Aktivität in Areal 2. Über alle drei Zeitpunkte hinweg sieht man, dass einige wenige Neurone bei allen drei Ensembles dabei sind. Die meisten Zellen sind aber nur Mitglieder einer oder zweier Ensembles. Ein Ensemble kann somit nicht durch ein einzelnes Neuron sondern nur durch die jeweilige Gruppe von individuellen Zellen verstanden werden.

Es gibt fünf verschiedene Dopaminrezeptoren (D_1 bis D_5), die man in die D_1- und die D_2-Gruppe aufteilt. Die übliche Annahme ist, dass die dopaminerge Wirkung auf das postsynaptische Neuron bei D_1 erregend und bei D_2 hemmend ist (Nitsche et al., 2010). Biophysikalische Überlegungen zeichnen dagegen ein etwas anderes Bild. Wahrscheinlich hängt die Wirkung von D_1- und D_2-Rezeptoren wesentlich mehr davon ab, in welchem Zustand sich das postsynaptische Neuron im Moment der Aktivierung der Dopaminrezeptoren befindet. Ist dieses Neuron gerade erregt, erhöht die Aktivierung seiner D_1-Rezeptoren die Aktivität des Neurons noch weiter. Ist das Neuron aber gerade wenig aktiv, wird es durch die Bindung von Dopamin an die D_1-Rezeptoren eher gehemmt (Durstewitz et al., 1999). Die Wirkung von D_2 ist weitestgehend spiegelbildlich.

D_1-Rezeptoren könnten Ensembles stabilisieren

Die Konsequenzen eines solchen Wirkmechanismus auf Zellensembles kann man am besten an der mesocorticalen Bahn zum Präfrontalcortex illustrieren. Der Präfrontalcortex ist für das Arbeitsgedächtnis von entscheidender Bedeutung. Das Arbeitsgedächtnis ist die Fähigkeit, sich eine kleine Anzahl von Informationen über kurze Zeit zu merken und mit diesen Informationen zu arbeiten. Eine Informationseinheit (z. B. eine Zahl oder ein Name) wird in unserem Cortex durch ein hochfrequent feuerndes neuronales Ensemble repräsentiert. Eine Ausschüttung von Dopamin aktiviert die D_1-Rezeptoren dieser Neurone und erhöht ihr Aktivitätsniveau noch weiter. Benachbarte Nervenzellen, die in diesem Moment keine wichtige Information kodieren, sind dagegen nur wenig aktiv. Die Aktivierung der D_1-Rezeptoren hemmt sogar diese Neurone. Als Konsequenz entsteht wahrscheinlich eine hohe Aktivitätsdifferenz zwischen den aktiven und den inaktiven Zellgruppen (Durstewitz & Seamans, 2008). Dieser erhöhte Signal-Rausch-Abstand (Signal = der Name, den wir uns merken wollen; Rauschen = weitere Gedanken, die uns durch den Kopf gehen) stabilisiert das Ensemble und somit die Arbeitsgedächtnisinformation. Wenn eine Störung des dopaminergen Systems vorliegt, wie z. B. bei Schizophrenie, zerfällt das geordnete Denken. Die Patienten werden durch kleinste Störungen abgelenkt und vergessen, was sie sich eigentlich merken wollten. Vieles an diesem Szenario ist derzeit noch sehr spekulativ (aber ich hatte Sie ja ganz zu Anfang dieses Kapitels diesbezüglich gewarnt!), aber wir wollen diesen Gedanken als fiktive Geschichte im folgenden Kasten zu Ende spinnen.

Die Ordnung des Denkens

Sie sitzen in einer Vorlesung, die ihrem Ende zugeht. Morgen ist Ihr Referat dran und Sie müssen dringend noch daran arbeiten. Am besten gleich wenn Sie nach Hause kommen, denn heute Abend wollen Sie noch ins Kino. Ob Sie noch kurz in die Bibliothek gehen sollten, um die eine Abbildung aus dem Lehrbuch zu kopieren? Die würde gut ins Referat passen, aber vielleicht verpassen Sie dann den Bus. Einkaufen müssten Sie eigentlich auch noch. Verdammt, der Nachmittag wird wieder mal zeitlich sehr eng! Der Dozent murmelt die Abschlussworte, es wird geklopft, Sie stehen auf. Beim Rausgehen sehen Sie Sabine. Vielleicht kommt sie ja mit ins Kino? Sabine hat's eilig, ist aber nicht abgeneigt, zusammen ins Kino zu gehen. Sie ruft Ihnen zu: „Ruf mich an: 44370." Leicht zu merken, brauchen Sie sich nicht aufzuschreiben.

Diesen Moment in Ihrem Gehirn wollen wir uns anschauen. Der obere Teil der Abbildung 39 zeigt Ihren präfrontalen Cortex als ausgerollten Teppich. Neuronale Ensembles sind entsprechend dem Grad ihrer Aktivität als Erhöhungen in dieser corticalen Landschaft dargestellt. Einige dieser Aktivitätshügel sind beschriftet. Sie sehen, dass Sie an die Dinge denken, die Ihnen beim kurzen Gespräch mit Sabine gerade durch den Kopf gingen: das Kino, die Telefonnummer und ein kleines bisschen auch Ihr Referat. Die kleinen Fenster neben den Hügeln zeigen die momentane Aktivität einzelner Neurone dieser Ensembles als Häufigkeit von Aktionspotenzialen (senkrechte Striche) entlang einer Zeitachse. Das Neuron, welches an der Repräsentation von Sabines Telefonnummer beteiligt ist, ist besonders aktiv.

Die Anforderung, Sabines Telefonnummer zu merken führt zu einer Freisetzung von Dopamin, die Ihre D_1-Rezeptoren aktiviert (mittleres Bild). Besonders aktive Zellen werden noch aktiver (der 44370-Hügel wird höher), weniger aktive Neurone werden schwächer (alle anderen Hügel werden kleiner). Die höhere Aktivität der Telefonnummer-Zellen führt diesem Ensemble weitere Erregung zu und stabilisiert es somit. Die Erhöhung des Signal-Rausch-Abstandes macht es leicht, die Telefonnummer aus dem Gewirr anderer Gedanken herauszulesen. In diesem aktivsten Ensemble haben sich mittlerweile die individuellen Neurone miteinander synchronisiert. Das sieht man in der Abbildung an den Aktivitätsmustern von zwei Zellen dieses Ensembles, die vollständig identisch sind, also zeitgleich feuern.

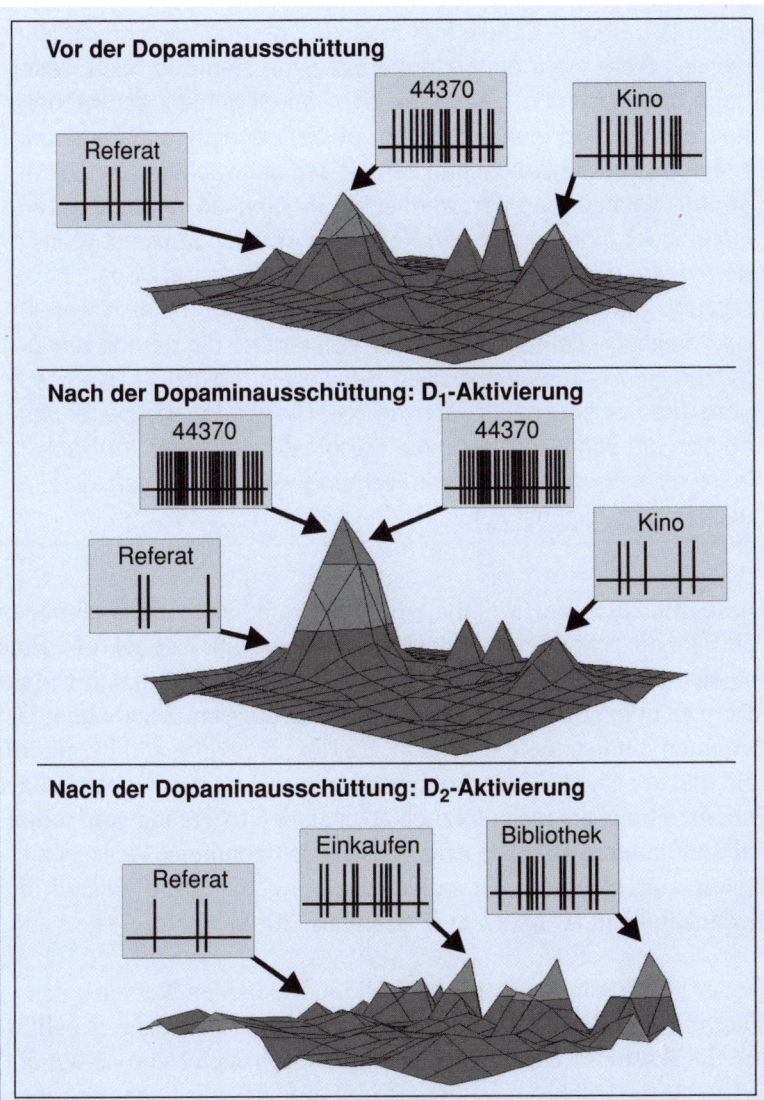

Vor der Dopaminausschüttung

44370

Kino

Referat

Nach der Dopaminausschüttung: D₁-Aktivierung

44370

44370

Kino

Referat

Nach der Dopaminausschüttung: D₂-Aktivierung

Einkaufen

Bibliothek

Referat

Abbildung 39: Schematische Darstellung der neuralen Aktivitäten als corticale Landschaft

Die Höhe der Hügel gibt die Stärke der Aktivität von neuronalen Populationen wieder, die einen Gedanken („Referat", „44370") aufrecht erhalten. Die einzelnen Fenster zeigen die Aktionspotenziale entlang einer Zeitachse für ein einzelnes Neuron, das am Denken eines bestimmten Gedankens teilnimmt.

Sinkt die Dopaminkonzentration im präfrontalen Cortex ab, dominieren plötzlich die D₂-Rezeptoren, die auch bei niedrigeren Dopaminkonzentrationen arbeitsfähig sein können. Plötzlich verwandelt sich die corticale Landschaft massiv (vgl. Abb. 39 unten). Nun werden nicht mehr die besonders aktiven Neurone noch weiter nach oben getrieben, sondern, ganz im Gegenteil, schwächere neurale Aktivierungen profitieren von der geringen dopaminergen Freisetzung. Die Landschaft zerfällt und schwächere Gedankenströme gelangen an die Oberfläche. Ihr Denken wirkt zerfahren; vieles geht Ihnen durch den Kopf aber kein Gedanke ist wirklich dominierend. Sollte in diesem Augenblick eine neue Dopaminfreisetzung kommen, würden erneut die D_1-Rezeptoren aktiv werden und diejenige neurale Population verstärken, die gerade am aktivsten ist. Als Resultat würden Sie vielleicht plötzlich anfangen, über Ihren Einkauf nachzudenken oder Sie würden darüber brüten, ob sich der schnelle Weg in die Bibliothek noch lohnt. Ihr Denken wäre schlicht in eine andere Richtung weitergegangen. Sabine aber würde umsonst auf Ihren Anruf warten.

Dieses Beispiel macht einige von den krankhaften Veränderungen deutlich, die schizophrene Menschen quälen (vgl. Kapitel 6.1). Eine schwache Aktivierung der D_1-Rezeptoren im präfrontalen Cortex macht es unmöglich, Gedanken lange Zeit aufrecht zu erhalten. Die Patienten sind schnell abgelenkt, da die „Denkhügel" alle niedrig sind und der Signal-Rausch-Abstand minimal ist. Die Gedanken der Patienten brechen auch plötzlich ab (vgl. den Übergang vom mittleren zum unteren Bild bei Abb. 39) und schizophrene Menschen erfinden dann eventuell paranoide Erklärungen, warum jemand ihre Gedanken klaut (Durstewitz & Seamans, 2008).

Bisher haben wir so getan, als ob die individuellen Nervenzellen in einem Ensemble über Zeit stabil bleiben, aber ständig ihre Koalitionäre wechseln. In Wirklichkeit verändern sich auch Neurone ständig, indem sie die Erfahrungen, die wir im Laufe unseres Lebens machen, in ihren Synapsen abbilden. Auch hierbei spielt das dopaminerge System eine wichtige Rolle. Die Menge und der Zeitpunkt der Freisetzung von Dopamin gibt uns die Fähigkeit, Lernprozesse über Erwartungsrückmeldungen zu organisieren (Montague et al., 2004). Hierbei wird die Dopaminfreisetzung reduziert, wenn das Ergebnis der Handlung schlechter war, als man erwartet hatte. Ist man dagegen positiv überrascht worden, erhöht sich augenblicklich die Dopaminfreisetzung. Diese sofortige negative oder positive dopaminerge Rückmeldung schwächt die gerade aktiven Synapsen bei Misserfolg

Die Dopaminfreisetzung signalisiert die Güte der Vorhersage

oder stärkt sie bei Erfolg. Das Ganze ähnelt dem Kinderspiel „Topf-schlagen", bei dem ein Kind mit Augenbinde einen Topf suchen muss und von seinen Freunden mit ständigen Rufen („kälter", „ganz kalt", „wärmer", „noch wärmer", „heiß") in die richtige Richtung gelenkt wird. Genauso werden neuronale Verbindungen solange mo-difiziert, bis eine Handlung optimal abläuft. Diese Erkenntnisse stel-len den Kern der Temporal-Difference-Learning-Theorie dar, die einen Mechanismus beschreibt, wie neuronale Rückmeldungen im-mer bessere Prädiktionen der eigenen Handlungen ermöglichen (vgl. den folgenden Kasten; Kurth-Nelson & Redish, 2009).

Dopaminerge Rückmeldung

Stellen Sie sich vor, sie arbeiten am Computer mit einem neuen Textverarbeitungssystem. Die Reklame des Herstellers verspricht ihnen eine extrem komfortable Bedienung, aber zuerst sind sie durch die vielen ungewohnten Symbole und ihre ungewöhnliche Anordnung verwirrt. Sie haben schon einen Absatz geschrieben und jetzt möchten Sie ein Wort unterstreichen. Eigentlich eine einfache Aufgabe und es gibt auch ein Symbol auf der Arbeits-leiste, das dem Knopf zum Unterstreichen bei ihrem alten Text-verarbeitungssystem ähnelt. Sie markieren das Zielwort, drücken diesen Knopf, aber anstatt zu unterstreichen, sucht ihr Rechner jetzt nach Synonymen für das markierte Wort. Zuerst sind sie verwirrt, dann verärgert. Sie versuchen es noch einmal, aber leider mit dem gleichen Ergebnis. Jetzt machen Sie sich auf die Suche nach dem Befehl zum Unterstreichen. Sie probieren alles Mögliche ohne Erfolg aus, bis Sie endlich fündig werden. Ein Klick und das Wort ist unterstrichen. Na endlich! Ein Gefühl der Befrie-digung macht sich breit. Das nächste Mal werden sie nicht mehr so lange suchen müssen.

Abbildung 40 gibt schematisch die Aktivität eines dopaminergen Neurons zu drei Zeitpunkten wieder, die mit einem Pfeil markiert sind: (a) während das Textverarbeitungssystem etwas anderes macht als sie es wollen (die Zelle stoppt ihre Aktivität); (b) während sie den neuen Knopf zum Unterstreichen entdecken (die Zelle feuert mehr als gewöhnlich); (c) während sie diesen Knopf zu einem späteren Zeitpunkt verwenden, als ihnen das neue Pro-gramm schon wohl bekannt ist (die Zelle verändert ihre Aktivität nicht).

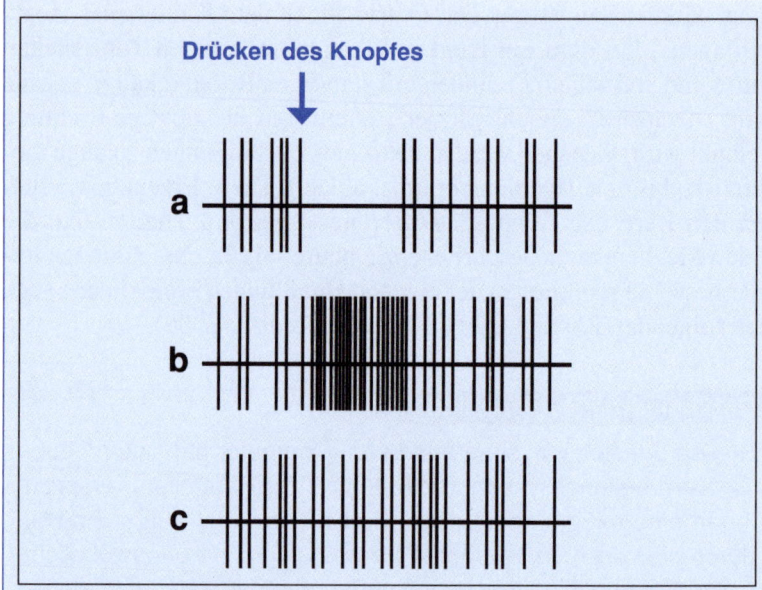

Abbildung 40: Schematische Darstellung der Aktivität eines dopaminergen Neurons während einer (a) unerwartet negativen, (b) unerwartet positiven, (c) erwarteten Rückmeldung (der Beginn ist durch den Pfeil markiert) auf die eigene Handlung

6.2.2 Die Spur der Ensembles

Wenn Donald Hebb die Idee der Ensembles schon 1949 formuliert hatte und so viele Wissenschaftler sie faszinierend finden, warum wissen wir dann so viele Jahrzehnte danach immer noch nicht, ob diese Idee richtig ist? Das liegt unter anderem an den technischen Problemen, die das Prüfen dieser Theorie mit sich bringt. Bei Ableitungen einzelner Neurone von Tieren, die gerade mit einer kognitiven Aufgabe beschäftigt sind, lässt sich die Dynamik einer Gruppe von Zellen kaum überprüfen. Ableitungen der aufsummierten Aktivitäten vieler Neurone, wie im *lokalen Feldpotenzial (LFP)* oder im *Elektroenzephalogramm (EEG)* geben zwar ein zeitlich hochgradig aufgelöstes Bild einer sehr kleinen (LFP) oder sehr großen Zellpopulation (EEG), aber das Wechseln der Zugehörigkeit individueller Neurone zwischen verschiedenen Ensembles abhängig von kognitiven Prozessen lässt sich darin nicht erkennen (Logothetis et al., 2007). Hierzu sind simultane Ableitungen von sehr vielen Einzelneuronen im wachen und kognitiv beschäftigten Tier notwendig. Es gibt erfolgversprechende Ansätze in diese Richtung (Maurer et al., 2006; Sirota et al., 2008), aber der Weg ist noch weit, bis aus diesen Daten eine echte experimentelle Überprüfung der Ensemble-Theorie von Donald Hebb entsteht. Zudem ist selbst bei einer erfolgreichen Lösung der technischen Probleme das prinzipielle Problem nicht gelöst, ob im Sinne von Hebb, die Gleichsetzung eines aktiven Ensembles und eines Gedankens, wie wir ihn subjektiv erleben gerechtfertigt ist.

Ensembles sind schwierig zu beobachten

Die in der Biologischen Psychologie am weitesten verbreitete Methode, um die zeitliche Dynamik der elektrischen Felder im menschlichen Gehirn während kognitiver Prozesse sichtbar zu machen, ist das EEG (Elektroenzephalogramm). Wenn die Ensemble-Theorie stimmt, bildet das EEG natürlich nur die summierte Aktivität vieler Ensembles ab. Zwar können die Ergebnisse der EEG-Forschung somit vor dem Hintergrund der Hebb'schen Theorie interpretiert werden, die Forschung selbst kann aber die Theorie nicht beweisen. Trotzdem hat die EEG-Forschung natürlich enorme Beiträge für unser Verständnis der neuralen Grundlagen kognitiver Operationen geleistet, und wir werden diese Methode gleich etwas genauer kennenlernen. Aber schauen wir doch erst einmal, wie sich Ensembles auf das EEG auswirken sollten.

Wenn sich ein kleines lokales Ensemble bildet (z. B. bei der Erkennung eines Gesichtes), feuern die Neurone dieser Gruppe. Da bei einem uns bekannten Gesicht viele Mitglieder des Ensembles bereits starke Terminalien aufeinander haben sollten, aktivieren sich die Zellen der Gruppe ununterbrochen gegenseitig. Dadurch steigt die Ensemble-Aktivität noch stärker an. Da die Pyramidalneurone des Ensembles bei einem Aktionspotenzial immer auch lokale GABAerge Interneurone mitaktivieren, fließt auch Hemmung in die Gruppe zurück. Aus dieser Kombination von Aktivierung und Hemmung kann ein hochfrequenter und synchronisierter Rhythmus von über 30 Hz entstehen (das sog. Gamma-Band). Das Ensemble feuert jetzt in schnellen Salven und wird dazwischen kurzfristig gehemmt. Durch die Schwingung der Membranleitfähigleit der Zellen des Ensembles können Einflüsse außerhalb des Ensembles nur schwer die Gruppe auseinanderreißen, da die Mitglieder in den Hemmungsphasen nicht aktivierbar sind und in den Aktivphasen sowieso von Aktionspotenzialen ihrer Gruppenmitglieder überflutet werden. Wenn im EEG eine örtlich begrenzte hochfrequente Aktivität auftaucht, könnte dies somit ein Merkmal von lokalen Ensembles sein, die sich gebildet haben und gerade aktiv sind (Gruber & Müller, 2005).

Das Elektroenzephalogramm (EEG)

Hunderttausende aktiver Neurone erzeugen aufsummierte elektrische Erregungen, die auch an der Oberfläche des menschlichen Schädels als Variationen der elektrischen Spannung gemessen werden können. Hierzu werden Elektroden in regelmäßigen Abständen auf die Kopfhaut geklebt. Um die Elektroden komfortabel und schnell an immer den gleichen Punkten zu befestigen, benutzt man in der Regel eine EEG-Kappe, wie sie in Abbildung 41 zu sehen ist. Die damit empfangenen Signale sind natürlich nur schwach und betragen wenige Mikrovolt; sie müssen deshalb verstärkt werden. Durch die Vielzahl der Elektroden (heutige Systeme nutzen zwischen 32 und 256 Elektroden) lassen sich die lokalen Variationen der Spannungsveränderungen rechnerisch auf bestimmte Regionen des Gehirns zurückführen. Allerdings ist die hierbei erzielte anatomische Auflösung schlechter als im fMRT, dafür aber zeitlich erheblich feinkörniger.

Das EEG bildet die summierte Aktivität von sehr vielen Neuronen ab

Eine einzelne EEG-Spur von einer Elektrode beinhaltet das überlagerte Signal von Millionen Neuronen, die in sehr unterschiedlichen Frequenzen feuern. Mit einer Fourier-Analyse lassen sich aus dem EEG-Signal einzelne Frequenzkomponenten identifizieren, die bei bestimmten Aufgaben und Zeitpunkten stärker oder schwächer beteiligt sein können. Wenn man die Augen schließt und müde ist, dominiert das Alpha-Band (8 bis 12 Hz; Jensen & Mazaheri, 2010). Bei konzentrierter mentaler Arbeit tritt das Beta-Band (14 bis 25 Hz) wesentlich stärker in den Vordergrund (Hipp et al., 2011). Beim Übergang zwischen Wachsein und Schlaf treten häufig Theta-Wellen (4 bis 7 Hz) auf. Im Tierexperiment konnten sie besonders mit der Aktivität des Hippocampus bei der räumlichen Orientierung assoziiert werden (Mizuseki et al., 2009). Der niedrigste Rhythmus ist der des Delta-Bandes (< 3 Hz), der vor allem im Tiefschlaf dominiert (Mölle et al., 2004). Das Gamma-Band (> 25 Hz) wird vor allem in Kombination mit der Idee der Aktivierung eines Ensembles kontrovers diskutiert (Engel et al., 2001).

Wenn man einer Versuchsperson regelmäßig ein sensorisches Signal wie z. B. einen Lichtblitz gibt, kann man im EEG und über den okzipitalen Elektroden eine systematische Veränderung des EEGs feststellen. Dieses Signal ist aber von vielen spontanen Schwankungen überlagert und manchmal nicht gut zu erkennen. Mit einem einfachen Trick lässt sich das Signal (die regelmäßige Veränderung der Spannungsänderung auf den Blitz) vom Rauschen

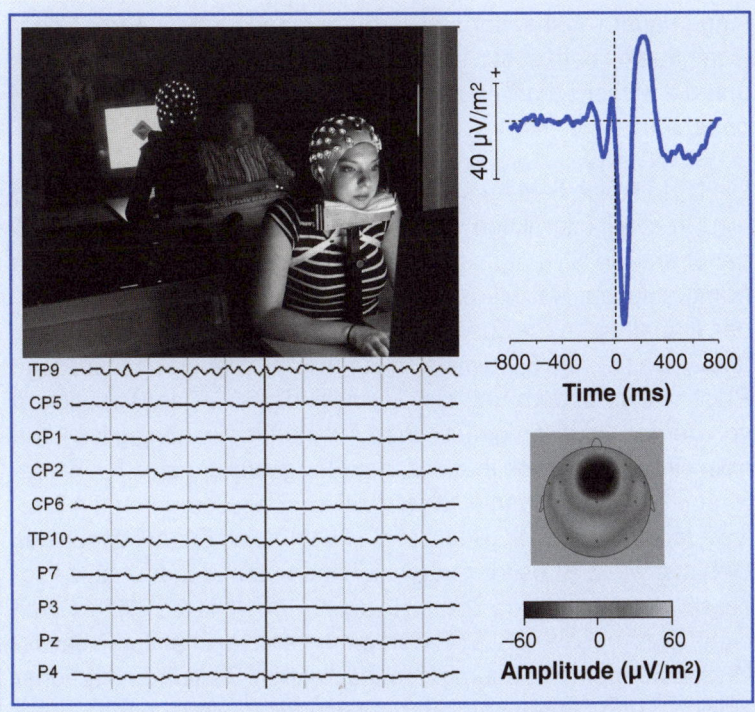

Abbildung 41: Durchführung und Ergebnisse einer EEG-Messung (Abdruck erfolgt mit freundlicher Genehmigung von C. Beste und J. Yordanova)

Links oben ist die Durchführung eines EEG-Experiments dargestellt. Links unten sind die EEG-Spuren verschiedener Elektroden (die jeweilige Elektrodenposition ist ganz links angegeben) über einen Zeitraum von mehreren Sekunden widergegeben. Rechts oben ist die N_e mit ihrer starken Negativierung dargestellt. Rechts unten ist die Topografie der maximalen Negativierung der N_e auf dem Schädel dargestellt. Wie man sieht, ist dies der zentrale vordere Bereich des Kopfes. Das korrespondiert mit der Beobachtung, dass die N_e primär im medialen PFC generiert wird (Beste et al., 2010).

(spontane Fluktuationen des EEGs) trennen: Man nimmt hierzu den Blitz als Taktgeber und konzentriert sich nur auf die Sekunde nach diesem Ereignis. Wenn man nun Dutzende von EEG-Signalen nach dem Blitz aufmittelt, bleibt das *ereigniskorrelierte Potenzial (EKP)* übrig und das Rauschen ist weg. Der Taktgeber muss nicht immer ein externer sensorischer Reiz sein. Auch ein mentales Ereignis, welches regelmäßig und zeitlich präzise bestimmbar auftritt, kann als Taktgeber fungieren. Verschiedene kognitive Ereignisse erzeugen unterschiedliche EKP-Komponenten. Biologische Psychologen haben mittlerweile eine größere Gruppe von diesen Komponenten identifiziert. Sie im Einzelnen zu besprechen würde zu lange dauern. Daher soll stellvertretend nur die „N_e" (Error Negativity; Falkenstein et al., 1991) besprochen werden, um die Logik und die wissenschaftliche Bedeutung der Analyse von EKP-Komponenten zu illustrieren.

Die N_e tritt nach dem Auftreten einer fehlerhaften Reaktion auf und wird in einer Interaktion von Basalganglien und medialem PFC generiert. Die N_e repräsentiert somit eine wesentliche Teilfunktion fronto-striataler Netzwerke, die mit der ständigen Evaluation eigener Handlungen im Zusammenhang stehen (Holroyd & Coles, 2002). Da neurale Systeme sich durch lernabhängige synaptische Plastizität verändern und die Geschwindigkeit dieser Variationen von der individuellen genetischen Ausstattung abhängig ist, kann man eine Vielzahl von interessanten Fragestellungen zu den neurogenetischen Mechanismen kognitiver Prozesse durch die Analyse der N_e erforschen (Beste et al., 2011). Auch Erkrankungen des Gehirns, wie z. B. bei den verschiedenen neurodegenerative Prozesse, hinterlassen ihre Spuren in der N_e (Beste et al., 2009). Somit bietet die Analyse von EKP-Komponenten die Chance, Prozessveränderungen von neuralen menschlichen Systemen mit hoher zeitlicher und mäßiger örtlicher Auflösung zu untersuchen.

Zusammenfassung

Informationsverarbeitung im Gehirn spielt sich auf mindestens zwei Ebenen ab. Die erste ist die der Hirnareale. Diese sind auf bestimmte Aufgaben spezialisiert und werden beim Bearbeiten entsprechender Anforderungen aktiv. In diesem Kapitel haben wir dies die Makroebene genannt. Die zweite Ebene ist die Mikroebene der Ensembles. Das sind Gruppen gemeinsam aktiver Nervenzellen, die häufig hochfrequent und synchron gemeinsam feuern. Sie repräsentieren einen bestimmten Prozess, einen Gedanken oder eine gerade aktive Erinnerung. Ensembles sind häufig über viele Areale verstreut. Sie stehen in ständiger Konkurrenz zu anderen Ensembles. Die dopaminerge Freisetzung im Cortex kann ihre Lebensdauer entscheidend beeinflussen. Dopamin ist auch in der Lage, die Güte der eigenen Voraussagen zurückzumelden und somit Neurone einem ununterbrochenen Lernprozess zu unterwerfen, der ihre Eigenschaften verändert. Elektrophysiologische Forschungsverfahren repräsentieren Möglichkeiten, diese Mechanismen wissenschaftlich zu untersuchen.

1. Erläutern Sie die funktionelle Organisation des präfrontalen Cortex.
2. Wie werden Handlungen von den Arealen 8 und 6 organisiert?
3. Was ist ein Ensemble?
4. Kann man im EEG lokale und weit verstreute Ensembles unterscheiden?
5. Wie ist die Wirkung der Aktivierung dopaminerger Rezeptoren auf das Wachsen und Zerfallen von neuronalen Ensembles?
6. Wie justiert die dopaminerge Rückmeldung die Synapsen von Neuronen, die an einer Handlung beteiligt sind?
7. Was ist ein ereigniskorreliertes Potenzial?
8. Welche Frequenzbänder werden im EEG definiert und mit welchen mentalen Vorgängen werden Sie assoziiert?

Lösungshinweise finden Sie unter
www.hogrefe.de/buecher/lehrbuecher/psychlehrbuchplus.

Kapitel 7

Gedächtnissysteme: Arbeitsgedächtnis und deklaratives Gedächtnis

Inhaltsübersicht

7.1	Das Arbeitsgedächtnis	153
7.2	Die Rolle des Hippocampus	156
7.3	Die Entstehung des deklarativen Langzeitgedächtnisses	159
7.4	Die Rolle der NMDA-Rezeptoren	163
7.5	Ungelöste Fragen	166
7.6	Der Abruf aus dem Gedächtnisspeicher	169

Zusammenfassung 171
Fragen 171

Ein Zauberladen! Monate stand das Ladenlokal im Univiertel leer und jetzt entdecken Sie zufällig auf Ihrem Weg nach Hause, dass ein Geschäft für Zauberartikel eingezogen ist. Wunderbar! Neugierig treten Sie ein und sind gleich gefangen von den Tausend merkwürdigen Gegenständen, Schachteln und Kugeln, die im dämmerigen Licht des Verkaufsraums ausliegen. Ein ungewöhnlicher Duft schwebt im Raum; Patschuli? Zuerst schauen Sie sich einen Hut mit doppeltem Boden an. Etwas weiter entdecken Sie ein süßes, kleines Stoffkaninchen und überlegen, ob das wohl in den doppelten Boden des Hutes passen könnte. Da spricht Sie plötzlich von hinten jemand an: „Kann ich dir helfen?" Der Mann ist bestimmt über 50, ein südländischer Typ, hager, dunkle Haare, Geheimratsecken und langer Pferdeschwanz. Seine Kleidung ist irgendwie ungewöhnlich, aber das passt ja zum Laden. Sie antworten, dass sie nur ein bisschen stöbern. „Ich zeige dir was", sagt er und kramt in einer Schublade. Der Akzent ist ungewöhnlich; portugiesisch? Dass er Sie trotz des erheblichen Altersunterschiedes duzt, ist auch komisch; merkwürdiger Kauz. Er zeigt Ihnen eine silberne Münze. Blitzschnell verschwindet sie, taucht woanders wieder auf, wird in eine Kupfermünze verwandelt, wird in Papier eingepackt, das Papier wird verbrannt, die Kupfermünze taucht aus dem verbrannten Papierbeutel als Silbermünze wieder auf, verschwindet erneut, taucht als zwei Kupfermünzen aus Ihrer Hemdentasche wieder auf, um sich innerhalb der Handfläche des Mannes wieder zurück in eine Silbermünze zu verwandeln. Sie haben extrem aufgepasst und trotzdem nicht gesehen, wie er das geschafft hat. Ihr ratloses Gesicht freut den Mann. „Eigentlich ein alter Trick. Aber mit den neuen Zaubermünzen aus Recife kann man noch ganz neue Varianten erzeugen", sagt er. „Recife?", fragen Sie. „Eine Stadt in Ostbrasilien" antwortet er, „nicht besonders reich, aber wunderbar. Genau der richtige Ort, um die Welt mit Zauberei zu beglücken. Wenn Du die Münzen kaufst, zeige ich dir, wie das Kunststück geht.

Ein paar Wochen später setzen Sie sich in den Bus Richtung Universität. Ihnen gegenüber sitzt ein Mann, ein nicht mehr ganz junger südländischer Typ mit Pferdeschwanz. Er grinst Sie an. Sie kennen ihn, aber kommen nicht darauf, woher. „Was macht der Münzentrick?" fragt er. Da fällt Ihnen ein, woher Sie ihn kennen. Der Zauberladen mit dem Patschuli-Duft, der Hut mit doppeltem Boden, das Kaninchen und natürlich der Münzentrick entstehen plötzlich lebendig vor Ihrem inneren Auge.

Es gibt verschiedene Gedächtnisarten

Bitte merken Sie sich diese Zahl: „3447025". Schließen Sie die Augen und wiederholen Sie sie. Nun überlegen Sie, was Sie heute noch so alles vorhaben. Und dann wiederholen Sie die Zahl erneut. Gelingt es Ihnen? Wahrscheinlich haben Sie die Zahl im ersten Moment wiederholen können. Es könnte aber sein, dass Sie nach den Überlegungen zum Tagesplan die Zahl nicht mehr fehlerfrei hinkriegen. Spätestens aber wenn Sie mit diesem Kapitel zu Ende sind, werden Sie sich mit großer Wahrscheinlichkeit nicht mehr an die Zahl erinnern können. Diese kurzlebige Gedächtnisspur ist dann zerfallen. Diese Art von Gedächtnis nennen wir Arbeitsgedächtnis.

Jetzt stelle ich Ihnen noch eine zweite Frage: Erinnern Sie sich an Ihren 18. Geburtstag? Gab es eine Feier und wenn ja, wer war eingeladen? Fragen wie diese führen zu einer Zeitreise in unsere Vergangenheit. In unserem Kopfkino suchen wir zuerst nach diskriminatorischen Hinweisen, die unseren 18. Geburtstag vom 17. oder 19. unterscheiden. Wenn wir solche Hinweisreize gefunden haben, können wir die Ereignisse unseres 18. Geburtstags mit den beteiligten Personen, der Musik und dem Ort erneut in unserer Erinnerung ablaufen lassen. Diese Art von Gedächtnis nennen wir „episodisches Gedächtnis". In ihm sind Ereignisse unseres Lebens abgespeichert, die sich in genau dieser Art und Weise nur ein einziges Mal abgespielt haben. Das episodische Gedächtnis besteht aus langlebigen Gedächtnisspuren, die theoretisch ein Leben lang halten können. Wir werden in diesem Kapitel lernen, dass die Unterscheidung zwischen Kurz- und Langzeitspeicher die vielleicht wichtigste Differenzierung unseres Gedächtnisses darstellt (vgl. Abb. 42). Während das Kurzzeitgedächtnis durch Veränderungen der Aktivitäten von Ensembles von Neuronen realisiert wird, muss unser Gehirn morphologisch die Synapsen von Zellverbindungen umbauen, um ein Langzeitgedächtnis zu erzeugen. Deshalb ist das Kurzzeitgedächtnis sofort verfügbar, aber kurzlebig, während das Langzeitgedächtnis länger zum Aufbau braucht, aber dafür auch lange hält.

Jetzt kommen noch zwei Fragen: Was ist die Hauptstadt Italiens und wann und wo haben Sie das gelernt? Mit großer Wahrscheinlichkeit wissen Sie die Antwort, aber Sie wissen nicht, wann und wo Sie das gelernt haben. Dabei hat es mit Sicherheit einen bestimmten Moment in Ihrem Leben gegeben, in dem Sie zum ersten Mal lernten, dass Rom die Hauptstadt Italiens ist. Wieso ist das dann nicht Teil Ihres episodischen Gedächtnisses? Wieso ist nur die Information über Rom erhalten, ohne dass Sie sich an die Begleitumstände des Lernens erinnern können? Wir werden diese Fragen im Kapitel 7.6 genauer diskutieren. Kurz gesagt liegt der Unterschied darin, dass wir in so

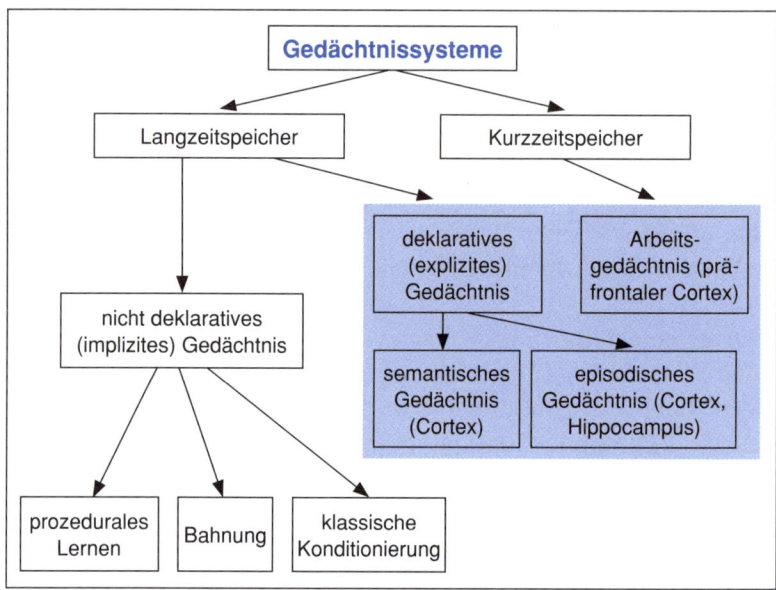

Abbildung 42: Die verschiedenen Typen des Gedächtnisses. Die eingerahmten und dunkler hinterlegten Gedächtnistypen und ihre neuralen Speicherorte werden in diesem Kapitel besprochen.

vielen Situationen unseres Lebens gehört und gelesen haben, dass Rom die Hauptstadt Italiens ist, dass wir den episodischen Aspekt vergessen, aber das Faktenwissen gespeichert haben. Das Gedächtnis für solche Fakten nennen wir „semantisches Gedächtnis" und es funktioniert etwas anders als das episodische Gedächtnis. Und nun eine letzte Frage: Können Sie mir beschreiben, wie Sie es beim langsamen Fahrradfahren schaffen, nicht umzufallen? Wahrscheinlich machen Sie jetzt Bewegungen nach, die in einer solchen Situation auftreten könnten, um mir beschreiben zu können, was Sie in einer solchen Situation tun. Das Gedächtnis für motorische Routinen nennen wir prozedurales Gedächtnis. Während wir die Inhalte des episodischen und des semantischen Gedächtnisses problemlos verbalisieren können, fällt uns das beim prozeduralen Gedächtnis schwer. Deshalb ist die nächste wichtige Unterscheidung innerhalb unseres Gedächtnissystems diejenige zwischen deklarativem (verbalisierbarem) und nicht deklarativem (nicht oder nur schwer verbalisierbarem) Gedächtnis. Manche Wissenschaftler benutzen für diese Unterscheidung auch die Begriffe „explizit" (deklarativ) und „implizit" (nicht deklarativ). Deklaratives und nicht deklaratives Gedächtnis werden im Gehirn sehr unterschiedlich verarbeitet. Wie aus Abbildung 1 deutlich wird, kann das nicht deklarative Gedächtnis in mehrere Subformen unterteilt werden. Eine Subform ist das prozedurale Gedächtnis. Im Kapitel 7 werden wir das Arbeitsgedächtnis und das deklarative Gedächtnis besprechen. Im Kapitel 8 wird dann das nicht deklarative Gedächtnis beleuchtet.

7.1 Das Arbeitsgedächtnis

Konzentrieren wir uns auf den Moment, in dem Sie sich im Zauberladen das kleine Stoffkaninchen anschauten. Während Sie das Kaninchen sahen, überlegten Sie, ob es in den doppelten Boden des Hutes reinpassen könnte, den Sie eine Regalreihe vorher gesehen hatten. Hierzu mussten Sie sich den Hut in Erinnerung rufen und der Hut wurde in diesem Augenblick in ihrem *Arbeitsgedächtnis* repräsentiert.

Begriffsklärung: Arbeitsgedächtnis

Das Arbeitsgedächtnis ist ein neurokognitives System, mit dem wir Informationen für einen kurzen Zeitraum durch erhöhte Aktivität eines neuronalen Ensembles aufrechterhalten und bearbeiten können.

Wenn Sie diesen Satz lesen, müssen Sie den Anfang des Satzes in ihrem Arbeitsgedächtnis speichern, um am Ende des Satzes den gesamten Inhalt verstanden zu haben. Danach gehen große Teile der Detailinformation wieder verloren. Das Arbeitsgedächtnis ist somit nur ein Ort des kurzfristigen Speicherns. Seine Kapazität beträgt nach einer klassischen Auffassung ca. 7 Einheiten bzw. 2 bis 3 Sekunden. Das ist die Zeit, die wir im Deutschen brauchen, um in einem inneren Monolog 7 Gegenstände zu benennen. Baddeley und Hitch (1974) haben ein Modell des Arbeitsgedächtnisses vorgeschlagen, das über lange Zeit die Kognitive Psychologie dominierte. Ihrer Meinung nach besteht das Arbeitsgedächtnis aus einer „zentralen Exekutive", die festlegt, welche Information mit welcher Dringlichkeit bearbeitet werden soll. Die zentrale Exekutive verfügt über drei untergeordnete Speichermodule, die die Sprachprozesse (phonologische Schleife), die räumliche Kognition (räumlich-visueller Notizblock) sowie episodische Teilprozesse (episodischer Puffer) organisieren. Das letztgenannte Modul wurde von Baddeley erst im Jahre 2000 zum Modell hinzugefügt (Baddeley, 2000). Das Postulat eines Arbeitsgedächtnisses war notwendig geworden, da Kognitions-

Arbeitsgedächtnismodell von Baddeley und Hitch

psychologen erkannt hatten, dass das alte Konzept des *Kurzzeitge-dächtnisses* erweitert werden musste. Das Kurzzeitgedächtnis sieht einen passiven kurzfristigen Speicher vor, in dem Information einfach nur vorgehalten wird, ohne dass etwas mit dieser Information passiert. Wenn Sie sich aber vorstellen, wie Sie im Geiste den Hut mit doppelten Boden auf seine Fähigkeit überprüfen, ein Stoffkaninchen zu beherbergen, stellen Sie fest, dass wir mit den Gegenständen in unserem kurzfristigen Speicher arbeiten (daher der Name „Arbeits-

Neuere Konzepte   gedächtnis") und sie ständig miteinander verknüpfen. Neuere Konzepte des Arbeitsgedächtnisses weichen von den Vorstellungen Baddeleys ab und gehen davon aus, dass es sich hierbei um den gerade aktivierten Teil des Langzeitgedächtnisses handelt (Cowan, 2008), der Teilprozesse aktiviert, die nicht auf die von Baddeley und Hitch (1974) angenommenen zwei bzw. drei Subprozesse beschränkt sein müssen. Aber unabhängig davon, welche der momentan diskutierten Theorien man auch favorisiert, sind sich alle Wissenschaftler einig, dass der präfrontale Cortex die zentrale Komponente des Arbeitsgedächtnisses ist. Entsprechend führen Läsionen dieser Region bei Patienten zu schweren Störungen dieses Gedächtnistyps.

Was passiert im präfrontalen Cortex, während wir eine Arbeitsgedächtnisaufgabe durchführen? Studien mit fMRT zeigen, dass verschiedene Regionen des präfrontalen Cortex in genau dem Zeitraum aktiviert werden, in dem wir uns einen Gegenstand merken müssen, den wir gerade nicht mehr sehen oder hören können. Das ist genau die Situation, in der Sie vor dem Stoffkaninchen standen: Sie vergegenwärtigten sich den Hut mit doppeltem Boden, den Sie eine Regalreihe vorher gesehen hatten. Funahashi et al. (1998) leiteten die Aktivität von einzelnen Neuronen des Präfrontalcortex ab, während Affen tion und das Ergebnis sind in Abbildung 43 dargestellt.

Die in der Versuchskammer sitzenden Affen wurden darauf trainiert, auf die Mitte eines großen Kreuzes zu schauen und den Blick nicht von diesem Kreuzungspunkt abzuwenden. Danach erschien in einem der vier Quadranten für kurze Zeit ein Rechteck. Die Affen durften dieses Rechteck nicht anschauen, mussten sich aber den Quadranten merken, in dem das Rechteck positioniert war. Dann verschwand das Rechteck. Die Affen mussten nun im Arbeitsgedächtnis behalten, welcher Quadrant der Richtige war. Endlich, nach einem kurzen Hinweisreiz, durften die Tiere in Richtung des „richtigen" Quadranten blicken und wurden dafür mit Saft belohnt. Schauen wir uns in der unteren Hälfte der Abbildung 43 die Aktivität eines einzelnen Neu-

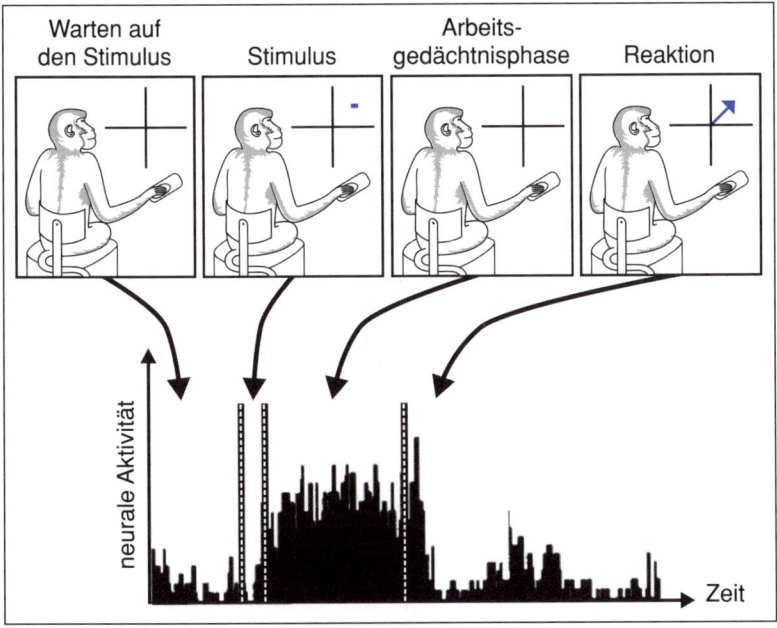

Abbildung 43: Aufbau und Ergebnisse einer Studie zum Arbeitsgedächtnis
(nach Funahashi, 1989)

Neurone im präfrontalen Cortex sind während einer Arbeitsgedächtnisaufgabe aktiv und könnten somit den zu merkenden Stimulus intern Aufrecht halten. Die obere Reihe zeigt den Versuchsaufbau, bei dem ein Affe auf den Stimulus wartet, während er das Zentrum des Kreuzes fixiert. Danach wird dem Tier kurz im oberen rechten Quadranten ein Stimulus gezeigt, während es seinen Blick auf die Kreuzmitte gerichtet halten soll. Anschließend verschwindet der Stimulus und das Tier muss sich seine Position in der Arbeitsgedächtnisphase merken. Nach einem Signal soll das Tier dorthin blicken, wo der Stimulus aufgetaucht war. Die Aktivität der Zelle (unten) reflektiert, dass dieses Neuron erst beim Verschwinden des Stimulus und somit beim Beginn der Arbeitsgedächtnisphase zu feuern beginnt.

rons des präfrontalen Cortex an, welches während dieses Versuchsdurchgangs abgeleitet wurde. Die Aktivität des Neurons ist in Histogrammform dargestellt. Je höher eines der schmalen Histogramme, desto mehr Aktionspotenziale hat das Neuron in diesem Zeitabschnitt produziert. Wie man sieht, ist das Neuron vor und während der Darbietung des Rechtecks kaum aktiv. Doch wenn es verschwindet, produziert das Neuron anhaltende Salven von Aktionspotenzialen; d. h. das Neuron wird durch die *Abwesenheit* eines Gegenstandes aktiviert, welcher im Arbeitsgedächtnis aufrechterhalten werden muss. Nach dem Signal, dass die Reaktion erfolgen kann, ist das Neuron noch ein weiteres Mal sehr aktiv und kehrt dann zu einem niedrigen Aktivitätsstatus zurück.

Präfrontale Neurone
halten die Aufmerk-
samkeit auf die innere
Repräsentation von
Arbeitsgedächtnis-
inhalten gerichtet

Wie in Kapitel 6 ausgeführt wurde, sind diese Arbeitsgedächtnisneu-rone des präfrontalen Cortex wahrscheinlich als Ensemble organi-siert. Ihr Zusammenhalt und die Dauer ihrer gemeinsamen Aktivität sind von der Aktivierung von D_1-Rezeptoren abhängig. Allerdings folgt die Wirksamkeit von D_1-Rezeptoren einer umgekehrten U-Kurve: Nur eine mittlere Aktivierung ist optimal (Herold et al., 2008). Daher ist das Arbeitsgedächtnis eine der zentralen kognitiven Leis-tungen, die bei Erkrankungen betroffen sind, die die Regulation des dopaminergen Systems betreffen. Aber kodieren diese präfrontalen Neurone die Erinnerung an das Rechteck im rechten oberen Quadran-ten? Wahrscheinlich nicht direkt. Vielmehr halten sie die Aufmerk-samkeit auf diejenigen Neurone im visuellen System aufrecht, die das Rechteck gesehen hatten. Dadurch bleiben diese Zellen weiterhin aktiv; der Affe „sieht" den Stimulus quasi noch innerlich weiter. Dies ist vor allem dann wichtig, wenn zwischenzeitlich andere externe Störreize auftauchen, die die innere Repräsentation des Rechtecks verdrängen könnten. Während ähnlicher Arbeitsgedächtnisaufgaben bei Menschen sind natürlich nicht nur Areale des präfrontalen Cor-tex aktiv, sondern auch weitere Bereiche wie z. B. der Parietalcortex (Markowitsch et al., 1999). Allerdings liegt der Hauptfokus der Ak-tivierung im präfrontalen Cortex, wenn Informationen zwischenge-speichert und gegen Distraktoren geschützt werden müssen (Linden, 2007).

7.2   Die Rolle des Hippocampus

Wie kommt ein Teil der Information des Arbeitsgedächtnisses in unser Langzeitgedächtnis? Der wahrscheinlich wichtigste und be-kannteste Fall der Neurowissenschaft stand am Anfang der Lösung dieses Rätsels. Bei dem Patienten H. M. wurden in den 50er Jahren des letzten Jahrhunderts zur Eindämmung einer schweren Epilepsie in beiden Hemisphären der Hippocampus sowie die Amygdala ent-fernt. Schon kurz nach diesem Eingriff stellte sich heraus, dass H. M. keine neuen Gedächtnisinhalte mehr bilden konnte. Er hatte eine vollständige *anterograde Amnesie* und konnte also keine neuen Ge-dächtnisinhalte mehr bilden. Zudem hatte er in geringerem Umfang eine *retrograde Amnesie*, erinnerte sich also nicht mehr an alle Dinge aus der Vergangenheit. Aus diesem Störungsbild ergibt sich der Ri-bot'sche Gradient, der nach dem französischen Wissenschaftler Ribot benannt wurde (vgl. Abb. 44). Hierbei wird nach der Hirnschädigung gar kein neuer Gedächtnisinhalt mehr gebildet (ganz rechter Teil der

Die Entfernung des
Hippocampus führt zu
anterograder Amnesie

gestrichelten Kurve in Abb. 3). Dies ist der Anteil der anterograden Amnesie. Auf Gedächtnisinhalte direkt vor der Operation konnte H. M. aber auch kaum noch zugreifen. Je weiter man aber zurückging, desto besser wurde sein Gedächtnis. Für Gedächtnisinhalte aus seinem jungen Erwachsenenleben war seine Gedächtnisleistung dann so gut wie bei einer hirngesunden Person. Das bedeutet, dass seine retrograde Amnesie nur partiell bestand und hauptsächlich die Jahre kurz vor der Operation betraf.

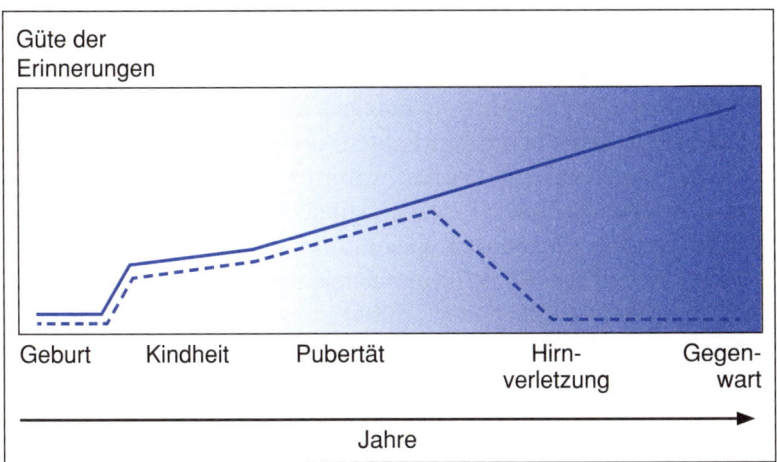

Abbildung 44: Ribot'sche Kurve des Gedächtnisverlustes nach einer Hirnschädigung

Die Erinnerungsleistung eines Patienten ist als gestrichelte Linie dargestellt, die der Kontrollperson als durchgehender Strich. Nach der Verletzung des Gehirns kann kein neuer Gedächtnisinhalt mehr gebildet werden (anterograde Amnesie). Die Erinnerungen an Ereignisse kurz vor der Verletzung werden nur zum kleinen Teil erinnert (retrograde Amnesie). Dagegen ist die Gedächtnisleistung des Patienten für Ereignisse, die lange zurückliegen, auf normalem Niveau. Es gibt sowohl bei Patienten als auch bei Kontrollpersonen keine bewussten Erinnerungen an die früheste Kindheit; aber es existieren recht gute Erinnerungen an die Kindheitsphase für die episodischen Gedächtnisinhalte.

Die jahrzehntelangen Untersuchungen an H. M. und ähnlichen Patienten haben folgende Erkenntnisse zur Rolle des Hippocampus für das Gedächtnis geliefert (Scoville & Milner, 1957; Wixted & Squire, 2010): *Hippocampus und Gedächtnis*

- Der Hippocampus spielt eine zentrale Rolle für die Überführung von Arbeitsgedächtnisinhalten in das Langzeitgedächtnis. Er ist aber für das Arbeitsgedächtnis selbst weniger relevant.
- Der Hippocampus spielt auch eine Rolle für den Abruf neuerer deklarativer Informationen. Dieser retrograde Gedächtnisverlust folgt der Ribot'schen Kurve (vgl. Abb. 44).

- Der Hippocampus ist nicht der Speicher für das Langzeitgedächt-nis, da sonst H. M. keine Erinnerungen an frühere Zeiten mehr be-sitzen würde. Der Hippocampus scheint mehr eine Art Adressen-verwaltung darzustellen, in der die Ortsinformationen der cortical abgelegten Erinnerungsfragmente abgelegt sind. Auch ohne eine solche Adressenverwaltung können aber corticale Informationen, die durch häufiges Erinnern starke synaptische Verknüpfungen untereinander aufgebaut haben, aktiviert werden.
- Es ist nicht klar, ob der Hippocampus für das episodische Gedächt-nis relevanter ist als für das semantische. Das episodische Gedächt-nis ist singulär, d. h. ein bestimmtes Ereignis hat sich in genau dieser Art und Weise nur ein einziges Mal ereignet. Das semanti-sche Gedächtnis beinhaltet Fakten, die vielfach unter mehreren Bedingungen erlernt worden waren. Ein größeres Defizit des episodischen Gedächtnisses nach Hippocampusschädigung könnte somit aus der Singularität episodischer Gedächtnisinhalte resul-tieren. Aber dieser Punkt ist momentan unklar und wird kontrovers diskutiert (Rosenbaum et al., 2005).
- Nicht deklarative (vgl. Kapitel 8) Gedächtnisinhalte sind nicht von Schädigungen des Hippocampus betroffen.
- Hippocampusverletzungen ziehen zwar deklarative Gedächtnis-defizite nach sich, beeinträchtigen aber nicht die Intelligenz, die Handlungsfähigkeit und alltägliche kognitive Operationen wie das Sprechen, Addieren oder logische Schlussfolgerungsprozesse.

Die Menschen hinter den Entdeckungen

Am 2. Dezember 2008 um 5.05 h starb Henry Gustav Molaison in Windsor Locks (USA) im Alter von 82 Jahren. Als junger Mann litt er unter schweren epileptischen Anfällen. Die Ärzte entschlossen sich zu einer radikalen Lösung: Auf beiden Seiten seines Gehirns sollte der gesamte Hippocampus sowie die Amygdala im medialen Teil des Temporalcortex entfernt werden. Am 1. September 1953 wurde die Operation durchgeführt. Tatsächlich ließen die epilep-tischen Anfälle nach, aber mit ihnen war auch die Fähigkeit ver-schwunden, neue bewusste Gedächtnisinhalte zu bilden. Aus Henry Gustav Molaison wurde H. M., der berühmteste Patient der Wissenschaftsgeschichte.

H. M., der am 26. 2. 1926 geboren wurde, lebte vom 1. September 1953 an für immer in der Zeit vor seiner Operation. Er konnte sich noch sehr genau daran erinnern, wie er als 10-Jähriger versehent-lich heiße Schokolade auf seine weiße Hose gekippt hatte. Auch konnte er sich an viele Details aus dem Zweiten Weltkrieg erinnern, und für ihn lebte Stalin nach wie vor. Aber er wusste schon wenige Minuten, nachdem er vom Mittagessen aufgestanden war, nicht mehr, ob und was er gegessen hatte. Jede Person, die er nach seiner Operation kennenlernte, war für ihn ein Fremder. Hatte er den Namen eines Menschen und vieles mehr über ihn in einer Unterhaltung gelernt, konnte er diese Information nutzen, solange das Gespräch dauerte. Verließ diese Person aber den Raum und kam nur Minuten später zurück, war sie wieder ein Fremder. Nun konnte das gleiche Gespräch erneut stattfinden und H. M. erklärte in der gleichen Tonlage und mit sehr ähnlichen Worten das Gleiche, was er bereits kurz zuvor gesagt hatte. H. M. hatte trotz seiner Unfähigkeit, neue semantische oder episodische Gedächtnisinhalte zu bilden, ein weitestgehend normales Arbeitsgedächtnis und eine durchschnittliche Intelligenz. Auch seine Fähigkeit, neue motorische Fähigkeiten zu bilden, war intakt. Als die Neurowissenschaftlerin Suzanne Corkin, die ihn jahrelang untersucht hatte ihn einmal fragte, ob er glücklich sei, sagte er: „So wie ich das sehe, hilft Ihnen das, was Sie über mich lernen, anderen zu helfen."

7.3 Die Entstehung des deklarativen Langzeitgedächtnisses

Im Kapitel 7.3 wurde dargestellt, dass der Hippocampus die Adressen der corticalen Gedächtnisinformationen verwaltet und verknüpft, die eigentlichen Gedächtnisinhalte aber nicht im Hippocampus liegen.

Begriffsklärung: Deklaratives Langzeitgedächtnis

Das Langzeitgedächtnis entsteht durch synaptische Kontakte innerhalb des Cortex sowie zwischen Cortex und Hippocampus über einen längeren Zeitraum hinweg, wodurch verbalisierbare Gedächtnisinhalte aus dem Cortex auch nach langer Zeit noch abgerufen werden können.

Wieso braucht unser Gehirn eine Verwaltung der corticalen Gedächtnisinhalte? Ein paar Zahlen machen sofort klar, warum ein solches System notwendig ist: Der Cortex besitzt ca. 2×10^{10} Neurone. Ein einzelnes Neuron enthält ca. 2×10^4 synaptische Eingänge. Die Wahr-

Verwaltung von cortikalen Gedächtnisinhalten

scheinlichkeit, dass zwei corticale Neurone miteinander verbunden sind, liegt somit bei $1 : 10^6$. Wenn also in ihrem Gedächtnis ein dauerhafter Eintrag für die Situation im Zauberladen entsteht, müssen die Cortexneurone, die den Hut mit doppeltem Boden repräsentieren, eine Verstärkung ihrer synaptischen Verbindungen mit denjenigen Cortexneuronen durchführen, die das Kaninchen repräsentieren. Wenn aber die Wahrscheinlichkeit für eine synaptische Verstärkung für jedes der involvierten Neurone nur $1 : 10^6$ beträgt, ist die Gefahr groß, dass nur sehr wenige Neurone überhaupt gemeinsame Synapsen besitzen, die lernabhängig verstärkt werden könnten: Die Gedächtnisspur könnte also eventuell gar nicht erst entstehen oder sie wäre extrem fragil. Um sicherzustellen, dass die Kombination aus Hut und Kaninchen erinnert wird, müssen beide Repräsentationen mit einer weiteren Struktur verbunden werden, deren Nervenzellen eine extrem hohe Verbindungsdichte untereinander haben. Dies ist im Hippocampus gegeben. Hier beträgt die Wahrscheinlichkeit, dass zwei hippocampale Zellen untereinander verbunden sind $1 : 25$ (Morris et al., 2003); d. h. hippocampale Neurone sind 40.000-mal stärker miteinander vernetzt! Zudem sind Synapsen zwischen hippocampalen Neuronen mit besonders vielen NMDA-Rezeptoren ausgestattet und können somit ihre synaptische Stärke sehr schnell ändern.

In Abbildung 45 ist diese Argumentation schematisch dargestellt. Im linken Teil der Abbildung (a) sind im Neocortex drei Ensembles von corticalen Neuronen dargestellt, die die drei zeitgleich auf Sie einwirkenden Reize im Zauberladen repräsentieren; der Patschuli-Duft, das Kaninchen und der Hut. Alle corticalen Zellen haben Verbindungen zu Hippocampusneuronen, aber keine Verbindung zu den Cortexzellen des eigenen Ensembles oder den Neuronen der anderen Ensembles. Der Informationsfluss läuft also vom Cortex zum Hippocampus (gestrichelter Pfeil). Da die Hippocampuszellen untereinander verbunden sind und in diesem Augenblick zeitgleich aktiviert werden, verstärken sich ihre synaptischen Verbindungen über NMDA-Rezeptoren. Es entsteht somit ein hippocampales Ensemble für die drei im Cortex repräsentierten Stimuli. Wenn wir nun einige Tage später Patschuli riechen und ein Kaninchen sehen (Abb. 45b), fließt erneut Information vom Cortex in den Hippocampus. Da die Mehrheit des hippocampalen Ensembles somit aktiviert wird, fängt auch die hippocampale Zelle, die die Adresse für den Hut verwaltet, an zu feuern. Deren Aktivität weckt in Abbildung 45c die corticale Repräsentation des Hutes. Das heißt, wenn Sie Patschuli riechen und

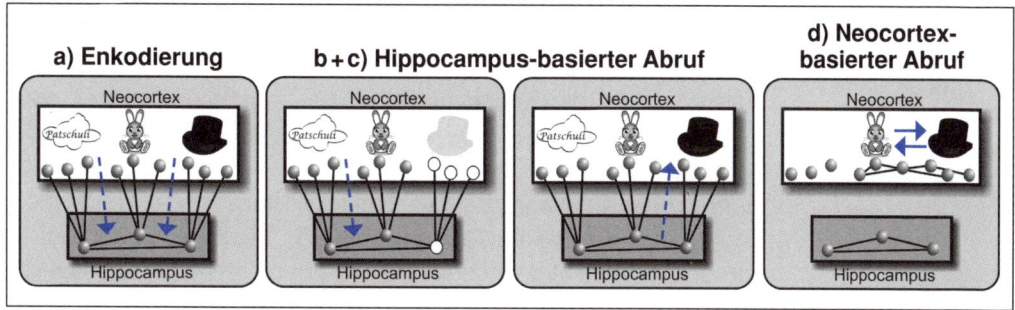

Abbildung 45: Schematische Darstellung der neuronalen Prozesse während der Enkodierung (a) sowie dem Hippocampus-basierten (b, c) und dem Cortex-basierten Abruf (d). Erläuterungen im Text.

ein Kaninchen sehen, erinnern Sie sich plötzlich an die ganze Szene im Zauberladen. Auch ihre Überlegungen, ob das Kaninchen wohl in den Hohlraum des Hutes passt, fallen Ihnen wieder ein.

Wenn Sie fortan häufig die Assoziation zwischen Kaninchen und Hut durchdenken, z. B. diese Koppelung im Fernsehen sehen, in Romanen lesen usw., wird diese Assoziation auch auf corticaler Ebene in einem langsamen Prozess (zuweilen über mehrere Jahre) genügend starke intracorticale synaptische Verknüpfungen aufbauen, sodass Sie ohne Hilfe des Hippocampus anfangen, an einen Zylinder zu denken, wenn Sie ein Stoffkaninchen sehen (Abb. 45d). Ihre Erinnerung hat sich nun von der Abhängigkeit vom Hippocampus gelöst. Dies ist der Übergang vom episodischen in das semantische Gedächtnis. Da Sie von der Existenz der brasilianischen Stadt Recife zum ersten Mal im Zauberladen gehört haben, ist diese Stadt anfänglich ein Teil ihres episodischen Gedächtnisses und somit auf den Hippocampus angewiesen. Wahrscheinlich werden Sie in Ihrem Leben von so vielen verschiedenen Quellen etwas über Recife erfahren, dass dies ein Bestandteil ihres semantischen Gedächtnisses wird. Irgendwann werden Sie nicht mehr wissen, in welcher Situation Sie zuerst von Recife gehört haben. Sie haben nunmehr einen vom Hippocampus unabhängigen semantischen Gedächtniseintrag zu dieser Stadt, der Teil Ihres corticalen Gedächtnissystems ist. Dieser Aspekt wird im Kapitel 7.6 noch einmal vertieft und diskutiert. Ein wichtiger Teil dieses Gedächtniskonsolidierungsprozesses findet im Schlaf statt. Davon wird im nächsten Kasten berichtet.

Entstehung des episodischen und des semantischen Gedächtnisses

Schlaf und Gedächtnis

Warum schlafen wir? Es gibt verschiedene Funktionen des Schlafs, eine davon ist die Konsolidierung der Gedächtniseinträge, die während der Wachphase passiert sind (Diekelmann & Born, 2010). Schlaf partizipiert nur an der Konsolidierung, nicht an der Enkodierung oder am Abruf von Gedächtnisinhalten. Tatsächlich ist die Erinnerungsleistung für Gelerntes besser, wenn man nach dem Lernen schläft. Selbst kurze Schlafperioden haben nachweisbare Konsolidierungseffekte. In der ersten Nachthälfte profitieren wir hauptsächlich bezüglich unserer deklarativen; in der zweiten bezüglich unserer prozeduralen (vgl. Kapitel 8) und unserer emotionalen (vgl. Kapitel 9) Gedächtnisinhalte. Die unterschiedliche Konsolidierung von deklarativen bzw. nicht deklarativen Inhalten liegt daran, dass wir in der ersten Nachthälfte mehr *Slow-Wave-Schlaf* haben und in der zweiten Hälfte mehr *REM-Schlaf* (REM = Rapid Eye Movement).

Slow-Wave-Schlaf ist gekennzeichnet durch langsame Wellen unseres corticalen Elektroenzephalogramms (EEG), bei denen es zuweilen nur ungefähr eine Welle pro Sekunde gibt (= 1 Hz). Ab und zu kommen in diesen langsamen Wellen hochfrequente hippocampale Oszillationen vor, die sogenannten *Ripples*. Befreit von immer wieder neuen Informationen, die im Wachzustand auf uns einwirken, können im Slow-Wave-Schlaf Hippocampus und Cortex in langsamen Oszillationen aufeinander einwirken. Der Hippocampus lernt schnell, der Cortex langsam. Im langsamen Rhythmus des EEG wird mithilfe des Hippocampus das neu Gelernte in der synaptischen Struktur des Cortex stabilisiert. Im Maximum einer langsamen EEG-Welle fangen corticale Neurone an, hochfrequent zu feuern (vgl. Abb. 46). Dadurch werden ihre NMDA-Rezeptoren (vgl. Kapitel 7.5) geöffnet und die beteiligten Synapsen werden verstärkt. Gleichzeitig kommt es im Hippocampus zu Ripples, vor allem bei denjenigen Zellen, die während der gerade abgelaufenen Wachperiode neue Informationen gespeichert haben (Cheng & Frank, 2008). Das heißt, genau diejenigen Hippocampusneurone, die Neues gelernt haben, sind nun aktiv, und ihre Aktivität überträgt sich auf die corticalen Zellen, die durch Öffnung ihrer NMDA-Rezeptoren neue synaptische Modifikationen vornehmen und dadurch die hippocampale Information aufnehmen können. Der neue Gedächtniseintrag wird so zu einem Teil unseres Gesamtwissens.

Schlaf konsolidiert Gedächtnis

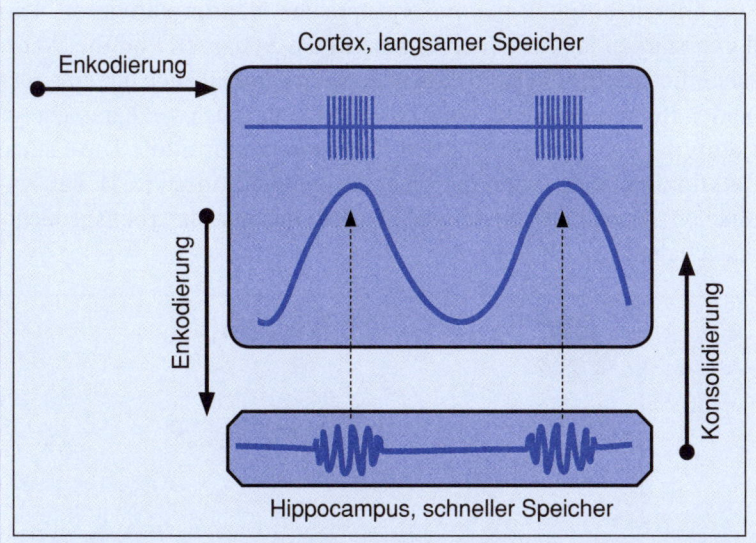

Abbildung 46: Interaktion zwischen dem Cortex (oben) und dem Hippocampus (unten) während des Slow-Wave-Schlafs

Die Enkodierung neuer Information während der Wachphase erfolgt über den Cortex und erreicht somit indirekt den Hippocampus. Der Hippocampus speichert diese Information schneller als der Cortex. Während des Slow-Wave-Schlafs unterstützt der Hippocampus die Konsolidierung im Cortex. Während des Maximums eines corticalen EEGs (langsame Sinuswelle im Cortex) feuern corticale Neurone hochfrequent (Spikes in der oberen Spur, die die Aktivität eines einzelnen Cortexneurons zeigen) und öffnen somit ihre NMDA-Rezeptoren. Zeitgleich führen Ripples im Hippocampus zur Aktivierung derjenigen hippocampalen Ensembles, die an der Verarbeitung neuer Informationen teilgenommen hatten.

7.4 Die Rolle der NMDA-Rezeptoren

NMDA-Rezeptoren finden sich im Gehirn in vielen Regionen, sie sind aber ganz besonders dicht in Arealen, die eine wichtige Rolle bei Lern- und Gedächtnisprozessen spielen. Dazu gehören der präfrontale Cortex und der Hippocampus. Die Bedeutung der NMDA-Rezeptoren für Lernen und Gedächtnisbildung wird deutlich, wenn man ihre Rolle beim Assoziationslernen betrachtet (Redondo & Morris, 2011).

Beim Assoziationslernen werden dem Individuum zwei Reize zeitgleich angeboten, z. B. das Kaninchen und der Hut. Jeder einzelne Reiz ist eventuell nicht in der Lage, postsynaptisch ein Aktionspotenzial auszulösen. Sind aber beide Reize gemeinsam vorhanden und unsere Aufmerksamkeit richtet sich auf beide, können sie durch

NMDA-Rezeptoren können zwei Reize assoziieren

ihre Gleichzeitigkeit das postsynaptische Neuron aktivieren. Dadurch stärken sich die hierbei beteiligten Synapsen und die Wahrscheinlichkeit erhöht sich, dass beim nächsten Mal auch nur einer der beiden Reize erfolgreich ein Aktionspotenzial auslösen kann. Dieser Lernprozess wird durch NMDA-Rezeptoren vermittelt. Das Ganze funktioniert auch, wenn nur einer der beiden Stimuli (z. B. das Kaninchen) betrachtet und der andere (der Hut) nur im Arbeitsgedächtnis gehalten wird (Martin et al., 2000).

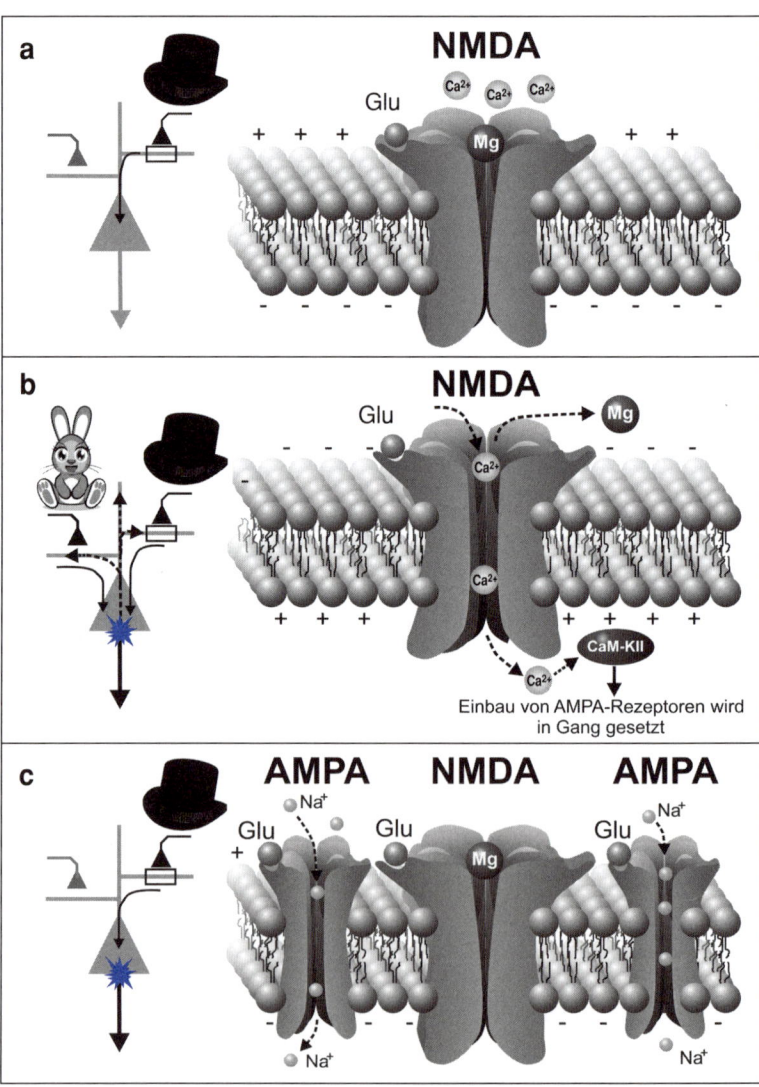

Abbildung 47: Funktionsmechanismen des NMDA-Rezeptors beim Assoziationslernen

Das rechtsseitig dargestellte Membransegment mit dem NMDA-Rezeptor entspricht dem kleinen Ausschnitt unter der Synapse (Kasten auf der linken Seite der Abb.), die den Hut repräsentiert. NMDA-Rezeptoren öffnen sich nicht, wenn nur Glutamat bindet (a). Sie brauchen sowohl die Bindung von Glutamat als auch eine Depolarisation der Membran. Dies kann durch eine gleichzeitige Aktivierung von mehreren synaptischen Eingängen (Kaninchen und Hut) erfolgen, die ein Aktionspotenzial auslösen, welches dann den Dendritenbaum zurückläuft (gestrichelter, aufwärts weisender Pfeil) und die Membran depolarisiert (b). Nach Öffnung der NMDA-Rezeptoren fließen Ca^{2+}-Ionen in das Neuron ein und bewirken den Einbau von AMPA-Rezeptoren. Nachdem diese eingebaut sind, können auch ehemals schwache Reize (z. B. der Hut für sich alleine) eine genügend starke Depolarisation nach sich ziehen, um ein Aktionspotenzial auszulösen (c). Mg = Magnesium, Glu = Glutamat, CaM-KII = Enzym, das den Einbau von AMPA-Rezeptoren aktiviert.

Wie schaffen es NMDA-Rezeptoren, das Assoziationslernen zu ermöglichen? Die Antwort darauf finden Sie in Abbildung 47. Um diese Darstellung zu verstehen, müssen Sie nur noch ein Detail erfahren, das in Kapitel 2 über die Funktionsmechanismen von Nervenzellen verschwiegen wurde. Dort wurde dargestellt, wie ein Aktionspotenzial am Axonhügel entsteht und anschließend das Axon entlangläuft, als wäre es auf einer Einbahnstraße. Was nicht ausgeführt wurde ist die Tatsache, dass bei Entstehung des Aktionspotenzials am Axonhügel diese massive Depolarisation das ganze Neuron erfasst und als EPSP auch rückwärts die gesamte Nervenzelle entlangläuft (also entlang des Somas und der Dendriten). Diesen Vorgang nennt man einen dendritischen Spike; d. h. das Aktionspotenzial teilt sich am Axonhügel und läuft zeitgleich in zwei Richtungen: Entlang des Axons in Richtung Synapsen und rückwärts bis in die dendritischen Spitzen. Wir werden gleich sehen, dass der dendritische Spike eine Art Verstärkungssignal für die NMDA-Rezeptoren an den erfolgreichen Synapsen sein kann (Mihalas, 2011).

In Abbildung 47a ist links schematisch ein Neuron dargestellt, dessen Aktivierung zur Konsolidierung einer Gedächtnisspur innerhalb des Hippocampus führt. Zwei Synapsen, die von corticalen Neuronen stammen, sind auf den Dendriten dieses Neurons dargestellt. Hier ist eine Synapse aktiv, da im Cortex ein Hut wahrgenommen wurde. Es kommt zu einer Depolarisation, die aber kein Aktionspotenzial nach sich zieht (dünner Pfeil, der den Dendriten nach unten entlang läuft). Das Rechteck unter der Hut-Synapse umrahmt das Stückchen Membran, welches in der Abbildung rechts daneben vergrößert dargestellt ist. Wir sehen dort einen NMDA-Rezeptor. Glutamat ist von der Hut-Präsynapse ausgeschüttet worden und hat erfolgreich an den NMDA-Rezeptor gebunden. Trotzdem können keine Ca^{2+}-Ionen durch den Rezeptor passieren, da ein Magnesium-

Konsolidierung einer Gedächtnisspur

Ion (Mg) den Eingang blockiert. In Abbildung 47b sieht man die Situation, wenn im Cortex sowohl Kaninchen als auch Hut wahrgenommen werden. Die zeitliche Summation löst ein Aktionspotenzial aus. Dieses Potenzial läuft auch rückwärts den Dendriten hoch (gestrichelter aufwärts weisender Pfeil) und bewirkt somit eine Depolarisation der Membran des NMDA-Rezeptors. Da kurz zuvor auch die Hut-Synapse aktiv gewesen war, ist noch Glutamat an den NMDA-Rezeptor gebunden. Auf der rechten Seite von Abbildung 47b sehen wir, dass jetzt zeitgleich sowohl die Membran depolarisiert (sie ist innen positiv) als auch Glutamat an den NMDA-Rezeptor gebunden ist. Diese Koinzidenz ist das Ereignis, auf das der NMDA-Rezeptor gewartet hat: Das Magnesium-Ion wird ausgeworfen und Ca^{2+}-Ionen können einfließen. Sie aktivieren CaM-KII, ein Enzym, welches in dendritischen Spines vorkommt. CaM-KII aktiviert den Einbau von AMPA-Rezeptoren dicht am aktivierten NMDA-Rezeptor. Dadurch wandelt sich die schwache Synapse in eine starke um. Das Resultat dieser Wandlung sehen wir in Abbildung 47c: Die Aktivierung der Hut-Synapse führt nun zur Bindung von Glutamat an viele AMPA-Rezeptoren, die es schaffen, auch ohne den NMDA-Rezeptor eine starke Depolarisation auszulösen und somit das hippocampale Ensemble zu aktivieren, sodass ein Abruf aus dem Erinnerungsspeicher erfolgen kann (Rebola et al., 2010).

7.5 Ungelöste Fragen

Schauen wir uns noch einmal Abbildung 45d an. Die Zeichnung legt nahe, dass anfänglich alle deklarativen Gedächtnisinhalte als episodische Erinnerungen beginnen. In dieser Zeit brauchen wir für die Aktivierung dieser Gedächtnisspur den Hippocampus und den Cortex. Erst langsam verstärken sich die synaptischen Verbindungen zwischen den corticalen Ensembles und die Erinnerung wird unabhängig vom Hippocampus. Sowohl episodische als auch semantische Erinnerungen müsste man dann ab dieser Phase ohne Aktivierung des Hippocampus abrufen können. Diese Vorstellung nennt man heute die *Standard-Konsolidierungstheorie*. Diese Theorie wird von verschiedenen Wissenschaftlern etwas unterschiedlich formuliert und änderte sich über die Zeit. Aber im Wesentlichen sieht sie einen jahrelang, eventuell sogar Jahrzehnte lang andauernden Konsolidierungsprozess im Cortex vor. Sie geht daher auch davon aus, dass es starke und schwache Erinnerungen gibt (z. B. durch häufigen Gebrauch), ohne dass diese sich in ihrer prinzipiellen neuro-

Die Standard-Konsolidierungstheorie

biologischen Grundlage unterscheiden (Dudai & Eisenberg, 2004; Squire et al., 2007).

1997 postulierten Nadel und Moscovitch eine alternative Erklärung, die sie *multiples Spurenmodell* nannten. Entsprechend ihrer Vorstellung wird bei jedem gespeicherten Ereignis eine Gedächtnisspur gelegt, die sowohl corticale als auch hippocampale Zellen umfasst. Deren Konsolidierung erfolgt in Stunden bis Tagen. Bei jedem Abruf dieser Erinnerung wird dieses Ensemble aber erneut abgespeichert, sodass es einen erneuten Konsolidierungsprozess durchläuft, der dem vorausgegangenen stark ähnelt, aber nicht identisch ist. Alte Erinnerungen, an die wir schon häufig gedacht haben, besitzen somit multiple Spuren der Konsolidierung und sind deswegen stabiler. Deshalb erinnern sich alte Menschen häufig besser an lange zurückliegende Ereignisse als an Episoden, die erst vor kurzem passiert sind. Zudem geht das multiple Spurenmodell davon aus, dass Personen oder Gegenstände, denen wir in sehr unterschiedlichen Episoden begegnet sind, auch Teil verschiedener Gedächtnisspuren sind.

Das multiple Spurenmodell

Das multiple Spurenmodell unterscheidet sich in mehrfacher Hinsicht vom Standard-Konsolidierungsmodell (Winocur et al., 2010). Es geht davon aus, dass die Konsolidierungszeit auf corticaler Ebene kürzer ist und dass Gedächtnisspuren immer auch eine hippocampale Komponente haben; d. h. die Erinnerung wird nie gänzlich unabhängig vom Hippocampus. Aber wie kann dann das multiple Spurenmodell erklären, dass Patienten wie H. M. ein teilweise ausgezeichnetes semantisches Gedächtnis für die Zeit vor der Operation haben, ohne einen Hippocampus zu besitzen? Hierzu nimmt das multiple Spurenmodell an, dass die rein corticalen Erinnerungen das Faktenwissen speichern, aber uns nicht in die Lage versetzen, die komplette Szene einer Erinnerung abzurufen. Letzteres kann nur der Hippocampus, der durch seine hohe Dichte synaptischer intrahippocampaler Kontakte die Erinnerungsspuren miteinander verknüpft, sodass wir wie in einem Film alle miteinander verwobenen Facetten sehen und uns von Szene zu Szene bewegen können.

Die Unterscheidung zwischen „Erinnern" (hippocampal + cortical) und „Wissen" (nur cortical) ist schematisch in Abbildung 48 wiedergegeben. Auf der linken Seite sehen Sie am Beispiel der brasilianischen Stadt Recife die Erinnerungsspuren in Ihrem Hippocampus und Ihrem Cortex. Für das Verständnis der Abbildung sei Folgendes angenommen: Im Zauberladen hatten Sie das erste Mal von Recife gehört. In Ihrem Cortex ist diese Information zu Recife abgespeichert worden („Ein Stadt in Ostbrasilien", „nicht besonders reich", „wunderbar"). In ihrem Hippocampus sind all diese Informationen mit weiteren Gegenständen verknüpft, die in dieser Episode vorgekommen sind (Hut, Kaninchen etc). Jahre später hatten Sie während eines Südamerikaurlaubes einen Zwischenstopp in Recife. Bei einem Tanzwettbewerb, den Sie später in Deutschland besucht haben, gewann eine Gruppe aus Recife und Sie erinnern sich noch sehr lebendig an die überschwängliche Freude der Gewinner. Viel später haben Sie mit Schaudern in einem Bericht über Kriminalität in Brasilien gelesen, dass Recife zu den brasilianischen Städten mit den höchsten Mordraten gehört. Die Zahlen lagen für Recife sogar noch höher als für São Paulo und Rio de Janeiro, die Sie bis dahin immer für traurige Spitzenreiter hielten. Aus dem Potpourri dieser vier Quellen speist sich Ihr Wissen über Recife.

Wissen und Erinnern Jetzt stellen Sie sich vor, dass Sie in einem Reisemagazin etwas über Recife lesen und Sie erinnern sich an die Szene im Zauberladen. Nicht nur die cortical gespeicherte Information über Recife wird aktiviert („Ostbrasilien"; „Flughafen", „Samba", „hohe Kriminalität"), sondern auch die hippocampal abgespeicherte Szene im Zauberladen („Ich schaute mir gerade dieses Stoffkaninchen an und überlegte, ob es in den Hut reinpasste, als ich von diesem Mann angesprochen wurde."). Sie Erleben also lebendig eine Episode wieder. Dies ist in Abbildung 48 entsprechend der Nomenklatur des multiplen Spurenmodells als „Erinnern" bezeichnet worden. Stellen Sie sich jetzt vor, dass Sie in einem Kreuzworträtsel nach einer Stadt in Ostbrasilien gefragt werden. Ihnen fällt Recife ein sowie einige

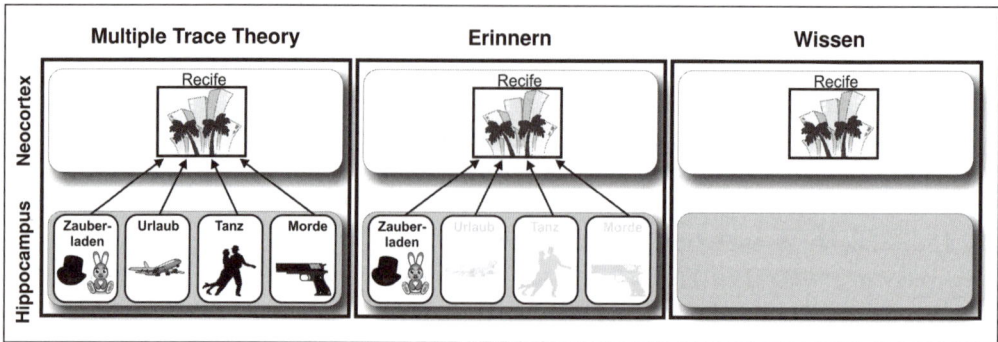

Abbildung 48: Schematische Darstellung des multiplen Spurenmodells und seiner Annahmen zum Unterschied zwischen Erinnern und Wissen. Erläuterungen im Text.

weitere Informationen zu dieser Stadt. Sie erinnern sich hierbei aber nicht an die Reichhaltigkeit einer bestimmten Episode aus Ihrem Leben, sondern rufen einfach nur die Ihnen bekannten Informationen zu Recife ab. Dieser rein semantische Abruf geschieht dann weitestgehend ohne hippocampale Beteiligung und wird in der multiplen Spurentheorie „Wissen" genannt. Die Unterscheidung zwischen „Erinnern" und „Wissen" war schon in der Einführung im Kapitel 7.1 angeklungen: Als der Mann Sie im Bus ansprach, wussten Sie, dass Sie ihn kannten („Wissen"; cortical), konnten sich aber nicht mehr erinnern, woher. Dann fiel es Ihnen plötzlich ein und die Episode entstand mit all Ihren Facetten vor Ihrem geistigen Auge („Erinnern", cortical und hippocampal). Diese subjektive Unterscheidung zwischen „Wissen" und „Erinnern" korreliert in der funktionellen Magnetresonanztomografie mit dem Grad der Aktivierung des Hippocampus. Diese Hippocampusaktivierung ist höher, je subjektiv und objektiv reichhaltiger die episodische Gedächtnisleistung ist (Addis et al., 2004).

Vargha-Khadem et al. (2001) publizierten Untersuchungen zu erwachsenen Patienten, die in ihrer frühen Kindheit eine schwere Schädigung ihres Hippocampus erlitten hatten. Bei geschädigtem Hippocampus sollte man nach der multiplen Spurentheorie erwarten, dass nicht nur episodische Gedächtnisinhalte fehlen, sondern dass auch kein semantisches Gedächtnis aufgebaut werden kann. Allerdings zeigen diese und nachfolgende Untersuchungen, dass diese Patienten eine durchaus normale intellektuelle Entwicklung durchmachen können, ein durchschnittliches semantisches Gedächtnis entwickeln und trotzdem kaum episodische Erinnerungen haben. Diese Ergebnisse belegen, dass bei sehr früher Schädigung des Hippocampus semantisches Gedächtnis auf corticaler Ebene entstehen kann. Die corticalen Mechanismen können aber bezüglich des episodischen Gedächtnisses nicht den Wegfall des Hippocampus kompensieren. Zudem brauchen diese Patienten mehr Durchgänge mit neuer Information, bis sie diese in ihrem semantischen Gedächtnis gespeichert haben (Maguire et al., 2010).

7.6 Der Abruf aus dem Gedächtnisspeicher

Wer kontrolliert eigentlich, an was wir uns erinnern? Ein Experiment von Anderson et al. (2004) legt nahe, dass der präfrontale Cortex eine wichtige Rolle dabei spielt. In dieser Studie mussten die Versuchs-

personen zuerst Wortpaare lernen (z. B. „Dampf – Zug", „Qual –
Schabe", „Kiefer – Gummi") und dann wurde ihre Erinnerungsleistung während einer fMRT-Sitzung getestet. Hierbei wurde ihnen ein
Wort (z. B. „Dampf") für vier Sekunden gezeigt und sie mussten sich
in der Bedingung „Reaktion" an das assoziierte Wort erinnern („Zug").
In der Bedingung „Unterdrückung" mussten sie dagegen nach Zeigen
eines Wortes (z. B. „Qual") versuchen, das Wort „Schabe" zu vergessen. Die dritte Wortgruppe, zu der „Kiefer – Gummi" gehörte, lief als
Kontrolle ohne Manipulation mit. Ein Test am Ende des Experiments
zeigte, dass die assoziierten Wörter der Gruppe „Reaktion" nahezu
perfekt erinnert wurden. Fast genauso erging es den Teilnehmern der
Kontrollbedingung. Interessanterweise hatte die Instruktion des Vergessens zum Teil geklappt: Hier lag die Erinnerungsleistung um 15 %
niedriger. Die Aktivierung des Hippocampus war in der Bedingung
„Reaktion" hoch und in der Bedingung „Unterdrücken" niedrig. Das
passt zu dem Befund, dass die aktuelle Gedächtnisleistung in der ersten Bedingung hoch und in der zweiten niedrig war. Allerdings war

Der präfrontale Cortex und der Gedächtnisabruf die Aktivierung des präfrontalen Cortex genau invertiert: Während
sie bei der Suche nach dem assoziierten Wort nur mäßig hoch war, lag
die präfrontale Aktivierung bei der „Unterdrücken"-Bedingung deutlich höher. Die Ergebnisse machen es wahrscheinlich, dass der präfrontale Cortex zur Erzwingung des Vergessens den Hippocampus
aktiv unterdrückt. Dagegen kann eine reduzierte rechte ventrale Aktivierung des präfrontalen Cortex zu Defiziten im Abruf autobiogra-
fischer Information führen (Brand et al., 2009).

Konfabulationen Diese Daten unterstützen die Hypothese, dass der präfrontale Cortex
die Informationen aussucht, die erinnert werden sollen und dann
später den Abruf der zu erinnernden Information koordiniert. Gilboa
et al. (2006) konnten zeigen, dass *Konfabulationen* nach Verletzungen des präfrontalen Cortex auftreten, da diese Läsionen den Abruf
falscher Erinnerungsinhalte produzieren. Eine Übersicht über die
Literatur zur Konfabulation belegt die weitgehende Rolle, die der
präfrontale Cortex beim korrekten Abruf unserer Gedächtnisinhalte
spielt: Hierbei kontrolliert er zuerst den unbewussten, frühen Kon-
trollprozess, mit dem wir überprüfen, ob eine Erinnerung überhaupt
richtig sein kann. Danach werden die abgerufenen Gedächtnisinhalte
vom Frontalcortex editiert um dann anschließend zu entscheiden, ob
auf diese Information reagiert werden soll. Diese Daten belegen,
dass von der Auswahl der zu erinnernden Information bis zum letzten
Schritt des Abrufs der präfrontale Cortex eine entscheidende Rolle
bei der Organisation unserer Erinnerung spielt.

Zusammenfassung

Es gibt nicht ein einziges Gedächtnis, sondern mehrere Gedächtnistypen mit unterschiedlichen Eigenschaften und Speicherorten. Eine kurzzeitige Gedächtnisform, die durch die temporär erhöhte Aktivität eines Ensembles präfrontaler Neurone entsteht, ist das Arbeitsgedächtnis. Um längerfristige Erinnerungen zu schaffen, müssen die synaptischen Kontakte zwischen Neuronen verstärkt werden, wobei NMDA-Rezeptoren eine wichtige Rolle spielen. Dadurch entstehen Langzeitgedächtnisinhalte. Das Langzeitgedächtnis kann in deklarative (verbalisierbare) und nicht deklarative (nicht verbalisierbar) Komponenten aufgeteilt werden. Das deklarative Gedächtnis speichert biografische Ereignisse (episodisches Gedächtnis) und Wissen (semantisches Gedächtnis). Das Lernen deklarativer Gedächtnisinhalte ist auf den Hippocampus angewiesen. Eine schnelle Einspeicherung des neuen Wissens im Hippocampus wird langsam auf den Cortex übertragen und dort konsolidiert. Hierbei spielt die Schlafphase eine entscheidende Rolle.

Fragen

1. Welche Gedächtnistypen gibt es und welche Eigenschaften haben sie?
2. Was passiert während des Arbeitsgedächtnisses im präfrontalen Cortex?
3. Was ist die Funktion des Hippocampus und welche kognitiven Ausfälle beobachtet man nach Hippocampus-Läsionen?
4. Wie funktioniert ein NMDA-Rezeptor?
5. Wie wird die corticale Konsolidierung während des Schlafs realisiert?
6. Was ist der Unterschied zwischen dem Standard-Konsolidierungsmodell und dem multiplen Spurenmodell?
7. Was ist der Unterschied zwischen Erinnern und Wissen nach dem multiplen Spurenmodell?
8. Welche Besonderheiten treten bei frühkindlichen Schädigungen des Hippocampus auf?
9. Welche Rolle spielt der präfrontale Cortex beim Abruf von Gedächtnisinformationen?

Lösungshinweise finden Sie unter
www.hogrefe.de/buecher/lehrbuecher/psychlehrbuchplus.

Kapitel 8

Gedächtnissysteme:
Nicht deklaratives Gedächtnis

Inhaltsübersicht

8.1   Prozedurales Gedächtnis 175
8.2   Bahnung 185
8.3   Klassische Konditionierung 188

Zusammenfassung 192
Fragen.. 193

Es ging alles blitzschnell. Sie waren unterwegs nach Hause und passierten gerade die Stelle, an der der Weg zum Supermarkt abzweigt. Vor Ihnen lief eine Frau mit ein paar Taschen in der Hand. Plötzlich schrie sie laut auf. Sie sahen hin und erkannten, dass ein Mann ihr die Taschen entreißen wollte. Ihre erste Reaktion war es, der Frau zu Hilfe zu eilen, aber gleichzeitig verspürten Sie Angst vor einem Kampf. Als Folge dieser widersprüchlichen Neigungen änderte sich nichts an Ihrem Lauftempo und Sie näherten sich mit normaler Gehgeschwindigkeit der Frau und dem Räuber. Die Frau schrie nun aus Leibeskräften, hielt die Taschen fest und versuchte den Mann zu treten. Dieser hatte sich den Überfall wohl leichter vorgestellt, zog an den Taschen, wich den Tritten aus und blickte nervös in Ihre Richtung. Jetzt sahen Sie für einen Moment sehr deutlich sein Gesicht. Plötzlich schubste der Mann die Frau und rannte ohne Beute davon. Die Frau fiel nach hinten und schrie immer noch laut, vielleicht vor Schmerzen, vielleicht aus Angst und Erregung. Sie rannten zu ihr und fragten, ob sie helfen könnten. Eine halbe Stunde später saßen Sie auf der Polizeiwache und sollten den Täter beschreiben. Was Sie zu Protokoll gaben, passte auf Tausende Männer in der Stadt: „Männlich, ca. 18 Jahre, ungefähr 1,80 Meter groß, braune halblange Haare, graue Kapuzenjacke, Jeans". Sie konnten das Bild in ihrem Kopf nicht so richtig vermitteln, es nicht in Worte fassen. Der Polizist kannte dieses Phänomen und tröstete Sie. Er meinte, dass die meisten Zeugen dieses Problem hätten und bat Sie, am Nachmittag in die Polizeizentrale in der Innenstadt zu gehen. Dort gäbe es einen Spezialisten, der Ihnen helfen würde, Ihre Erinnerung an das Gesicht des Räubers in eine Skizze umzusetzen.

Auf dem Weg nach Hause begegneten Sie dem Räuber erneut. Er stand mit einer Gruppe Jugendlicher und redete. Er hatte Sie wohl nicht bemerkt, aber Sie erkannten ihn sofort, obwohl er durch die anderen in seiner Gruppe halb verdeckt war. Dieses Gesicht, das Sie soeben auf der Wache kaum hatten beschreiben können, erkannten Sie nun in Bruchteilen einer Sekunde und mitten in einer Gruppe ähnlicher Gesichter, obwohl es noch nicht einmal vollständig zu sehen war.

In diesem Kapitel werden wir die nicht deklarativen Gedächtnisspeicher besprechen. Nicht deklarativ bedeutet, dass wir die Inhalte dieser Erinnerungen nicht oder nur schwer beschreiben können, obwohl sie unser Verhalten bestimmen. Manchmal sind wir uns sogar gar nicht bewusst, dass wir dieses Wissen in uns tragen und trotzdem nutzen wir es, ohne es zu merken. Manche Wissenschaftler nennen die nicht deklarativen Gedächtnisinhalte auch „implizit". Es gibt unterschiedliche Ansichten, wie viele nicht deklarative Gedächtnistypen es gibt. In diesem Kapitel werden drei beschrieben. Zuerst wird das prozedurale Gedächtnis erläutert. Es speichert unsere motorischen und gedanklichen Fertigkeiten und Routinen, entsteht durch Übung und ist hauptsächlich in den Synapsen unserer Basalganglien gespeichert. Danach werden wir die Bahnung besprechen. Die perzeptuelle Bahnung führt in den Assoziationsarealen unserer corticalen sensorischen Systeme dazu, dass wir einmal wahrgenommene Stimuli beim nächsten Mal schneller und leichter wieder erkennen können. Das ist der Grund, warum Sie in unserer Geschichte den Räuber so schnell identifizieren konnten, als Sie ihn erneut sahen. Bei konzeptueller Bahnung passiert etwas ähnliches, aber nicht mit einzelnen Objekten wie z. B. einer bestimmten Person, sondern mit Objektkategorien wie z. B. der Kategorie „Tiere". Als Folge denken Sie nach einer Bahnung mit dieser Kategorie eher an Objekte, die zu dieser Kategorie gehören (z. B. „Katze") als an solche, die nicht dazu gehören (z. B. „Tisch"). Ihr präfrontaler Cortex und wahrscheinlich die Zugangsareale zum Hippocampus sind für diese konzeptuelle Bahnung bedeutsam. Zum Schluss wird die klassische Konditionierung besprochen. Hierbei lernen wir die Assoziation zwischen einem unkonditionierten und einem konditionierten Stimulus. Wir werden sehen, dass die kritischen Hirnbereiche dieses Gedächtnisses die neuralen Konvergenzzonen zwischen diesen beiden Stimuli sind. Sie sind für die verschiedenen Konditionierungsverfahren recht unterschiedlich. Bei der Lidschlagkonditionierung ist z. B. das Cerebellum die wesentliche Konvergenzzone. All dies ist in Abbildung 49 grafisch zusammengefasst. Sie kennen ein ähnliches Bild aus Kapitel 7. Allerdings sind jetzt die nicht deklarativen Anteile detailliert dargestellt und die deklarativen sind nur als Überbegriffe aufgeführt.

Verschiedene Arten des nicht deklarativen Gedächtnisses

8.1 Prozedurales Gedächtnis

Können Sie sich noch daran erinnern, wie Sie schwimmen gelernt haben? Wissen Sie noch, wie schwierig es war, sich an der Wasseroberfläche zu halten? Wenn Sie jetzt Schwimmen, denken Sie wahrscheinlich gar nicht mehr bewusst an die Koordination Ihrer Bewegungen im Wasser. Sie schwimmen einfach los, können sich dabei unterhalten, Bälle fangen oder sich einfach ein bisschen treiben lassen. All dies wäre Ihnen am Anfang nicht möglich gewesen.

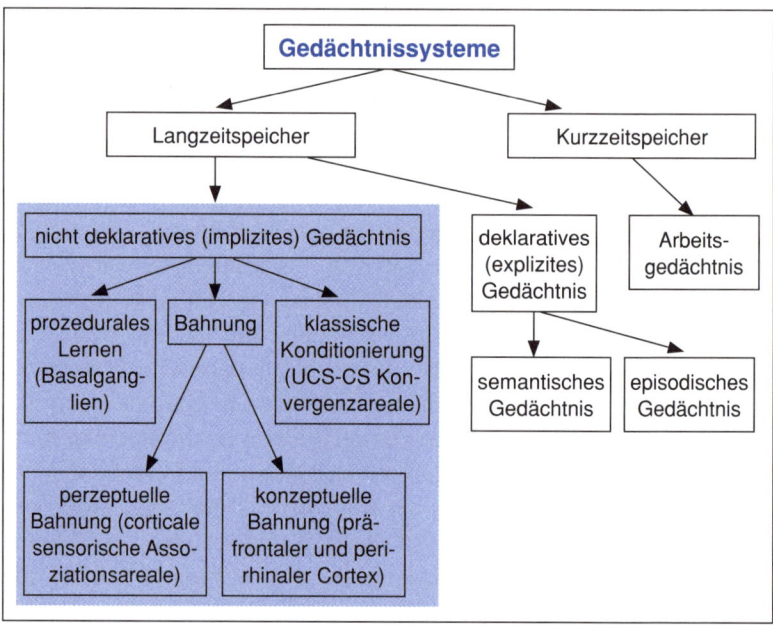

Abbildung 49: Die verschiedenen Typen des Gedächtnisses. Die in diesem Kapitel besprochenen Gedächtnistypen und ihre neuralen Speicherorte sind dunkler hinterlegt und eingerahmt.

Wenn Sie schon länger Auto fahren, geht es Ihnen damit unter Umständen sehr ähnlich. Vielleicht ertappen Sie sich manchmal beim Autofahren sogar dabei, tief in Gedanken und trotzdem recht sicher durch dichten Verkehr zu fahren. Die komplexe Kette an gelernten Reiz-Reaktions-Abläufen, die Ihr Schwimmen, Ihr Autofahren und viele andere Handlungsroutinen ermöglichen, stellt Ihr *prozedurales*

Reiz-Reaktionslernen *Gedächtnis* dar. Dieser Speicher beherbergt ihre automatisierten Handlungsabläufe und ist somit ihr Gedächtnis für geübte Fertigkeiten. Prozedurale Gedächtnisinhalte können ohne Beteiligung des Bewusstseins genutzt werden. Dies ist der vielleicht wichtigste Unterschied zu den deklarativen Gedächtnisinhalten, die wir im letzten Kapitel kennengelernt haben.

Begriffsklärung: Prozedurales Gedächtnis

Das prozedurale Gedächtnis beinhaltet das Wissen über Handlungsroutinen, das über Reiz-Reaktions-Ketten erlernt wurde.

Es wäre falsch, das prozedurale Gedächtnis nur als einen Speicher für Handlungen anzusehen. Ihre Fähigkeit, diesen Text mühelos zu lesen ist auch Teil Ihres prozeduralen Gedächtnisses. Diese Fähigkeit haben Sie sich mühevoll in der Grundschule erworben und erst nach jahrelangem Üben konnten Sie es so schnell und so fehlerfrei wie jetzt. Auch einfache Rechenoperationen, das Ausfüllen von Sudoku-Feldern oder das Spielen von Schach beinhalten viele prozedurale Anteile. Professionelle Schachspieler denken intensiv über bestimmte Stellungen nach, aber parallel zu ihren bewussten Denkprozessen laufen sehr schnelle unbewusste prozedurale Denkroutinen, die die üblichen Gefahren und Möglichkeiten der gerade aktuellen Position der Figuren auf dem Schachbrett kalkulieren.

Gibt es denn einen Transfer mentaler prozeduraler Gedächtnisinhalte auf die allgemeine kognitive Leistungsfähigkeit? Wenn die Antwort positiv wäre, müssten wir z. B. erwarten, dass tägliches Lösen von Kreuzworträtseln, Sudoku-Aufgaben und ähnlichen Aktivitäten fördernde Effekte auf unsere intellektuellen Funktionen haben. Es könnte aber auch sein, dass das ständige Lösen von Sudoku-Rätseln uns zwar zu Sudoku-Experten macht, aber kaum Auswirkungen auf andere kognitive Leistungen hat. Dieser Frage sind britische Psychologen nachgegangen (vgl. den folgenden Kasten).

Bang Goes The Theory

Die BBC-Sendung „Bang Goes The Theory" (www.bbc.co.uk/bang) wollte es wissen: Erhöht kognitives Training die allgemeine kognitive Leistungsfähigkeit? Kognitive Trainingssysteme setzen weltweit Millionen um und werden teilweise ohne nachzudenken von Krankenkassen an Demenzpatienten verschrieben. Die Frage der BBC nach der Effektivität dieser Verfahren ist also mehr als gerechtfertigt. Mithilfe von Wissenschaftlern wurden 11.430 Teilnehmer rekrutiert und bezüglich ihrer allgemeinen kognitiven Leistungen im Schlussfolgern (z. B. grammatikalisch komplexe Sätze ebenso komplexen Situationen zuordnen), verbalem Kurzzeitgedächtnis (z. B. das Merken einer Sequenz von Zahlen), räumlichem Arbeitsgedächtnis (z. B. das Erinnern, in welcher Schachtel man ein Objekt gesehen hatte, um diese Schachtel für zukünftige Suchprozesse nicht mehr zu öffnen) und im Paar-Assoziationslernen (funktioniert wie das Memory-Spiel von Kindern) getestet. Die individuellen Leistungen in diesen vier Kategorien waren die Basis, die durch das folgende sechswöchige Training verbessert werden sollte. Danach wurden die Teilnehmer in drei Gruppen aufgeteilt. Gruppe 1 musste Übungen im Schlussfolgern und Problemlösen

(z. B. transitive Inferenzaufgaben) sowie im Planen (z. B. Aufgaben, die dem Zauberwürfel ähneln) über sich ergehen lassen. Gruppe 2 hatte Übungen des Kurzzeitgedächtnisses (z. B. das Erinnern von Spielkarten), der Aufmerksamkeit (z. B. das schnelle Reagieren auf Zielobjekte, die für kurze Zeit auf dem Bildschirm erscheinen), der visuell-räumlichen Leistungsfähigkeit (z. B. Puzzle) und des Rechnens (z. B. „17 – 9 = ?") zu bewältigen. In beiden Gruppen stieg der Schwierigkeitsgrad der Aufgaben mit der zunehmenden Leistungsfähigkeit der Teilnehmer. Gruppe 3 war die Kontrollgruppe und wurde durch Quizfragen aus sechs verschiedenen Wissensgebieten beschäftigt (z. B. „Wann starb Heinrich der VIII.?"). Da sich alle Teilnehmer auf eine spezielle BBC-Seite mit individuellem Passwort einloggen mussten, konnte kontrolliert werden, ob sie regelmäßig die für ihn oder sie erforderlichen Übungsstunden absolvierten. Durchschnittlich brachten es die Teilnehmer in der sechswöchigen Periode auf 24,5 Übungssitzungen. Zum Schluss wurden alle Versuchspersonen erneut mit neuen Testfragen auf ihre allgemeine kognitive Leistungsfähigkeit getestet. Selbstverständlich gingen die Wissenschaftler davon aus, dass stundenlanges Üben am Zauberwürfel zu Verbesserungen der Lösungsgeschwindigkeit am Zauberwürfel führt (spezifischer kognitiver Trainingseffekt). Aber gab es auch einen Generalisierungseffekt auf allgemeine kognitive Leistungen des Schlussfolgerns, des Arbeitsgedächtnisses oder der Lerngeschwindigkeit? Vor dem Bildschirm wartete ein Millionenpublikum auf das Ergebnis, das auf BBC bekanntgegeben wurde: Zuerst wurde gezeigt, dass alle Teilnehmer der Gruppen 1 und 2 einen starken spezifischen Trainingseffekt hatten, d. h. sie waren in den sechs Wochen in den geübten Aufgabentypen hochsignifikant besser geworden. Aber wie groß war die Generalisierung auf die allgemeine kognitive Leistung? Ein Aufschrei ging durch das Publikum im Saal, als das Ergebnis eingeblendet wurde: Der Effekt war praktisch null (Owen et al., 2010).

Drei Stufen bis zur Konsolidierung

Das prozedurale Gedächtnis durchläuft drei Stufen bis es konsolidiert ist (Fitts, 1964). Die erste ist die *kognitive Stufe*. Wenn wir z. B. lernen, einen Kuchen zu backen, müssen wir auf dieser Stufe immer wieder in einem Backbuch nachlesen, was wir zu tun haben. Wir stellen uns ungeschickt an und könnten ohne die Instruktion aus dem Backbuch unser Projekt nicht zu Ende bringen. Das Abwiegen des Mehls erfolgt z. B. konzentriert und mit dem latenten Gefühl, potenziell etwas falsch machen zu können. Die zweite Phase nennen wir die *assoziative Stufe*. Hier brauchen wir kein Backbuch mehr, aber wir müssen uns auf die Abfolge der Schritte konzentrieren. Ablenkungen könnten unserem Kuchen gefährlich werden. Das Mehl wird selbstsicher abgewogen, aber wir müssen immer noch genau auf die Anzeige der Waage achten. Die dritte und letzte Phase ist die *autonome Phase*. Jetzt brauchen wir über das Backen nicht mehr nachzudenken. Wir können uns derweil unterhalten, fernsehen oder über viele Dinge nachdenken. Das Mehl wird nicht mehr abgewogen, sondern nach Erfahrungswerten in die Schale gegeben. Der Kuchen gelingt trotzdem.

Ein einfaches Verfahren, um prozedurales Lernen zu demonstrieren, ist das Spiegelzeichnen, das sich auch wunderbar für einen Kindergeburtstag eignet. Hierbei müssen die Kinder mit einem spitzen Stift die Umrisse eines großen Sterns nachzeichnen. Diese Umrisse bestehen aus zwei parallelen Linien, die ca. 1 cm voneinander entfernt sind. Je schneller die Kinder einmal diesen Umriss mit ihrem Stift zwischen den zwei Linien umfahren und je seltener sie dabei mit ihrem Stift den Parcours der zwei parallelen Linien verlassen, desto mehr Punkte bekommen sie. Schwierig wird das Ganze, wenn die Kinder den Stern und ihre Hand nicht direkt, sondern nur durch einen Spiegel sehen können. Dadurch muss die visuomotorische Kontrolle der Hand ganz anders erfolgen als normalerweise. Bewegt man z. B. die Hand vom eigenen Körper weg, so sieht man im Spiegel die Hand zu sich näher kommen. Dagegen ist die Links-Rechts-Bewegungsebene nicht invertiert. Diese teilweise Veränderung der Bewegungskoordinaten macht beim ersten Mal große Schwierigkeiten. Kinder und Erwachsene sind extrem langsam und machen sehr viele Fehler. Je häufiger man die Aufgabe durchführt, desto schneller und fehlerfreier wird man, bis schließlich das Nachzeichnen des Sterns mit und ohne Spiegel gleich gut funktioniert.

Spiegelzeichnen als prozeduraler Gedächtnistest

Der Patient H. M., den wir im letzten Kapitel kennengelernt haben, wurde auch mit dieser Aufgabe getestet. Er wies eine ganz normale Lernkurve auf, die sich nicht von denen hirngesunder Versuchspersonen unterschied. Im Gegensatz zu letzteren blieben bei H. M. aber keine bewussten Erinnerungen an den Spiegeltest. Jedes Mal musste ihm die Prozedur aufs Neue erklärt werden. Gegen Ende dieser Untersuchungsserie war H. M. ganz erstaunt, wie gut er das konnte: „Das ging ja viel leichter als ich befürchtet hatte!". Das heißt, dass das prozedurale Gedächtnis für Spiegelzeichnen sich bei H. M. normal gebildet hatte ohne dass ein deklarativer Gedächtniseintrag erfolgt war.

Die neuralen Grundlagen des prozeduralen Gedächtnisses

Die Untersuchung an H. M. zeigt, dass die Hirngrundlagen des prozeduralen Gedächtnisses vom Hippocampus unabhängig sein müssen. Dies bestätigen auch tierexperimentelle Befunde. Packard et al. (1989) verglichen drei Gruppen von Ratten miteinander: Die erste Gruppe hatte Läsionen der Basalganglien, die zweite wies Läsionen des Hippocampus auf und die dritte war eine Kontrollgruppe. Die Tiere wurden in einem Radiallabyrinth mit zwei verschiedenen Aufgaben getestet (vgl. Abb. 50). Bei einem Radiallabyrinth gehen acht Arme sternförmig von einer zentralen Plattform aus. In der ersten Aufgabe wurde vor Beginn des Tests am Ende jedes Arms ein Stückchen Futter platziert. Die Tiere konnten jeden Arm, den sie wollten, aufsuchen und das Futter am Ende des Arms fressen. Wenn sie das Futter eines Armes aber konsumiert hatten, machte es keinen Sinn mehr, ein zweites Mal in den gleichen Arm zurückzukehren, da dieser ja jetzt leer war. Die erste Aufgabe erforderte also eine *Win-shift*-Strategie, bei dem man den Ort, an dem man gerade Erfolg hatte, nicht mehr aufsuchen sollte. Für diese Strategie mussten die Ratten sich im Laufe einer Sitzung immer merken, wo sie gewesen waren bzw. wo sie noch hinsollten. In dieser Aufgabe mussten die Ratten also ihr Arbeitsgedächtnis nutzen. Machten sie das erfolgreich, sammelten sie acht Belohnungen pro Sitzung und waren nicht einen einzigen Arm umsonst entlanggelaufen. Läsionen des Hippocampus führten zu schweren Defiziten (die Ratten liefen immer in die bereits leergefressenen Arme zurück), während Läsionen der Basalganglien keinen Effekt hatten.

Prozedurales Lernen wird in den Basalganglien gespeichert

In der zweiten Aufgabe (für die neue Ratten verwendet wurden) gab es in jeder Sitzung am Eingang von vier zufällig ausgewählten Armen kleine leuchtende Lämpchen. Diese signalisierten den Tieren, dass diese Arme Futter enthielten, während die Arme ohne Lämpchen leer waren. Die Ratten mussten jetzt einfach nur ein Reiz-Reaktions-Lernen erwerben und die Präsenz der Lämpchen mit der eigenen Reaktion des Hineinlaufens in diesen Arm verbinden. Nachdem sie einen Arm leergefressen und verlassen hatten, brannte das Lämpchen immer noch. Sie konnten also noch ein zweites Mal in diesen Arm reinlaufen und wurden erneut belohnt. Erst danach ging das Lämpchen vor diesem Arm aus und die Ratten mussten sich das nächste der drei verbliebenen mit Lämpchen markierten Arme aussuchen. Da es vier beleuchtete Arme gab und jeder Arm zweimal besucht werden konnte, brachte es eine erfolgreiche Ratte auch in dieser Aufgabe auf acht Belohnungen pro Sitzung. Die notwendige Strategie in dieser Aufgabe nennt man *win-stay*. Das heißt, die Tiere sollten dorthin zurückkehren, wo sie einmal erfolgreich waren. Läsionen der Basalganglien zogen Defizite nach sich, Läsionen des Hippocampus nicht.

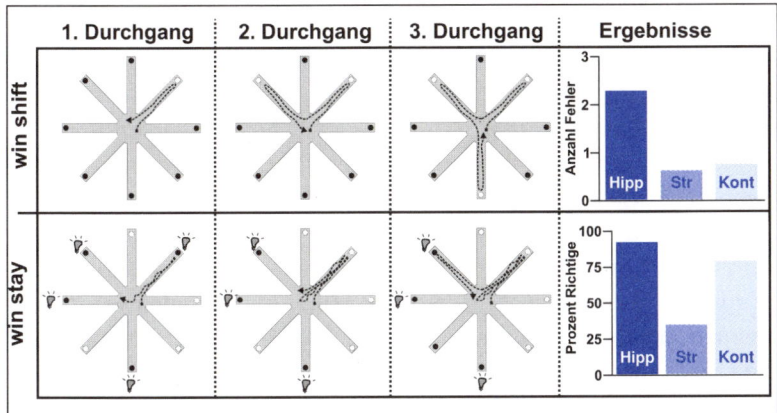

Abbildung 50: Schematische Darstellung der Ergebnisse von Packard et al. (1989)

Die obere Zeile zeigt die ersten drei Entscheidungen einer Ratte (gestrichelter Pfeil zeigt den Laufweg des Tieres) in einem Win-shift-Experiment. Das Leerfressen des Futterbehälters am Ende eines Armes wird durch den Wechsel von einem schwarzen zu einem weißen Punkt angezeigt. Rechts sind die Ergebnisse der Kontrolltiere (Kont) sowie der Ratten mit Läsionen des Hippocampus (Hipp) bzw. des Striatums (Str). Die untere Zeile zeigt die ersten drei Entscheidungen einer Ratte im Win-stay-Experiment, in dem ein Arm mit Futter durch ein Lämpchen signalisiert wird. Insgesamt kann die Ratte zweimal aus einem mit Lämpchen gekennzeichneten Arm fressen bevor dieser kein Futter mehr enthält und das Lämpchen ausgeschaltet wird.

Was bedeutet diese doppelte Dissoziation zwischen Aufgaben und Hirnstrukturen? Die Win-shift-Strategie kann nur funktionieren, wenn die Ratten sich erinnern können, wo sie gerade waren. Ohne dieses Gedächtnis sind sie zum Scheitern verurteilt. Offensichtlich ist der Hippocampus für diese Aufgabe wichtig. Das zeigen auch Ergebnisse von Ableitungen aus dem Hippocampus von Menschen, bei denen nachgewiesen werden konnte, dass die Neurone des Hippocampus eine hohe gemeinsame Aktivierung aufweisen, wenn die Patienten sich viele Dinge gleichzeitig merken mussten (Axmacher et al., 2007). Die Win-stay-Strategie erfordert dagegen nur, dass man die Assoziationen zwischen einem Stimulus und einer Reaktion lernt. Für dieses Stimulus-Reaktions-Lernen sind die Basalganglien notwendig.

Einzelne Neurone im
Striatum feuern am
Start- und Endpunkt
einer Verhaltens-
prozedur

Neurobiologische Studien konnten mittlerweile die Details der Vorgänge beim Erlernen solcher prozeduraler Stimulus-Reaktions-Ket-
ten aufklären. Im Kern dieses Lernens stehen die Neurone des Striatums (ein Teil der Basalganglien), die Projektionen von den corticalen
Pyramidalneuronen erhalten und über Zwischenstationen auf den
Cortex zurückprojizieren (vgl. Abb. 51, vgl. auch Kapitel 4.3.1.2 zu
den Basalganglien). Ableitungen von diesen Zellen am Anfang einer
einfachen prozeduralen Gedächtnisaufgabe konnten zeigen, wie sich
ein solcher Lernvorgang etabliert (Barnes et al., 2005): Bei der Aufgabe, um die es jetzt geht, wurden Ratten nicht in einem Radial –
sondern in einem T-Labyrinth getestet. Wie der Name schon sagt,
sieht dieses Labyrinth wie ein großes „T" aus und die Ratte wird an
den Anfang des Zentralgangs gesetzt und muss bis zur Abzweigung
der zwei Seitenarme laufen. Im Experiment von Barnes et al. (2005)
wurde der Ratte beim Passieren der Mitte des zentralen Gangs mit
einem hohen bzw. tiefen Klingelton mitgeteilt, ob sie die linke oder
die rechte Abzweigung nehmen musste, um Schokolade zu bekommen. Am Anfang kannten die Ratten die Zusammenhänge noch nicht
und durchliefen eine Versuch-und-Irrtum-Phase, in der sie alle Möglichkeiten explorierten. Die abgeleiteten Striatumneurone feuerten in
dieser Phase noch sehr variabel. Einzelne Zellen waren während des
gesamten Tests aktiv, während andere nur in bestimmten Abschnitten des T-Labyrinths feuerten. Nach und nach wurden die Leistungen der Ratten immer besser und ihr Verhalten konvergierte schließlich auf eine ganz bestimmte, erfolgreiche Verhaltenssequenz. Nun
explorierten die Tiere nicht mehr, sondern schöpften die Beloh-
nungsmöglichkeiten maximal aus. Zwischen der Phase der Exploration und der des Ausschöpfens änderten sich auch die Aktivitätsmuster im Striatum: Ein Teil der Neurone wurde komplett gehemmt. Ein
anderer Teil feuerte nur noch am Anfang und am Ende des Labyrinths. Diese Ergebnisse bedeuten, dass die Zellen des Striatums vor
Beginn des Lernprozesses auf verschiedenste Hinweisreize reagier-
ten, die potenziell wichtig sein konnten. Dies ist die Phase der Exploration. Einige Neurone waren dabei an der Generierung von Verhal-
tensplänen beteiligt, die zu Belohnung führte. Diese Zellen wurden
dann Teil des Ensembles, welches dann am Startpunkt des T-Labyrinths den erfolgreichen Handlungsplan aktivierte (erster Aktivitätsgipfel) und am Ende des Labyrinths beim Konsumieren der Schokolade den Plan abschloss (zweiter Aktivitätsgipfel). Diese Zellen
partizipierten an der Ausschöpfungsphase der Aufgabe. Andere Neurone waren in der Explorationsphase weniger erfolgreich. Sie wurden daher in der Ausschöpfungsphase gehemmt.

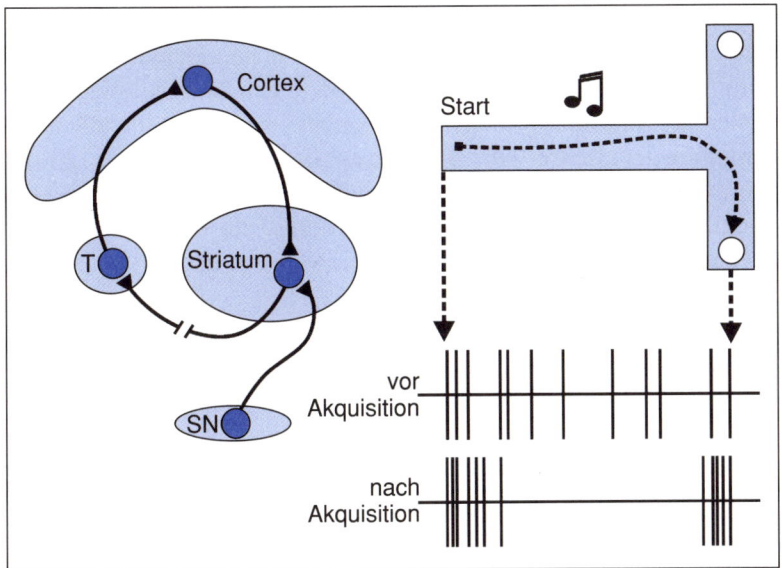

Abbildung 51: Schematische Darstellung der Ergebnisse von Barnes et al. (2005)

Auf der linken Seite ist der Kreislauf zwischen den Projektionen des Cortexes auf das Striatum, die durch Zwischenstufen (nicht dargestellt) verlaufende striatale Projektion auf den Thalamus (T) und die thalamische Projektion auf den Cortex dargestellt. Die Zellen des Striatums werden von den dopaminergen Zellen der Substantia nigra (SN) moduliert. Rechts ist das T-Labyrinth dargestellt sowie der Weg, den eine Ratte in einem bestimmten Durchgang nimmt (gestrichelte Linie). In der Mitte des zentralen Gangs hört das Tier einen Ton, der ihm signalisiert, ob es links oder rechts laufen muss, um am Ende des Seitenarms eine Belohnung zu erhalten. Rechts unten sind die Aktionspotenziale (senkrechte Striche) einer striatalen Zelle dargestellt, die während eines einzelnen Durchgangs aktiv ist. Von dem Neuron wurde vor bzw. nach der Akquisition der Aufgabe abgeleitet. Wie zu sehen ist, feuert die Zelle vor dem Erlernen der Aufgabe während des gesamten Laufs durch das Labyrinth. Nach Erlernen der Aufgabe konzentrieren sich die Spikes auf den Anfang und das Ende der Aufgabe.

Doch wer sagt den Striatumneuronen eigentlich, ob sie Teil eines erfolgreichen oder eines erfolglosen Handlungsplans sind? In Abbildung 51 sehen wir die Antwort: Das Striatum wird massiv von dopaminergen Fasern innerviert. Wie wir in Kapitel 6.4.1 über die Ordnung des Denkens gelernt haben, geben die Menge und der Zeitpunkt der Freisetzung von Dopamin uns die Fähigkeit, Lernprozesse über Erwartungsrückmeldungen zu organisieren. Hierbei wird die Freisetzung von Dopamin im Striatum reduziert, wenn das Ergebnis der Handlung schlechter war als erwartet. Ist die Ratte dagegen positiv überrascht worden, erhöht sich augenblicklich die Dopaminfreisetzung. Diese sofortige positive oder negative dopaminerge Rück-

Dopamin meldet Striatumzellen den Grad ihres Erfolges zurück

meldung stärkt die gerade aktiven Synapsen bei Erfolg oder schwächt
sie bei Misserfolg. Somit ermöglichen die dopaminergen Rückmeldungen immer bessere Prädiktionen der eigenen Handlungen. Die
Zellen des Striatums lernen die erfolgreiche Handlung schneller und
fungieren als „Lehrer" für den Cortex (Pasupathy & Miller, 2005).
Langsam entsteht somit im Kreislauf zwischen Cortex und Basalganglien das Gedächtnis für eine Handlung, die wir von nun an in
automatisierter Form abrufen können, während unser Bewusstsein
anderen Gedanken nachhängt.

Parkinson-Patienten haben Probleme mit prozeduralem Lernen Bei der Parkinson'schen Erkrankung degenerieren die Dopaminneurone, deren Axone zu den Basalganglien und zum Cortex projizie-
ren. Jetzt ist Ihnen sicherlich klar, warum diese Patienten Probleme
mit dem Erlernen prozeduraler Gedächtnisinhalte haben. Aber wie
spezifisch ist dieses Defizit der Patienten beim prozeduralen Lernen?
Um diese Frage zu beantworten, führten Knowlton et al. (1996) die
Wettervorhersage-Aufgabe ein. Hierbei sagen Symbole auf einer
Karte vorher, ob es morgen regnen oder ob die Sonne scheinen würde.
Leider haben manche Symbole nur eine niedrige, andere dagegen
eine hohe Vorhersagekraft. Zudem werden mehrere Karten zeitgleich
angeboten. Wenn die Teilnehmer die einzelne Vorhersagekraft der
Karten wüssten, könnten sie durch Berechnung des Mittelwerts der
Vorhersagekraft der gelegten Karten das Wetter präzise vorhersagen.
Da die Teilnehmer aber diese Informationen nicht haben, müssen sie
Runde um Runde aus einer neuen Kombination von Karten das Wetter vorhersagen und werden dabei nur ganz langsam besser. Da die
Symbole nur probabilistisch mit dem Ergebnis gekoppelt waren,
gelingt es den Versuchspersonen kaum, klare Regeln abzuleiten (die
dann Teil des deklarativen Gedächtnisses wären). Stattdessen haben
die Teilnehmer das Gefühl, die ganze Zeit nur zu raten, sind aber
erstaunt, dass sie immer häufiger richtig liegen. In der Studie von
Knowlton et al. (1996) konnten die Teilnehmer mit schwerer Parkinson'scher Erkrankung diese Aufgabe selbst nach langen Trainings-
phasen nicht lernen: Der Ausfall der dopaminergen Rückmeldung an
ihre Basalganglien verhinderte, dass ihre erfolgreichen Striatumneurone das Kommando übernahmen und gleichzeitig die erfolglosen
Neurone zum Schweigen verurteilt wurden. Da sich diese Trennung
zwischen erfolgreichen und erfolglosen Neuronen nicht etablierte,
setzte kein Lernprozess ein. Trotzdem konnten sich diese Patienten
genau wie die Kontrollpersonen an einzelne Aufgabendetails erinnern
(deklaratives Gedächtnis). Dagegen lernten Hippocampus-Patienten
die Wettervorhersage-Aufgabe fast genauso gut wie die Kontrollper-

sonen, hatten aber kaum deklarative Gedächtnisinhalte an das, was sie gemacht hatten. Wir können jetzt die wichtigsten Unterschiede zwischen dem prozeduralen und dem deklarativen Gedächtnis zusammenfassen (vgl. Tab. 6).

Tabelle 6: Die wichtigsten Unterschiede zwischen prozeduralem und deklarativem Gedächtnis

Prozedurales Gedächtnis	Deklaratives Gedächtnis
schwierig zu beschreiben	verbal vermittelbar
kann ohne Beteiligung des Bewusstseins erworben und ausgeführt werden	geht sowohl beim Lernen als auch beim Abrufen mit einer Bewusstseinsbeteiligung einher
braucht Übung	kann durch ein einziges Ereignis erworben werden
entsteht durch die Interaktion von Cortex und Basalganglien	entsteht durch die Interaktion von Cortex und Hippocampus

8.2 Bahnung

Kennen Sie den Effekt, dass Sie eine Ihnen bekannte Person nicht sofort erkennen, wenn sie sich die Haare gefärbt und radikal gekürzt hat? Vor dem Friseurbesuch fiel es Ihnen leicht, diese Person zu identifizieren, aber jetzt muss Ihr perzeptuelles Gedächtnis erst einmal modifiziert werden, um die Veränderungen im Aussehen zu speichern.

Das perzeptuelle Gedächtnis unterscheidet sich in vielerlei Hinsicht vom prozeduralen Gedächtnis. Der Erwerb perzeptueller Gedächtnisinhalte geschieht durch Bahnung. Hierbei wird ein Stimulus mehrfach angeboten, bis sich eine Gedächtnisspur für diesen Reiz etabliert hat. Eine sehr anschauliche Form des Bahnungslernens ist in Abbildung 52 dargestellt, die das Prinzip des *Gollin-Figurentests* zeigt. Zuerst wird hierbei den Versuchspersonen nur Teil (a) aus Abbildung 52 gezeigt und sie werden gefragt, ob sie den Gegenstand erkennen. Wenn das nicht der Fall ist, zeigt man ihnen Teil (b) und fragt sie erneut. Jedes Mal, wenn die Personen den Gegenstand nicht erkennen, geht man eine Stufe weiter, bis das Bild vollständig zu sehen ist. Diese Prozedur wird mit weiteren Objekten wiederholt. Nach einer längeren Pause wiederholt man den Versuch. Diesmal

Gollin-Figurentest

wird typischerweise beobachtet, dass die Versuchspersonen die ge-
suchten Gegenstände in einer wesentlich früheren und somit unvoll-
ständigeren Version erkennen können. Das heißt, es hat sich ein perzeptuelles Gedächtnis für diese Objekte gebildet.

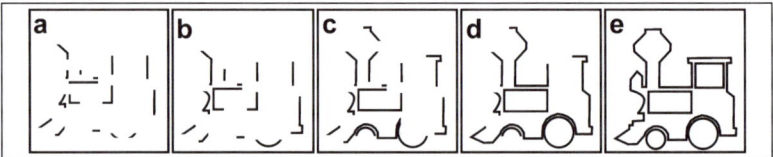

Abbildung 52: Eine von (a) bis (f) immer vollständigere Darstellung einer
Lokomotive, mit der perzeptuelle Bahnung getestet werden
kann

Zwei Formen
der Bahnung

Es gibt zwei Formen perzeptuellen Lernens. Die erste ist die *perzeptuelle Bahnung*, die zweite ist die *konzeptuelle Bahnung*. Für die
perzeptuelle Bahnung verwendet man den Gollin-Figurentest (vgl.
Abb. 52) oder, bei verbalen Testverfahren, Listen von Worten, die
sich die Versuchspersonen durchlesen müssen. Nehmen wir an, in
einer solchen Liste kommt das Wort „Motel" vor. Einige Zeit später
legt man den Versuchspersonen Wortstämme aus drei Buchstaben
vor und bittet sie, diese Wortstämme zu ergänzen. In einer solchen
Wortstammliste wird die Silbe „Mot…" von den Versuchspersonen
dann häufig zu „Motel" ergänzt (statt z. B. zu „Motor" oder „Motte"
etc.), da dieses Wort einer perzeptuellen Bahnung unterliegt. Diese
Art von Gedächtnis ist modalitätsspezifisch, d. h. die auditorische
Darbietung des Wortes „Motel" hat kaum Bahnungseffekte auf den
visuell präsentierten Wortstamm „Mot…". Gleichzeitig ist die perzeptuelle Bahnung unabhängig davon, ob beim anfänglichen Lesen
der Wortliste die Versuchspersonen gebeten wurden, sich mit dem
Begriff „Motel" semantisch auseinander zu setzen (z. B. durch Fragen wie „Was unterscheidet ein Motel von einem Hotel?").

Die konzeptuelle Bahnung funktioniert etwas anders. Hier dient der
Bahnungsreiz dazu, eine bestimmte Begriffskategorie und ihre Inhalte zu aktivieren. Stellen Sie sich z. B. vor, Sie lesen in einer Wortliste von 50 Worten, u. a. das Wort „Orange". Später werden Sie gebeten, eine Frucht zu nennen. Sie werden dann wahrscheinlich Orange
nennen oder vielleicht Mandarine, aber z. B. nicht Erdbeere. Oder
sie müssen vor einem verrauschten Hintergrund Objekte erkennen.
Überzufällig häufig handelt es sich bei diesen Objekten um Tiere.
Nach einer Weile zeigt man ihnen ein Bild mit zwei Objekten, einem

Auto und einem Tiger. Sie werden wahrscheinlich eher den Tiger erkennen, da sie für die Kategorie „Tier" gebahnt wurden. Die konzeptuelle Bahnung ist wesentlich modalitätsunabhängiger als die perzeptuelle Bahnung.

Begriffsklärungen: Bahnungslernen

Perzeptuelle Bahnung entsteht durch mehrfaches Präsentieren oder Sehen eines Objektes und ist modalitätsspezifisch.

Bei der **konzeptuellen Bahnung** werden Begriffskategorien aktiviert.

Was sind die neuralen Grundlagen dieser Bahnungen? Der Patient H. M. (vgl. Kapitel 7) mit seinen ausgedehnten Hippocampus-Läsionen schnitt beim Gollin-Figurentest nicht wesentlich schlechter ab als gesunde Versuchspersonen. Das Gleiche beobachtet man bei chronischen Alkoholikern mit schweren Schädigungen des Hippocampus (Fama et al., 2006). Das heißt, die perzeptuelle Bahnung ist im Wesentlichen vom Hippocampus unabhängig. Tatsächlich zeigen verschiedene Untersuchungen, dass perzeptuelle Bahnungseffekte auf den sensorischen Assoziationsfeldern des Cortexes beruhen (Schacter & Buckner, 1998). Wie im Kapitel 5 am Beispiel des visuellen Systems ausgeführt wurde, wird das visuelle Signal des primären visuellen Cortex entlang einer Kette von visuellen Assoziationsarealen im inferioren Temporalcortex weiter verarbeitet. Läsionen dieser sensorischen Assoziationsareale führen zu Defiziten in der perzeptuelle Bahnung. Untersuchungen mit fMRT zeigen, dass während des perzeptuellen Bahnungslernens diese corticalen Areale mit jeder weiteren Darbietung des Objektes immer weniger aktiv werden. Wahrscheinlich entsteht dieser Effekt dadurch, dass die Versuchspersonen beim ersten Sehen des Objektes eine hohe Aktivierung zeigen müssen, um es zu enkodieren. Mit jeder weiteren Darbietung haben sich aber schon synaptische Veränderungen vollzogen, die das lokale Gedächtnis für dieses Objekt darstellen. Dadurch ist immer weniger neurale Rechenleistung notwendig, um dieses Objekt zu erkennen. Das perzeptuelle Gedächtnis hat sich dann erfolgreich in den sensorischen Assoziationsarealen etabliert.

Perzeptuelle Bahnung basiert auf sensorischen Assoziationsfeldern

Die Hirnprozesse für perzeptuelle und konzeptuelle Bahnung sind wahrscheinlich verschieden. Alzheimer-Patienten, die Degenerationen in verschiedenen Cortexarealen aufweisen, zeigen keine wesentliche Veränderung ihrer Fähigkeit für perzeptuelle Bahnung, haben

Für die konzeptuelle Bahnung sind der präfrontale Cortex und die parahippocampalen Areale wichtig

aber deutliche Defizite bei der konzeptuellen Bahnung (Monti et al., 1996). fMRT-Studien zeigen, dass vor allem Bereiche des linken Präfrontalcortexes während konzeptueller Bahnungsexperimente eine Rolle spielen. Die linke Hirnhälfte ist für Sprachprozesse wichtig. Daher ist es nachvollziehbar, dass vor allem der linke Präfrontalcortex für die meist sprachbasierten konzeptuellen Bahnungen wichtig ist. Vielleicht spielt auch der mediale Anteil des Temporalcortexes bei konzeptuellen Bahnungsaufgaben eine Rolle. Im medialen Temporalcortex befindet sich nicht nur der Hippocampus, sondern auch Areale wie der entorhinale, der perirhinale und der parahippocampale Cortex, die das Bindeglied zwischen allen Bereichen des Cortexes und dem Hippocampus darstellen. Läsionen im perirhinalen Cortex führen zu Defiziten in der konzeptuellen Bahnung und bei Kontrollpersonen ist diese Region während konzeptueller Bahnungsaufgaben aktiv (Wang et al., 2010). Üblicherweise geht man davon aus, dass alle Teilkomponenten des medialen Temporalcortexes das deklarative Gedächtnis unterstützen. Konzeptuelle Bahnung ist sehr wahrscheinlich eher ein nicht deklarativer (impliziter) Gedächtnisprozess (Levy et al., 2004) und sollte somit nichts mit dem medialen Temporalcortex zu tun haben. Aber konzeptuelle Bahnung kann, je nach kognitiver Strategie des Individuums, auch deklarative Inhalte aufweisen und ist daher wahrscheinlich sowohl auf der funktionellen als auch auf der anatomischen Ebene ein Übergangsprozess zwischen deklarativen und nicht deklarativen Gedächtnisprozessen.

8.3 Klassische Konditionierung

Stellen Sie sich vor, Sie würden an Ihrer Universität an einem klassischen Konditionierungsexperiment teilnehmen. Hierfür setzen Sie sich auf einen Stuhl; der Versuchsleiter setzt Ihnen eine Skibrille und einen Kopfhörer auf. Dann verlässt er den Raum. Anschließend hören Sie für einige Sekunden durch die Kopfhörer einen tiefen Ton. Danach ist wieder Stille. Anschließend kommt ein hoher Ton und kurz danach wird Ihnen Luft ins Auge gepustet. Sie erschrecken sich und blinzeln heftig, obwohl es nicht wehgetan hat. Erst jetzt fällt Ihnen auf, dass in die Skibrille ein dünner Schlauch führt, dessen Ende auf Ihr rechtes Auge gerichtet ist. In der folgenden Viertelstunde hören Sie immer wieder in zufälliger Reihenfolge den tiefen Ton der keine Konsequenzen nach sich zieht sowie den hohen Ton, dem ein Luftstoß folgt. Natürlich ist Ihnen schon längst klar, dass Sie an einem Experiment zur Lidschlagkonditionierung teilnehmen. Der Luftstoß ist der unkonditionierte Stimulus (UCS), Ihre Lidschlagreaktion ist die unkonditionierte Reaktion (UCR). Der hohe Ton ist der konditionierte Stimulus (CS⁺), der den UCS vorhersagt. Der tiefe Ton sagt vorher, dass der UCS nicht kommen wird (CS⁻). Nach einer Weile merken Sie, dass Ihr Lid sich nach dem CS⁺ und somit kurz vor dem UCS schließt. Das tut es auch, wenn ab und zu der CS⁺ vergeben wird, ohne dass ein UCS erfolgt. Sie wissen, Ihr Lidschlag ist nun erfolgreich auf den CS+ konditioniert worden; eine konditionierte Reaktion (CR) wurde gelernt. Doch wo in Ihrem Gehirn ist das Gedächtnis für diese klassische Konditionierung?

H. M. (vgl. Kapitel 7) hatte keine Probleme, eine Lidschlagkonditionierung zu lernen und das Gedächtnis hierfür aufrecht zu erhalten, obwohl er keine bewusste Erinnerung mehr daran hatte, dass er konditioniert worden war. Das heißt, dass die klassische Konditionierung **Rolle des** nicht auf den Hippocampus angewiesen ist (nur bei der Sonderform **Cerebellums** der „Spurenkonditionierung", bei der es eine kurze Pause zwischen dem Ende des CS⁺ und dem Beginn des UCS gibt, spielt der Hippocampus eine Rolle; Thompson, 2005). Untersuchungen an Kaninchen konnten in den letzten Jahrzehnten in großem Detail die meisten Fragen zur Lokalisation und zum Aufbau des Gedächtnisses für die klassische Konditionierung beantworten. Diese Studien von Richard Thompson belegen, dass die Informationsströme des CS und des UCS im Cerebellum (Kleinhirn) konvergieren und in eine CR umgesetzt werden. Um diese Zusammenhänge zu verstehen, müssen wir uns kurz mit dem Aufbau des Cerebellums beschäftigen (vgl. auch Kapitel 4.7.1).

Das Cerebellum besteht aus einer Rinde, die cerebellärer Cortex ge- **Aufbau des** nannt wird. In dieser Rinde ist fast die Hälfte der Nervenzellen un- **Cerebellums** seres gesamten Gehirns enthalten. In der Mitte des Cerebellums und somit komplett umhüllt vom cerebellären Cortex, befinden sich die Kerne des Kleinhirns, von denen uns im Folgenden nur der Nucleus interpositus interessiert (vgl. Abb. 53). Die Kleinhirnrinde bekommt sensorische Informationen über verschiedene Kerne des Hirnstamms. Die Töne, die Sie bei der Lidschlagkonditionierung gehört haben, wurden über die Moosfasern der pontinen Kerne an den Nucleus interpositus und die Körnerzellen der Kleinhirnrinde übermittelt. In den pontinen Kernen befinden sich abgegrenzte Bereiche für verschiedene sensorische Ereignisse. Wäre Ihr CS⁺ kein hoher Ton, sondern eventuell ein grünes Licht gewesen, hätten andere Zellen der pontinen Kerne diesen CS⁺ an den Nucleus interpositus und die

Körnerzellen übermittelt. Die Körnerzellen bilden mit ihren Axonen die sogenannten Parallelfasern, die Synapsen auf den Dendriten der Purkinjezellen bilden. Im Kapitel 1 hatten Sie in Abbildung 3 ein wunderschönes Beispiel für eine Purkinjezelle gesehen. Parallel zu den pontinen Kernen gibt es einen weiteren Eingang in das Cerebellum und zwar über einen merkwürdig gefalteten Kern der Medulla oblongata, der sich inferiore Olive nennt. Der Luftstoß auf Ihr Auge repräsentiert einen Reiz, auf den Sie mit einer angeborenen und sehr schnellen Reaktion reagieren: das Blinzeln. Die Information über diesen Luftstoß wird den Zellen der inferioren Olive übermittelt, die mit ihren Axonen die Kletterfasern bilden. Diese Fasern bilden sehr starke Synapsen, die das postsynaptische Neuron zum Feuern bringen. Kletterfasern bilden Synapsen auf den Neuronen des Nucleus interpositus sowie auf dem Soma und den Dendriten einer einzigen Purkinjezelle. Das heißt, jede Purkinjezelle bekommt nur Input von einer einzigen Zelle der inferioren Olive. Purkinjezellen sind inhibitorisch; d. h. wenn sie feuern, schweigen die Neurone des Nucleus interpositus. Wenn CS$^+$ und UCS vergeben werden, sind Moosfasern und Kletterfasern gleichzeitig aktiv. Es kommt dadurch zu einer lernabhängigen Verstärkung dieser Moosfaser- und Parallelfasersynapsen auf denjenigen Nucleus-interpositus-Neuronen und Purkinjezellen, die simultan von den Kletterfasern aktiviert werden. Als Folge werden genau diese Purkinjezellen gehemmt, wenn in Zukunft der CS$^+$ auftaucht. Da die Purkinjezellen normalerweise die Neurone des Nucleus interpositus hemmen, führt somit die Vergabe des CS$^+$ zu einer Aktivierung der Nucleus-interpositus-Neurone. Dies wiederum führt zu einer Aktivierung des Hirnstammkerns, der den Lidschluss auslöst.

Cerebellärer Cortex und der Nucleus interpositus

In Abbildung 53 sehen wir, dass Information über den CS$^+$ und den UCS sowohl auf den Purkinjezellen als auch auf den Zellen des Nucleus interpositus konvergiert. Haben diese zwei Konvergenzzonen unterschiedliche Funktionen beim Erlernen der klassischen Konditionierung? Sehr wahrscheinlich ist das tatsächlich der Fall. Während der Nucleus interpositus bei der eigentlichen Assoziationsbildung zwischen CS$^+$ und UCS relevant ist, scheinen die Purkinjezellen eine größere Rolle beim exakten zeitlichen Ablauf der CR zu spielen (Thompson, 2005).

Nachdem die ersten Erkenntnisse zur Lidschlagkonditionierung bei Kaninchen gesammelt worden waren, fingen Wissenschaftler an, bei Menschen nach ähnlichen Mechanismen zu suchen. Tatsächlich ge-

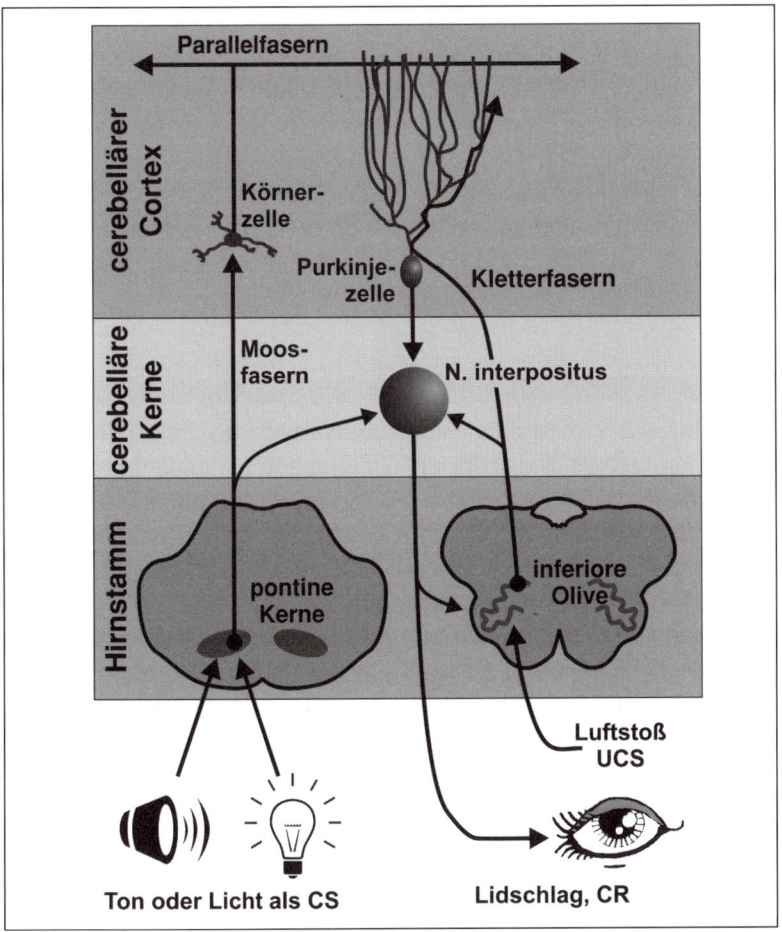

Abbildung 53: Schaltkreis des Hirnstamms und des Cerebellums

Detaillierte Erläuterungen der neuralen Grundlagen der Lidschlagkonditionierung im Text. cereb. = cerebellär, N. = Nucleus

lang es Daum et al. (1993) nachzuweisen, dass auch Patienten mit Schädigungen des Cerebellums Defizite bei der klassischen Konditionierung des Lidschlags zeigten. Mittlerweile ist die Forschung zur klassischen Konditionierung bei verschiedenen Typen von Schädigungen des Kleinhirns zu einer wesentlichen Informationsquelle über die Funktion des menschlichen Cerebellums geworden (Gerwig et al., 2007).

Ist das Kleinhirn das Gedächtnis für alle klassische Konditionierungen? Wahrscheinlich nicht. Vielmehr scheint es so zu sein, dass die-

Neurale Konvergenz-
zonen des CS⁺ und
des UCS

jenigen neuralen Strukturen, auf die CS⁺ und UCS konvergieren, eine lernplastische Veränderung ihrer Synapsen durchlaufen und bei der Generierung der CR eine wichtige Rolle spielt. Beim konditionierten Geschmacksaversionslernen ist z. B. der gustatorische Cortex im Lobus frontalis relevant. Bei der Furchtkonditionierung spielt dagegen die Amygdala eine wesentliche Rolle (vgl. Kapitel 9). Als Prinzip kann man also festhalten, dass die Synapsen in den neuralen Konvergenzzonen zwischen CS⁺ und UCS das neurale Substrat für das Gedächtnis der klassischen Konditionierung darstellen.

Zusammenfassung

Es gibt unterschiedliche nicht deklarative (also implizite) Gedächtnisprozesse. Jedes dieser Gedächtnisse hat im Gehirn unterscheidbare Speicherorte. Das *prozedurale Gedächtnis* speichert die Kette gelernter Reiz-Reaktions-Abläufe, die unsere Verhaltensroutinen oder unsere eingeübten Denkabläufe repräsentieren. Prozedurale Gedächtnisinhalte können ohne Bewusstseinsbeteiligung ablaufen und sind zum Teil schwer verbalisierbar. Ihr primärer Speicherort sind die Basalganglien. Immer dann, wenn wir etwas richtig getan haben, stabilisieren die Rückmeldungen des dopaminergen Systems die gerade aktiven Neurone der Basalganglien. Damit entstehen Schaltkreise innerhalb der Basalganglien, die indirekt auf den Cortex zurück projizieren und die Auswahl genau dieser Handlungsroutinen bewirken. *Perzeptuelle Bahnung* entsteht durch wiederholte Darbietung eines Objektes. Dadurch verstärken sich die aktivierten Synapsen in den sensorischen Assoziationsarealen des Cortexes, die an der Verarbeitung dieses Objektes partizipieren. Als Folge können wir dieses Objekt schneller erkennen und müheloser Verarbeiten. *Konzeptuelle Bahnung* entsteht durch Aktivierung einer Objektkategorie (z. B. „Tier"). Als Folge denken wir direkt nach dieser Aktivierung eher an einzelne Tiere als an andere Objekte. Konzeptuelle Bahnung entsteht durch Mechanismen des präfrontalen Cortex sowie der Zugangsstrukturen zum Hippocampus. Das Gedächtnis für die *klassische Konditionierung* entsteht in den Überlappungszonen des CS und des UCS. Bei der Lidschlagkonditionierung ist z. B. das Kleinhirn die entscheidende Region. Bei anderen Konditionierungen können andere Areale unseres Gehirns eine wichtige Rolle spielen.

1. Welche nicht deklarativen Gedächtnistypen gibt es und welche Hirnregionen sind für die einzelnen Gedächtnisarten relevant?
2. Was sind die Hauptunterschiede zwischen prozeduralem und deklarativem Gedächtnis?
3. Welche drei Stufen durchläuft der Konsolidierungsprozess des prozeduralen Gedächtnisses?
4. Was sind die neuralen Prozesse, die während des Lernens einer prozeduralen Aufgabe ablaufen?
5. Warum sind Parkinson-Patienten bei prozeduralen Aufgaben gestört?
6. Wie funktioniert der Gollin-Figurentest und was passiert in welchen Arealen des Gehirns einer Versuchsperson, die diesen Test durchläuft?
7. Wie funktioniert konzeptuelle Bahnung und welche Hirnregionen sind relevant?
8. Erläutern Sie die Hirnmechanismen der klassischen Konditionierung am Beispiel der Lidschlagkonditionierung.

Lösungshinweise finden Sie unter
www.hogrefe.de/buecher/lehrbuecher/psychlehrbuchplus.

Kapitel 9
Emotionen

Inhaltsübersicht

9.1   Die Evolution des emotionalen Gehirns   197
9.2   Die Anatomie der Amygdala   200
9.3   Regulation von aggressivem Verhalten   203
9.4   Regulation von Furchtverhalten   206
9.4.1 Schnelles und vorbewusstes Reagieren   206
9.4.2 Aufmerksamkeit für emotional relevante Reize   208
9.4.3 Reaktionen auf emotionale Stimuli   212
9.4.4 Lernen emotionaler Stimuli   214

Zusammenfassung   216
Fragen   216

Sie wohnte in einer kleinen Stadt in Deutschland und führte ein ruhiges und ereignisloses Leben. Sie war alleinstehend und kannte nicht sehr viele Leute, ohne dass ihr das viel ausmachte. So hätte das immer weitergehen können, wenn nicht ab und zu diese merkwürdigen Ereignisse aufgetreten wären. Manchmal, ohne jede Vorwarnung, durchspülte etwas Fremdes ihren Körper; etwas, das nur einen kurzen Moment dauerte und trotzdem in der Lage war, ihr festgefügtes Leben durcheinanderzubringen. Sie überlegte lange, was es wohl war, das in diesen Augenblicken von ihr Besitz ergriff. Irgendwann kam sie zu dem Schluss, dass es Ängste sein mussten und erst da dämmerte ihr, dass sie sonst keine hatte. Sie suchte ärztliche und psychologische Hilfe und begann eine frustrierende Odyssee durch Kliniken und psychotherapeutische Institutionen. Erst in einer Universitätsklinik tief im Westen Deutschlands konnte der leitende Neuropsychologe ihr ihre Situation erklären. Er führte aus, dass sie am Urbach-Wiethe-Syndrom litt, einer äußerst seltenen Erkrankung, die während ihrer Kindheit selektiv ihre Amygdala zerstört hatte. Die Amygdala ist ein wichtiger Teil des limbischen Systems, mit dem emotionale Prozesse im Gehirn verarbeitet werden. Ungläubig starrte sie auf das Bild ihres Gehirns auf dem Monitor: Dort, wo nach der Aussage des Neuropsychologen ihre Amygdala sein sollte, war ein kreisrundes Loch.

Das limbische System ist das emotionale Gehirn

In diesem Kapitel werden wir das limbische System besprechen, also das sogenannte *emotionale Gehirn*. Es wird nicht möglich sein, alle Komponenten des limbischen Systems darzustellen, da sonst ein eigenes Buch nur für dieses Thema erforderlich wäre. Deshalb werden wir uns auf Ausschnitte beschränken. Zuerst werden Sie lesen, dass Emotionen nicht nur Gefühle erzeugen, sondern uns auch auf Handlungen vorbereiten, die in dieser Situation adäquat sein könnten. Also muss das limbische System in der Lage sein, emotional relevante Reize zu erkennen und die entsprechenden Vorkehrungen für eine adäquate Reaktion zu organisieren. Dies ist das funktionelle Leitmotiv dieses Kapitels, mit dem wir uns speziell auf die Amygdala konzentrieren werden, der wichtigsten Komponente des limbischen Systems. Nachdem wir die Anatomie der Amygdala kennengelernt haben, werden wir zwei emotionale Prozesse besprechen, die beide wesentlich durch die Amygdala organisiert werden: Aggression und Furcht. Wir werden sehen, dass vor allem die Untersuchungen zur Furcht klären konnten, mit welchen Mechanismen die Amygdala eine schnelle Erkennung von emotional relevanten Stimuli leistet und das Gedächtnis für emotionale Ereignisse fördert.

9.1 Die Evolution des emotionalen Gehirns

Das Wort „Emotion" ist erst seit ungefähr 100 Jahren ein Teil der deutschen Sprache. Der Begriff wurde durch den Schweizer Psychiater Eugen Bleuler (1857–1939) eingeführt und setzt sich aus dem lateinischen Wort *motio* (bewegen) und der Vorsilbe „*e*" zusammen, sodass „herausbewegen" entsteht. Hinter diesem Kunstwort steht eine theoretische Konzeption, die immer noch gültig ist: Emotionen sind Handlungstendenzen, die mit einem bestimmten Gefühl sowie der gebündelten Aktivierung eines Pakets von Hirnstrukturen und Hormonsystemen einhergehen. Diese Prozesse bereiten den Organismus auf eine schnelle und situationsadäquate Reaktion vor. Gefühle sind die subjektive Innenansicht einer Emotion, die uns auf eine Handlung vorbereitet.

Der Begriff „Emotion"

Emotionale Bilder bahnen Bewegungsmuster

In diesem Experiment (Önal-Hartmann et al., 2011) waren die Instruktionen an die Versuchspersonen denkbar einfach. Sie sollten sich an einen Tisch setzen, ihren Kopf auf eine Kopfstütze lehnen, mit ihrer rechten bzw. linken Hand einen Joystick vor ihnen festhalten und auf einen Monitor schauen, der auf dem Tisch stand (vgl. Abb. 54). Es gab zwei Gruppen von Teilnehmern. Die der ersten Gruppe sollten bei positiven Bildern den Joystick so schnell wie möglich ziehen und bei negativen Bildern drücken. Bei der zweiten Gruppe war es genau invertiert: bei positiven Bildern drücken und bei negativen Bildern ziehen. Etwas komplizierter wurde die Sache dadurch, dass die Versuchspersonen immer einen kleinen Punkt in der Monitormitte betrachten mussten und die emotionalen Bilder manchmal links und manchmal rechts von diesem Fixationspunkt für einen kurzen Moment eingeblendet wurden. Diese Vorkehrung diente dazu, die Bilder in die jeweils contralaterale Hemisphäre zu projizieren, um Hirnasymmetrien der Emotionsverarbeitung zu testen (die linke Hemisphäre sieht das rechte visuelle Halbfeld, die rechte Hemisphäre das linke). Die Versuchsleiterin zeigte ihnen erst ein paar Probebilder, damit klar wurde, was unter „positiv" oder „negativ" zu verstehen war. Die Bilder waren nach Valenzen und ihrem Erregungsniveau standardisiert und stammten aus dem *International Affective Picture System* (IAPS; Lang et al., 2008). Positive Bilder zeigten süße Tiere, Babys, schöne Landschaften oder erotische Szenen. Negative Bilder zeigten aggressive Tiere, ekelerregende Szenen oder verstümmelte Menschen. Die Zuordnung war ziemlich leicht. Dann ging es los. Brav zogen oder drückten die Versuchspersonen so schnell sie konnten den Joystick, je nachdem ob sie ein positives oder ein negatives Bild gesehen hatten. Die Ergebnisse am Ende des Versuchs waren eindeutig: Die schnelle Reaktion gelang den Versuchspersonen sehr gut, wenn sie bei positiven Bildern den Joystick zu sich zu ziehen und bei negativen Bildern ihn von sich wegzudrücken mussten. Dies entsprach dem wahrscheinlich angeborenen Handlungsmuster, angenehme Dinge an sich heranzuziehen und Unangenehmes wegzustoßen. Wenn die Instruktion von den Teilnehmern das Umgekehrte verlangte, waren ihre Reaktionszeiten signifikant langsamer. Die von den Bildern aktivierten Emotionen hatten nicht nur Gefühle evoziert, sondern auch ein damit gebahntes Reaktionsmuster.

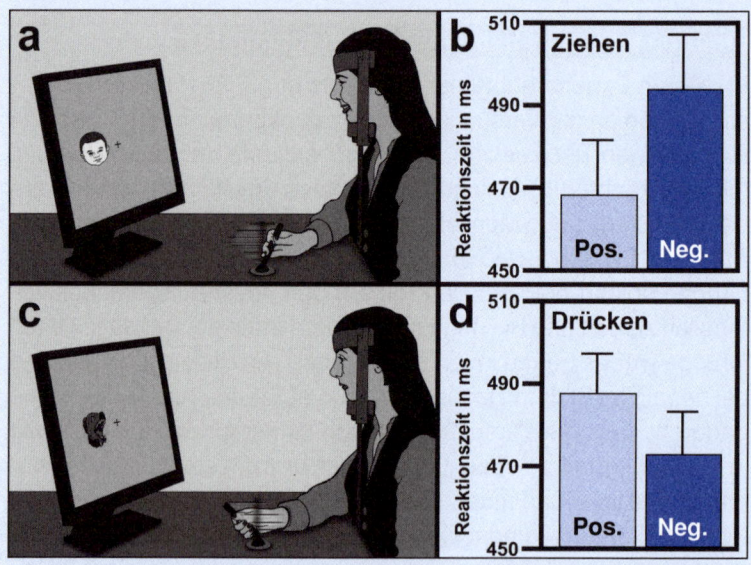

Abbildung 54: Versuchsanordnung und Hauptergebnisse der Studie von Önal-Hartmann et al. (2011)

(a) Bedingung „positives Bild" in Kombination mit der Instruktion, den Joystick schnell zu ziehen; (b) Reaktionszeitdaten in Millisekunden (ms) bei positiven (Pos.) bzw. negativen (Neg.) Bildern auf die gezogen werden musste; (c) Bedingung „negatives Bild" mit der Instruktion den Joystick schnell zu drücken; (d) Ergebnisse der Bedingung, bei der der Joystick gedrückt werden musste.

Evolutionäre Handlungsvorteile

Seitdem es komplexe Lebewesen auf diesem Planeten gibt, suchen diese nach Nahrung, vermehren sich in der Regel sexuell, kämpfen mit Konkurrenten um Ressourcen und fliehen vor Fressfeinden.

Überlebt haben diejenigen Individuen, die sich in einer Situation, in der Nahrung oder Sexualpartner zu erwarten waren, zielsicher dem Ort genähert und schnell die richtigen Handlungsketten ausgeführt haben. Gab es Gefahrensignale, haben erfolgreiche Individuen die Flucht angetreten oder sich tot gestellt. Wenn ein Kampf unvermeidbar war, haben sie alle Ressourcen für diesen Kampf mobilisiert. Es ist wichtig zu betonen, dass diese angeborenen und danach durch Lernprozesse modifizierten Handlungstendenzen aus Bündeln zeitgleich aktivierter Hirnprozesse bestehen. Das intensive Erleben von Angst geht einher mit dem „Einfrieren", welches die Wahrscheinlichkeit der Entdeckung reduziert. Sollte der Organismus doch angegriffen werden, hat die Erhöhung der Herzschlagrate, des Blutdrucks und der Atemfrequenz schon ein vermehrtes Sauerstoffvolumen zur Verfügung gestellt, falls eine schnelle und langanhaltende Flucht notwendig wird. Die spontane Entleerung des Darms und der Blase reduziert die Wahrscheinlichkeit, dass man sich im Falle von inneren Verletzungen an seinen eigenen Ausscheidungen vergiftet. Die Ausschüttung der Stresshormone bewirkt die Reduktion des Schmerzempfindens, sodass der Organismus nicht durch Verletzungsschmerzen abgelenkt wird. Angstschreie rufen Artgenossen herbei, die helfen können oder zumindest den Angreifer verwirren. Die Piloerektion, d. h. das Aufstellen der Haare, stellt sicher, dass man deutlich größer und somit abschreckender wirkt.

Wir sind die Nachfolger derjenigen Vorfahren, die über ein solch erfolgreich funktionierendes emotionales Gehirn verfügten. Die Hirnstrukturen, die unsere Emotionen erzeugen und organisieren, befinden sich im *limbischen System*. Diese Gruppe von Strukturen wurde zuerst 1878 von Pierre Paul Broca (dem Entdecker der Hirnasymmetrien und des motorischen Sprachareals; „Broca'sches Areal") als eine Grenzregion des Cortex zum Hirnstamm definiert (lateinisch: *limbus* = Grenze). 1937 erkannte der Neurologe James Papez (die Aussprache reimt sich auf das englische Wort „apes") die Bedeutung dieser Region für Emotionen. Er ging davon aus, dass der Hypothalamus das Zentrum für die Produktion emotionaler Handlungen war, während der Cortex das subjektive Innenerleben, also die Gefühle erzeugen sollte. Seine Definition des emotionalen Gehirns sah somit eine Gruppe von Vorderhirnregionen vor, die alle mit dem Hypothalamus verbunden waren (Papez, 1937). Heute werden die von Papez vorgeschlagenen Strukturen als *Papez-Kreis* bezeichnet. Aus moderner Sicht sieht das limbische System anders aus als Papez es definierte. Doch welche Strukturen limbisch (also emotionsrelevant)

Broca definierte das limbische System

sind und welche nicht, darüber herrscht auch heute keine Einigkeit. Dieser Dissens reflektiert wahrscheinlich die Realität, dass verschiedene Emotionen unterschiedliche neurale Generatoren haben. Die Komponenten, die häufig zum limbischen System gerechnet werden, sind die *Amygdala*, das *Septum*, der Hippocampus, die anterioren Kerne des Thalamus, der Hypothalamus, die *Mammilarkörper*, sowie der *linguläre Cortex* und die orbitofrontale Komponente des Präfrontalcortex. Da das limbische System so viele Hirnstrukturen umfasst, habe ich mich in diesem Kapitel hauptsächlich auf die Amygdala konzentriert. Es ist auch in einem einzigen Buchkapitel nicht befriedigend möglich, alle Emotionen zu besprechen. Da die Erkenntnislage zu Aggression und Furcht am günstigsten ist, werde ich ausschließlich diese zwei emotionalen Systeme darstellen. Auch wenn somit nur ein Ausschnitt biopsychologischer Forschung zu Emotionen beschrieben werden kann, können an diesen Beispielen die prinzipiellen Mechanismen hoffentlich verständlich erläutert werden.

9.2 Die Anatomie der Amygdala

Abbildung 55 zeigt einen Hirnschnitt durch den Temporalcortex des Menschen, bei dem man medial die Amygdala sieht. Dieser Teil ist im gleichen Bild zusätzlich vergrößert dargestellt, um einen Teil der Unterkerne darstellen zu können.

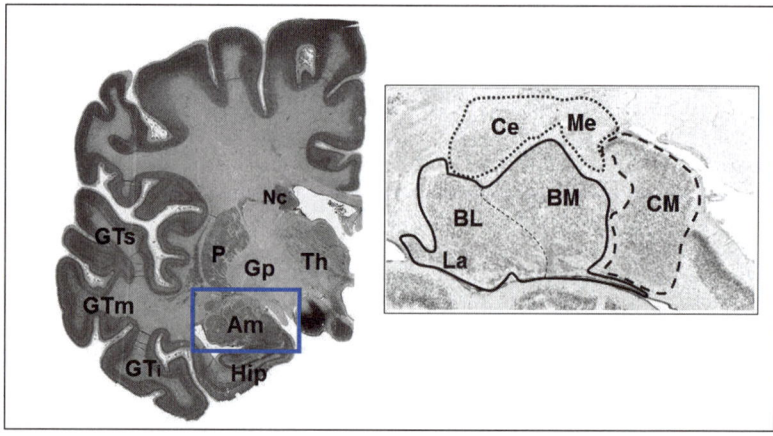

Abbildung 55: Die menschliche Amygdala im Frontalschnitt (Abdruck erfolgt mit freundlicher Genehmigung von K. Zilles)

Links ist ihre Position medial vom Temporalcortex und oberhalb des Hippocampus zu erkennen. Rechts sieht man in größerer Auflösung einen Teil der Kerne der Amygdala.

Der durchgezogene Strich umfasst die basolaterale, der gepunktete die centromediale und der gestrichelte Strich die corticomediale Kerngruppe. Am = Amygdala, BL = Nucleus basolateralis; BM = Nucleus basomedialis; Ce = Nucleus centralis; CM = Corticomediale Zellgruppe; Gp = Globus pallidus; GTi = Gyrus temporalis inferior; GTm = Gyrus temporalis medius; GTs = Gyrus temporalis superior; Hip = Hippocampus; Me = Nucleus medialis; Nc = Nucleus caudatus; P = Putamen; Th = Thalamus; LA = Nucleus lateralis.

Die gesamte Konnektivität der Amygdala, die in diesem Kapitel besprochen wird, ist in Abbildung 56 zusammengefasst. Wir werden im Verlauf dieses Kapitels immer wieder auf diese Abbildung zurückkommen.

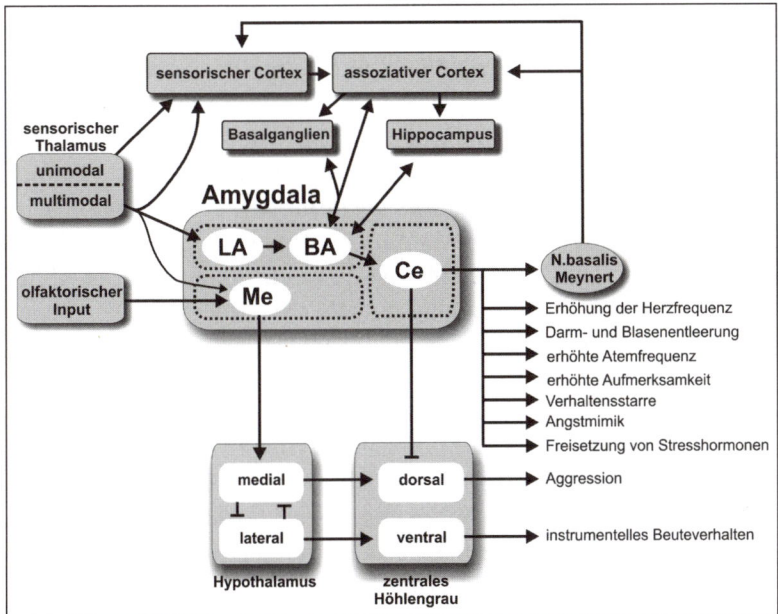

Aufbau und
Verbindungen
der Amygdala

Abbildung 56: Schema der anatomischen Verbindungen der Amygdala und eines Teils des limbischen Systems

Innerhalb der Amygdala bezeichnen die Umrandungen im Uhrzeigersinn die basolaterale, die centromediale und die corticomediale Gruppe der Amygdalakerne. Die relative Position dieser drei Kerngruppen unterscheidet sich leicht von Abbildung 55, um die Konnektivitäten besser darstellen zu können. BA = basaler, Ce = zentraler, LA = lateraler, Me = medialer Kern der Amygdala.

Die Amygdala besteht bei Primaten aus 13 Unterkernen, aber nur vier davon sind für uns hier relevant. Der *laterale Amygdalakern* erhält Eingänge aus verschiedenen Kernen des sensorischen Thalamus, sodass auditorische, visuelle, somatosensorische sowie olfaktorische Modalitäten repräsentiert werden. Hierbei kommt der olfaktorische Eingang direkt aus dem Riechsystem ohne thalamische Umschaltung. Zusätzlich bekommt der laterale Amygdalakern Eingänge aus den sekundären sensorischen corticalen Arealen. Der laterale Amygdalakern ist somit das sensorische Einfallstor der Amygdala.

Innerhalb der Amygdala projizieren die Zellen des lateralen Amygdalakerns (LA) zum *basalen Kern der Amygdala* (BA). BA-Neurone bestehen aus lateralen und medialen Unterkernen und haben vielfältige Verbindungen. BA- und LA-Zellen projizieren zu nahezu allen neocortikalen Arealen mit Ausnahme des parietalen Assoziationscortex, zum Riechhirn und basalen Vorderhirn, zu den Basalganglien und via Entorhinalcortex zum Hippocampus. Diese Verbindungen sind unter anderem die Grundlage für die emotionale Beeinflussung der Gedächtnisbildung von der später die Rede sein wird. BA-Neurone bekommen aber auch ihrerseits Input vom Assoziationscortex und vom Hippocampus und werden somit von den kognitiven Verarbeitungsprozessen des Gehirns beeinflusst. Lateraler und basaler Amygdalakern werden zur Gruppe der basolateralen Amygdalakerne zusammengefasst. Deshalb sind diese zwei Strukturen in der Abbildung 56 durch eine Umrandung umgeben. Hier wird im Folgenden besonders die Projektion des basalen Amygdalakerns zum zentralen Kern der Amygdala besprochen.

Der *zentrale Kern der Amygdala* hat vielfältige Projektionen in den Hypothalamus und den gesamten Hirnstamm. Diese absteigenden Projektionen können angeborene Furchtreaktionsmechanismen wie Herzschlag- und Atemfrequenzbeschleunigung, Angststarre, Freigabe von Stresshormonen, Blasen- und Darmentleerung sowie Auslösen von Schreien und die Produktion eines angsterfüllten Gesichtsausdrucks aktivieren (Phelps & LeDoux, 2005). Abhängig von der Art des sensorischen Inputs, der durch den lateralen Amygdalakern in die Amygdala eintritt, können aber auch andere angeborene emotionale Reaktionsmuster angestoßen werden, die nicht mit Furcht in Zusammenhang stehen. Der zentrale Kern der Amygdala gehört zur centromedialen Gruppe der Amygdalakerne.

Der *mediale Amygdalakern* erhält ebenfalls verschiedene sensorische Eingänge, wobei der Input aus dem olfaktorischen System dominiert. Er projiziert zum medialen Hypothalamus und erhält von dort massiven Input. Zudem spielt er eine wichtige Rolle bei der Kontrolle des Sexual- und des Aggressionsverhaltens. Der mediale Amygdalakern gehört zur corticomedialen Gruppe der Amygdalakerne.

Klüver und Bucy (1937) waren die ersten, die die Folge von Amygdala-Läsionen bei Makaken beschrieben. Zwar waren ihre Läsionen noch viel zu grob und gingen weit über die Amygdala hinaus, aber ihre prinzipiellen Befunde waren durchaus zutreffend. Die beiden Wissenschaftler beschrieben, dass die Tiere jedes Angstgefühl verloren hatten, sich furchtlos dem Versuchsleiter oder fremden Objekten näherten und alles in den Mund nahmen. Zudem waren sie sexuell unersättlich. Später beschrieb Phillips (1964) fast die gleichen Befunde bei Vögeln und notierte erstaunt, dass die Tiere, die sonst panisch flatterten, sich jetzt teilnahmslos in die Hand nehmen ließen oder sogar auf dem Arm des Versuchsleiters landeten. Später konnten weitere Studien zeigen, dass die diversen Unterkerne der Amygdala in die Regulation sehr unterschiedlicher emotionaler Handlungsprozesse eingebunden sind, von denen im Folgenden nur Aggression und Furcht besprochen werden.

Verhaltenseffekte von Amygdala-Läsionen

9.3 Regulation von aggressivem Verhalten

Katzen, die Mäuse fangen, schleichen sich lautlos an ihre Beute an, springen gezielt und töten die Maus mit einem einzigen Biss in den Nacken. Würden Sie dieses Verhalten als aggressiv bezeichnen? Sicherlich nicht. Die Katze beschafft sich nur ihre natürliche Nahrung mit natürlichen Mechanismen. Ganz anders ist die Situation, wenn die Katze mit einem Konkurrenten oder einem anderen Tier kämpft. Die Katze stellt dann ihre Haare auf, macht einen Buckel, fletscht ihre Zähne und faucht sehr laut. Wenn der Feind näher kommt und die Katze keine Fluchtmöglichkeit sieht, greift sie diesen Gegner mit ausgefahrenen Krallen an. Wie wir gleich lesen werden, sind die neurale Organisation des Beuteverhaltens und der Aggression im Gehirn von Katzen unterschiedlich organisiert.

Unterscheidung zwischen Beutefang und Aggression

Elektrische Stimulationen der Amygdala können bei Katzen viele Merkmale von Aggressionen auslösen (Roldán et al., 1974), aber erst Stimulationen im medialen Bereich des Hypothalamus ergeben das vollständige Bild einer Katze, die kämpft. Normalerweise greifen Katzen einzelne Ratten, die zu ihnen gesetzt werden, nicht ohne Weiteres an. Wenn aber der mediale Hypothalamus einer Katze durch einen schwachen elektrischen Stromimpuls aktiviert wird, reagiert das Tier auf die Ratte wie auf einen mächtigen Gegner und zeigt alle Merkmale einer aggressiven Attacke wie z. B. die Piloerektion, den Buckel, das Zähnefletschen und das Fauchen. Dabei wird die Ratte häufig gar nicht getötet, sondern nur angegriffen und vertrieben. Ganz anders ist die Situation, wenn die Katze im lateralen Hypothalamus stimuliert wird. Dann erfolgt eine lautlose Attacke und die Ratte wird in den Nacken gebissen und getötet (Flynn, 1967; vgl. Abb. 57).

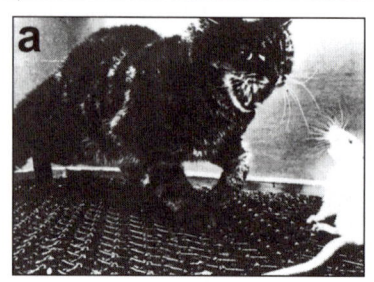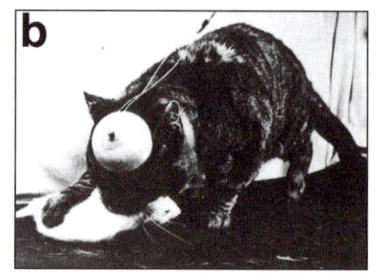

Abbildung 57: (a) Aggressiver Drohangriff einer Katze nach Stimulation des medialen Hypothalamus; b) lautloser Jagdangriff mit tödlichem Nackenbiss nach Stimulation des lateralen Hypothalamus (aus Flynn, 1967, S. 45; © 1967, Rockefeller University Press)

Neuroanatomie der Aggression

Die Ergebnisse von Siegel et al. (2007) zeigen, welche Hirnmechanismen hinter Aggressionen bzw. dem natürlichen Jagdverhalten stehen. Aggressionshandlungen werden vom dorsalen Anteil des zentralen Höhlengraus ausgelöst. Das zentrale Höhlengrau ist eine Struktur, die im Mittelhirn um den III. Hirnventrikel herum liegt. Elektrische Stimulationen des dorsalen Aspekts dieser Region aktivieren ein Bündel motorischer Prozesse, welche zusammen einen kompletten aggressiven Handlungsablauf ergeben. Teile des medialen Hypothalamus sind in der Lage, diesen Auslöser für Aggressionen im dorsalen Höhlengrau zu aktivieren (vgl. Abb. 56). In Kapitel 11 werden wir sehen, dass sich im Hypothalamus auf kleinstem Raum abgegrenzte Hirnareale befinden, die biologische Motivsysteme für Sexualität, Hunger, Durst und Aggression regulieren. Abhängig von externen Reizen und dem internen Zustand des Organismus können somit durch den Hypothalamus einzelne Reaktionsstränge ausgelöst werden, von denen eine die Aggression ist. Höhere Areale des Gehirns von Katzen (und natürlich auch von uns Menschen) kontrollieren wiederum den Hypothalamus, damit sexuelle, aggressive oder nahrungsbezogene Handlungen in den momentanen Kontext eingebettet bleiben bzw. unterdrückt werden. Hierbei spielt der mediale Amygdalakern eine wichtige Rolle. Wenn er aktiv ist und der mediale Hypothalamus eine ausreichende Grundaktivierung aufweist, kann eine vollständige Aggressionshandlung ausgelöst werden. Sind der mediale Amygdalakern oder der mediale Hypothalamus nicht aktiv, bleibt das Tier friedlich.

Achten Sie jetzt bitte in Abbildung 56 auf einige weitere Eigenschaften der Verschaltung zwischen der Amygdala, dem Hypothalamus und dem zentralen Höhlengrau. Wie Sie sehen, ist das ventrale Höhlengrau in der Lage, motorische Prozesse des Beutefangs zu aktivieren. Teile des lateralen Hypothalamus, in dem Hungersignale verarbeitet werden (vgl. Kapitel 11), kontrollieren wiederum das ventrale Höhlengrau und somit das instrumentelle Beuteverhalten. Wie Sie sehen, hemmen sich medialer und lateraler Hypothalamus gegenseitig. Dieser Schaltplan bedeutet, dass bestimmte Verhaltensstränge unvereinbar sind. Aggressive Handlungen (medialer Hypothalamus) sind mit Nahrungsaufnahme unvereinbar (lateraler Hypothalamus): Die Katze kann sich nicht gleichzeitig an eine Maus heranpirschen und sich dabei aufplustern und laut fauchen. Wenn sie das tut, ist die Maus blitzschnell weg. Jetzt achten Sie bitte auf eine weitere Eigenschaft in Abbildung 56: Der zentrale Kern der Amygdala hemmt das dorsale Höhlengrau. Das heißt, Angst und Fluchtverhalten (zentraler Amygdalakern) sind nicht mit Aggressionsverhalten (dorsales Höhlengrau) kompatibel. Entweder flieht das Tier oder es kämpft. Es kann eventuell diese Dinge nacheinander absolvieren, aber niemals gleichzeitig, denn dann wird es nicht überleben.

Schaltpläne für unvereinbare Handlungen

Es ist nicht möglich, die neurobiologischen Details aggressiver Handlungen bei Menschen auf diesem Auflösungsniveau zu untersuchen. Aber einzelne Beobachtungen belegen, dass die Mechanismen bei uns wahrscheinlich ähnlich sind. Eine dieser Beobachtungen stammt aus dem Jahr 1970 und beschreibt einen Eingriff bei einer 22-jährigen Frau. Das im Folgenden dargestellte Vorgehen wäre übrigens heutzutage erfreulicherweise ethisch nicht mehr zugelassen. Julia S. hatte gelegentlich epileptische Aussetzer, die sich nicht als klassische Anfälle äußerten, sondern als kurzfristige Phasen, an die sie keine klaren bewussten Erinnerung mehr hatte und in denen sie Grimassen zog und extrem aggressiv werden konnte. Als sie in einer solchen Phase einem anderen Mädchen, das sie auf einer öffentlichen Toilette gestreift hatte, ein Messer ins Herz stach, entschloss man sich zu einem neurochirurgischen Eingriff. Mit implantierten Tiefenelektroden stellten die Ärzte fest, dass die Epilepsien ihren Ursprung in der Amygdala hatten. Die Entfernung der linken Amygdala brachte keine Besserung. Daraufhin wurde die Entfer-

nung der rechte Amygdala erwogen. Um den kritischen Ort einzu-
grenzen, wurden einzelne Elektroden innerhalb der rechten Amygdala stimuliert. Bei einer Elektrode fing Julia plötzlich an zu gri-
massieren und boxte gegen die Wand. Beim zweiten Mal warteten
die Ärzte einen Moment ab, als Julia Gitarre spielte und sang. Sie
hörte schlagartig auf, blieb einen Moment ruhig und schlug dann
plötzlich mit der Gitarre auf den Psychiater ein (sie traf nicht). Die
Position dieser Elektrode wurde für die Läsion vorgesehen und tatsächlich traten danach keine Aggressions- oder Epilepsieattacken
mehr auf (Mark & Ervin, 1970).

9.4 Regulation von Furchtverhalten

Die in Kapitel 9.2 erwähnten Ergebnisse von Klüver und Bucy
(1937) bei Affen mit Amygdala-Läsionen wurden häufig als eine
Unfähigkeit der Tiere interpretiert, Furchtreize zu erkennen. Man
nahm an, dass die Tiere „psychisch blind" sind. Neuere Untersuchungen bringen eine veränderte Interpretation mit sich (Amaral
et al., 2003). Aus heutiger Sicht ist es wahrscheinlich, dass lädierte
Tiere angstbesetzte Stimuli durchaus erkennen können. Sie können
aber keine Aufmerksamkeit auf die emotionalen Stimuli lenken, um
kontextadäquat eine angemessene Reaktion zu erzeugen. Das bedeutet, dass es die Funktion der Amygdala ist, die situative Einbet-
tung der Reaktionen auf emotionale Reize zu organisieren. Für die
Durchführung dieser Aufgabe muss sie natürlich emotionale Stimuli
erkennen können. Aber die primäre Aufgabe der Amygdala ist nicht
nur das Identifizieren dieser Stimuli (das können auch einige andere
Strukturen), sondern wesentlich mehr: Ihre Funktionen sind (a) sehr
früh emotional relevante Reize zu erkennen, (b) die Aufmerksamkeit
des Cortexes auf diese Stimuli zu ziehen, (c) die Reaktionen auf
diese Stimuli situationsadäquat zu organisieren und (d) ihre Speicherung im Gedächtnis sicherzustellen. Wir werden diese vier Aufgaben am Beispiel der Verarbeitung angsterzeugender Reize diskutieren.

Amygdala-Läsionen erzeugen keine „psychische Blindheit"

9.4.1 Schnelles und vorbewusstes Reagieren

Schauen Sie sich noch einmal die Abbildung 56 an. Wie Sie sehen,
bekommt die Amygdala sensorische Eingänge aus multimodal-sen-
sorischen thalamischen Strukturen. Das sind Kerne des dorsalen

Thalamus, deren Neurone mehrere Reizmodalitäten integrieren.
Diese Kerne vermitteln nur eine sehr grobkörnige Repräsentation
der Außenwelt, aber dafür erfolgt ihre Reizverarbeitung sehr schnell.
Das bedeutet, dass die Amygdala sehr früh einen groben Informa- Low road
tionsfluss von der sensorischen Umwelt erhält (manche Wissenschaftler sprechen hier von der *low road*). Wenn sich in unserer
Umwelt etwas potenziell Gefährliches verbirgt, kann die Angstma-
schinerie der Amygdala sehr schnell angeworfen werden und eine
Reaktion erfolgt in kürzester Zeit. Dagegen braucht die Verarbeitung High road
derselben Reize durch die corticalen Mechanismen länger, aber sie
erzeugt dafür ein feinkörniges und uns bewusst zugängliches Abbild
der Welt *(high road)*. Auf dieser Zweiteilung unseres Informations-
verarbeitungssystems basiert z. B. der Effekt von Scherzartikeln:
Eine Gummitarantel, die wir plötzlich in unserem Bett finden, kann
uns zuerst einen Riesenschreck einjagen (low road), bevor wir realisieren, dass das Tier nicht echt ist (high road).

Um die Funktion der Amygdala bei der Verarbeitung nicht bewusster
emotionaler Reize zu testen, untersuchten Pegna et al. (2005) einen
Mann mit bilateraler Schädigung des primären visuellen Cortex. Dieser Mann war also cortical blind. Er konnte weder geometrische Figuren noch Gesichter von Frauen oder Männern unterscheiden. Auch
wenn man ihn bat, normale menschliche Gesichter von solchen zu
unterscheiden, bei denen die Position von Augen, Lippen, Nase etc.
verschoben waren, lag seine Diskriminationsleistung beim Zufalls-
wert. Wenn man ihn dagegen aufforderte, zu entscheiden, ob man
ihm ein Gesicht mit verärgertem oder glücklichem Gesichtsausdruck zeigte, war seine Unterscheidungsfähigkeit plötzlich signifikant überzufällig. Dabei konnte er nicht bewusst angeben, wie er das
machte und sprach von reinem Raten. Die funktionelle Kernspinto-
mografie zeigte, dass emotionale Gesichter seine rechte Amygdala
aktivierten; vor allem, wenn es sich um die Gesichter verängstigter
Menschen handelte.

Bayle et al. (2009) konnten den zeitlichen Verlauf dieser vorbewuss- Die Amygdala
ten Erkennung rekonstruieren. Sie wiesen nach, dass schon 80 ms erkennt emotionale
nach der maskierten Präsentation eines angsterfüllten Gesichtes im Reize sehr schnell
peripheren visuellen Gesichtsfeld die rechte Amygdala aktiviert
wurde. Die „Maskierung" bedeutet, dass direkt nach dem Emotionsreiz ein neutraler Stimulus gezeigt wurde, der die bewusste Erinnerung an den Emotionsreiz löscht. Wurde dagegen eine ähnliche Reizfolge im zentralen Gesichtsfeld angeboten, erreichte die Information

über die Details des Gesichtes die visuellen Assoziationsfelder des Cortexes erst nach 140 bis 190 ms. Das heißt, ein bewusst nicht zugänglicher emotionaler Stimulus kann die Amygdala in der Hälfte der Zeit aktivieren, die diejenigen corticalen Mechanismen benötigen, die einen bewussten Sehprozess erzeugen. Wie wir gleich sehen werden, schafft es die Amygdala durch ihren schnellen Zugang zu emotionalen Stimuli, blitzschnell Abwehrmechanismen auszulösen und die Aufmerksamkeit corticaler Prozesse auf diese Stimuli zu ziehen.

9.4.2 Aufmerksamkeit für emotional relevante Reize

Bilder mit angsterfüllten Gesichtern führen zu einer deutlichen Aktivierung der Amygdala, wobei vor allem die aufgerissenen Augen der relevante auslösende Faktor sind (Whalen et al., 2004). Wie gut können Menschen mit Läsionen der Amygdala solche angsterfüllten Gesichter von solchen mit anderen Emotionen unterscheiden? Patienten mit Urbach-Wiethe-Syndrom haben eine selektive Zerstörung ihrer Amygdala mit keinen oder zumindest nur kleineren Läsionen umliegender Regionen (Siebert et al., 2003). Bei dieser autosomal-rezessiv vererbten Erkrankung, die nur äußerst selten vorkommt, verkalken die Gefäße innerhalb der Amygdala und ziehen während der Kindheit bzw. der Adoleszenz den Tod der amygdalären Nervenzellen nach sich. Adolphs et al. (1994) zeigten bei S. M., einer Patientin mit Urbach-Wiethe-Syndrom, dass sie bei allen ihr gezeigten Fotografien den Emotionsgehalt der abgebildeten Personen korrekt identifizieren konnte – nur bei ängstlichen Gesichtern lag ihre Einschätzung konsistent auf Zufallsniveau. In einer nachfolgenden Studie wurde dieser Befund noch vertieft (Adolphs et al., 1995). An der Studie nahmen neben S. M. noch Patienten mit einseitigen Amygdala-Läsionen, Patienten mit Hirnverletzungen außerhalb der Amygdala und gesunde Kontrollpersonen teil. Den Teilnehmern wurden 39 Abbildungen von männlichen oder weiblichen Gesichtern mit neutralem Gesichtsausdruck bzw. mit den Emotionen Zorn, Furcht, Freude, Überraschung, Trauer und Ekel gezeigt. Sie bekamen die Abbildungen immer einzeln und sollten auf einer 6-Punkte-Skala das Ausmaß der Emotionen einschätzen. Während alle Teilnehmer die Bilder in einer vergleichbaren Art und Weise einstuften, lagen die Emotionsintensitäts-Schätzungen von S. M. für Überraschung, Furcht und Wut erheblich unter denen der anderen Teilnehmer. Vor allem mit der Erkennung von Furcht hatte S. M. große Probleme. Wurde sie gebeten zu beschreiben, wie sie die Furchtbilder einschätzen würde, antwortete sie, dass die Gesichter nicht neutral wären, sie wusste nur nicht so genau, was die Person auf dem Bild empfindet.

Das Defizit von S. M. schien in der Emotionserkennung zu liegen und nicht in der Unfähigkeit, Gesichter zu verarbeiten. Im Gegensatz zu einer Reihe hirngeschädigter Patienten dieser Studie war sie perfekt dazu in der Lage, Portraits von Bekannten sowie berühmten Persönlichkeiten korrekt zu benennen und lernte auch leicht, neue Gesichter wiederzuerkennen. Auch Emotionsbegriffe ordnete sie normal ein und gruppierte hierbei die Begriffe „ängstlich", „besorgt", „alarmiert", „sich fürchtend" und „erschreckt" in einen gemeinsamen Bedeutungszusammenhang.

Da S. M. gerne zeichnete, wurde sie gebeten, je ein typisches Portrait eines Menschen mit einer der sechs Grundemotionen anzufertigen. Sie hatte keine Probleme, Freude, Trauer, Überraschung, Ekel und Zorn wiederzugeben, war aber unfähig, ein ängstliches Gesicht zu zeichnen. Sie sagte, sie wüsste nicht, wie das aussieht. Nach mehrfacher Aufforderung und mehreren abgebrochenen Ansätzen malte sie eine Person in Ganzkörpersicht von der Seite. Sie erklärte dazu, dass man sich bei Angst zusammenkauert und dass einem die Haare zu Berge stehen (vgl. Abb. 58).

Bis hierhin könnte man zu der Schlussfolgerung kommen, dass S. M. eine selektive Unfähigkeit besitzt, Emotionen zu erkennen, wobei sie im Prinzip weiß, was die funktionelle Bedeutung von Emotionen ist. Dieses Bild musste nach einer weiteren Untersuchung von S. M. revidiert werden (Adolphs & Tranel, 2005). In diesem Experiment wurden sie und eine Gruppe von Kontrollpersonen gebeten, glückliche oder ängstliche Gesichter zu unterscheiden. Die Teilnehmer bekamen aber die Gesichter nicht in Gänze gezeigt, sondern nur in Fragmenten. Das Ganze sah ein bisschen wie ein unfertiges Puzzle aus, in dem nur wenige Teile an der richtigen Stelle liegen und der größte Anteil des Bildes leer und grau ist. S. M. brauchte doppelt so viele Puzzlestücke wie die Kontrollpersonen um die Aufgabe zu lösen. Das eigentlich Überraschende war aber Folgendes: Sobald die Kontrollpersonen Fragmente der weit aufgerissenen Augen der ängstlichen Gesichter sahen, wussten sie sofort, dass es sich um ein Angstgesicht handelte. S. M. schien aber die Angstaugen nicht zu beachten und konzentrierte sich dauernd nur auf den Mund oder die Nase. Dadurch war sie bei der Erkennung des

Nichtbeachtung furchterfüllter Augen

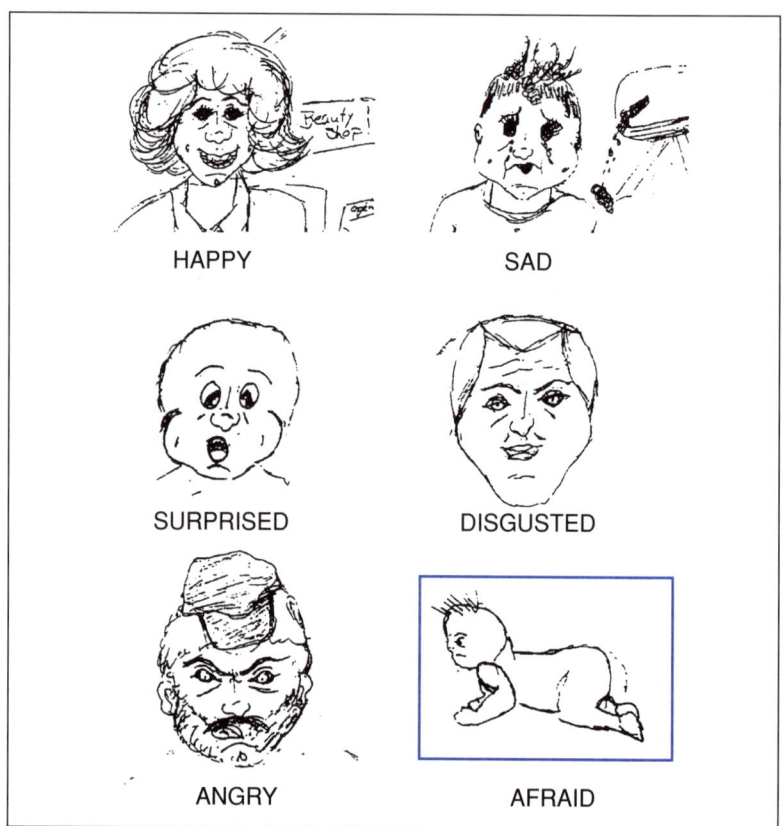

HAPPY   SAD

SURPRISED   DISGUSTED

ANGRY   AFRAID

Abbildung 58: Zeichnungen von S. M., bei denen sie in Form von Portraits
die Emotionen Freude, Trauer, Überraschung, Ekel, Zorn
und Furcht darstellen sollte. Sie war unfähig, Furcht als
Gesichtsausdruck darzustellen, da sie nicht wusste, wie das
aussieht (aus Adolphs et al., 1995; Abdruck erfolgt mit
freundlicher Genehmigung der Society for Neuroscience).

glücklichen Gesichtes ungefähr genauso gut wie die Kontrollteilneh-
mer. Das heißt, S. M. schaute nur einfach nicht auf die Augen, die
diagnostisch für Angst so wichtig sind. Dies könnte erklären, warum
auch Überraschung und Wut für sie ebenfalls schwierig zu erkennen
waren, denn auch hier liegen die diagnostischen Merkmale hauptsächlich in der Augengegend.

In einem zweiten Experiment wurden die Augenbewegungen von
S. M. sowie die der Kontrollpersonen bei der Betrachtung emotiona-
ler Gesichter untersucht. Tatsächlich blickte S. M. fast immer auf die
Nase und den Mund und war somit unfähig, die relevante Informa-

tion der Augenregion zu nutzen (vgl. Abb. 59). Wenn man S. M. aufforderte, die Augen zu betrachten, war sie plötzlich genauso gut in
der Diskrimination emotionaler Gesichter wie Kontrollpersonen! Leider vergaß sie dauernd diese Instruktion und fing schon nach wenigen
Durchgängen immer wieder an, sich auf die Nase und den Mund zu
konzentrieren (Adolphs, 2010).

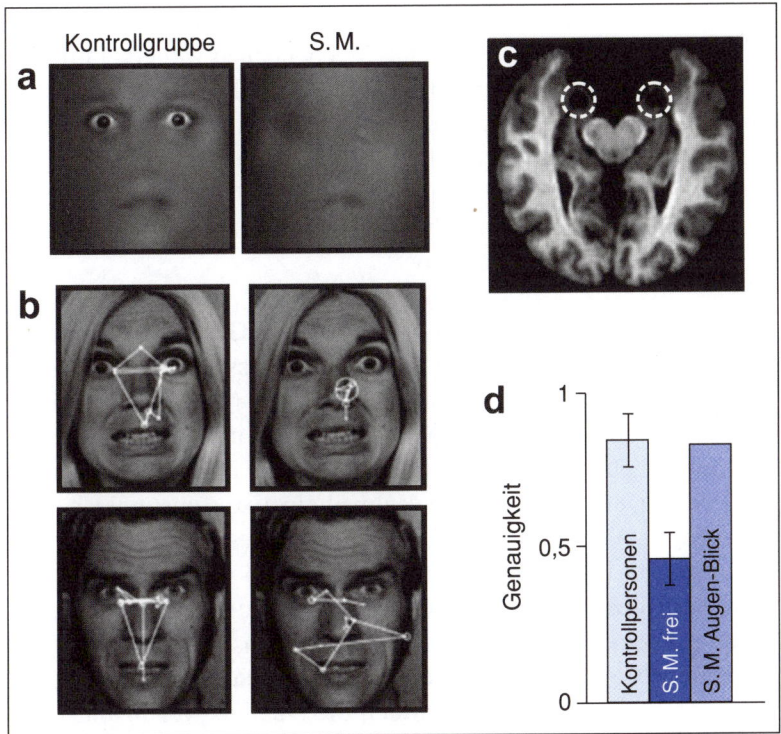

Abbildung 59: Ergebnisse der Studie von Adolphs (2010) zur Gesichtsver-
arbeitung von S. M. (Emotionsfotos aus Ekman, Friesen &
Hager, 2002; Abdruck erfolgt mit freundlicher Genehmigung der Autoren)

(a) S. M. nutzt die Information der Augengegend wesentlich weniger, um die Emotion des
Gesichtes zu bestimmen; (b) Beim Betrachten von Gesichtern schaut S. M. (rechte Spalte)
kaum in die Augen; (c) Kernspindarstellung des Gehirns von S. M., bei der das bilaterale
Fehlen der Amygdala (umrandete Kreise) deutlich wird; (d) Wenn S. M. aufgefordert
wurde, in die Augen zu blicken (S. M. Augen-Blick) konnte sie Emotionen genauso gut
identifizieren wie die Kontrollpersonen. Wenn sie keine entsprechende Instruktion hatte
(S. M. frei) war ihre Leistung deutlich schlechter.

Diese Ergebnisse zeigen zwei Dinge. Erstens, auch ohne Amygdala
können emotional getönte Gesichter identifiziert werden (Siebert

Funktionen
der Amygdala

et al., 2003). Das heißt, es muss außerhalb der Amygdala weitere Strukturen geben, die diese Leistung erbringen können. Zweitens, die eigentliche Leistung der Amygdala ist nicht die Unterscheidung von emotionshaltigen vs. neutralen Reizen, sondern die Fähigkeit, sehr schnell den sensorischen Input nach emotional relevanten Eigenschaften abzusuchen, um dann die Aufmerksamkeit auf diese wichtigen Bildausschnitte zu ziehen und sie für spätere Gedächtniseinträge zu kodieren (Markowitsch & Staniloiu, 2011). Diese *hot spots* werden dann durch corticale Mechanismen weiterverarbeitet. Tatsächlich konnten Gamer und Büchel (2009) zeigen, dass die Amygdala besonders aktiv ist, wenn der Blick der Versuchsperson zuerst auf den Mund von angsterfüllten Gesichtern fällt und sie somit erst den Blick nach oben in die Augenpartie ziehen müssen. Fällt dagegen der Blick direkt auf die Augen eines Angstgesichtes, ist die Amygdala nicht besonders aktiv.

Warum schaut S. M. primär in die Mitte eines Gesichtes? Eventuell ist dies das Ergebnis der frühen Verarbeitungsstufen des visuellen Systems, die den Blick zuerst einmal in die Mitte von Objekten lenken. Um diese Idee zu prüfen, wurde S. M. mit einem speziellen Programm getestet, bei dem nicht das ganze Bild gezeigt wurde, sondern nur ein winziger Fleck um ihren Fixationspunkt herum (Kennedy & Adolphs, 2010). Das heißt, das Gesicht auf dem Monitor wurde nur in kleinen Stücken sichtbar und verschwand wieder, wenn der Blick weiterwanderte. Dadurch wurden die frühen Verarbeitungsmechanismen ihres visuellen Systems ausgetrickst, da ja gar kein großes Objekt sichtbar war, in dessen Mitte man blicken könnte. Mit diesem System wurden die Augenbewegungen sowie die emotionale Erkennungsleistung von S. M. vollkommen normal. Ohne diesen technischen Trick wurde aber ihr Blick bei der Präsentation von Gesichtern immer in die Bildmitte gelenkt, und da sie keine Amygdala mehr besaß, verharrte ihr Blick auch dort, anstatt die emotional relevante Augengegend zu inspizieren.

9.4.3 Reaktionen auf emotionale Stimuli

Elektrische Stimulation der Amygdala bei Menschen

Im Rahmen neurochirurgischer Eingriffe sind zuweilen lokale elektrische Stimulationen notwendig, um die Position der eingeführten Elektroden zu verifizieren. In einer Übersicht der Ergebnisse von Stimulationen der Amygdala während solcher Eingriffe beschreibt Gloor (1992), dass die häufigste Folge von Amygdalastimulationen ein intensives Angstgefühl ist. Gleichzeitig erinnern sich die Personen an autobiografische Szenen, die eine unangenehme Tönung besitzen und sich meist in einem sozialen Kontext abspielen. Ein Patient beschreibt während der Stimulation z. B. das intensive Gefühl, irgendwo zu sein, wo er nicht hingehört; als ob er bei einer Party auftaucht, bei der er unerwünscht ist. Wahrscheinlich ist soziale Kognition eine der komplexesten geistigen Leistungen, die uns abverlangt werden und in diesem Kontext ist die Rolle der Amygdala besonders wichtig.

Affen mit selektiven Amygdala-Läsionen sind unfähig, sich sozial angemessen zu verhalten und innerhalb einer Affenkolonie kann ihre Fehleinschätzung der emotionalen und sozialen Rahmenbedingungen dazu führen, dass sie von den anderen Tieren getötet werden (Kling & Brothers, 1992). Auch S. M. hat eine Vielzahl sozialer Probleme, aber nicht in einer vergleichbaren Größenordnung. Adolphs et al. (1995) beschrieben sie als merkwürdig kokett mit schlüpfrigen Bemerkungen in unangebrachtem Kontext. Ihre Lebensgeschichte ist gekennzeichnet von fehlerhaften sozialen Entscheidungen, sie konnte weder ihre Ehen weiterführen, noch dauerhaft ihre diversen beruflichen Anstellungen aufrechterhalten. Dennoch ist S. M. kein sozial ausgeschlossener Mensch; sie benimmt sich nur manchmal ein bisschen „daneben". Dies wurde besonders deutlich, als Wissenschaftler ihre präferierte persönliche Distanz untersuchten (Kennedy et al., 2009). Hierzu wartete S. M. in einem Flur, während eine Experimentatorin langsam auf sie zuging. S. M. sollte sagen, welcher Abstand für eine Unterhaltung am komfortabelsten war. S. M. fühlte sich bei einem Abstand von 34 cm am wohlsten. Kontrollpersonen wählten durchschnittlich eine Distanz von 64 cm und gaben an, sich bei dem geringen Abstand, den S. M. gewählt hatte, sehr unwohl zu fühlen. S. M. wusste, dass andere Menschen lieber etwas weiter weg stehen, aber sie glaubte, dass ein Abstand von 47 cm die Komfortdistanz anderer Personen wäre. Dadurch unterschätzte sie ständig die angebrachte Distanz, rückte den anderen immer zu dicht auf, bis diese nach einem kurzen Gespräch häufig das Weite suchten.

Wenn die Amygdala sehr früh emotional relevante Signal erkennt und die Aufmerksamkeit auf sie lenkt, dann es ist verständlich, dass ein Fehlen der Amygdala soziale Konflikte erzeugen kann. Wie auch in Kapitel 9.4.2. ausgeführt wurde, ist es wahrscheinlich nicht so, dass nach Amygdala-Läsionen Hinweise für den Gemütszustand des Kommunikationspartners nicht prinzipiell erkannt werden können; sie werden nur einfach nicht beachtet.

9.4.4 Lernen emotionaler Stimuli

Viele Erkenntnisse über die Mechanismen des Lernens und Erinnerns emotionaler Reize wurden durch das Paradigma der Furchtkonditionierung bei Ratten und Mäusen erworben. Bei dieser klassischen Konditionierung hört das Versuchstier zunächst einen kurzen Ton (konditionierter Stimulus, CS), dem ein kurzer elektrischer Schlag folgt (unkonditionierter Reiz, UCS). Wenige CS-UCS-Paarungen reichen in der Regel, um das Konditionierungslernen zu festigen.

Amygdala und Gedächtnis

Der eigentliche Lernprozess für den emotionalen Teil der Furchtkonditionierung beginnt im Nucleus lateralis der Amygdala (vgl. Abb. 55 und 56). Da hier durch die Multimodalität des thalamischen Inputs sowohl auditorische (CS) als auch somatosensorische (UCS) Afferenzen auf einzelnen Neuronen konvergieren, kommt es zu einer Veränderung der Antworteigenschaften der Neurone entsprechend der *Hebb'schen Regel*. Diese Regel besagt, dass schwache Reize (CS) eine zunehmend stärkere synaptische Wirkung entwickeln, wenn sie immer wieder mit einem starken Reiz (UCS) gepaart werden. Die Zellen des lateralen Amygdalakerns reagieren somit nach mehreren CS-UCS-Paarungen auf den CS alleine, auch wenn er nicht mehr vom UCS gefolgt wird. Über die Kaskade lateraler (LA) → basaler (BA) → zentraler (Ce) Amygdalakern kommt es nun nach CS-Vergabe zu den mit Furcht assoziierten Verhaltensreaktionen der Ratte. Doch achten Sie jetzt bitte auf zwei Eigenschaften, die in Abbildung 56 zu sehen sind: Wie Sie sehen, hat der basale Kern reziproke Verbindungen sowohl zum Assoziationscortex (vor allem zum präfrontalen Cortex) als auch zum Hippocampus. Somit erreicht die amygdaläre Information wichtige Anteile derjenigen Systeme, die semantische und episodische Gedächtnisinhalte bilden. Zudem gibt es eine Projektion des zentralen Kerns auf den Nucleus basalis von Meynert. Das ist der wichtigste Acetylcholin-produzierende Kern unseres Gehirns und er hat weitreichende Verbindungen in fast alle Bereiche unseres Cortexes. Die Aktivierung über den Nucleus basalis von Meynert bewirkt eine Ausschüttung von Acetylcholin im Cortex. Diese Acetylcholin-Impulse treten immer dann auf, wenn der CS alleine oder in Kombination mit dem UCS vergeben wird. Dadurch werden Umgebungsreize, die im Moment der CS/UCS-Applikation vorlagen und somit gerade im Cortex repräsentiert wurden mit dem Konditionierungsereignis verbunden. Sie können somit in Zukunft auch in Abwesenheit des spezifischen CS eine, wenn auch reduzierte, Furchtreaktion auslösen.

Diese tierexperimentellen Erkenntnisse müssten bedeuten, dass vor allem emotional assoziierte Reize, die zu einer Amygdala-Aktivierung führen, zu einem besonders guten Lern- und Erinnerungserfolg führen. Um dies zu testen, führten Cahill et al. (1995) Untersuchungen bei einer Patientin mit Urbach-Wiethe-Syndrom durch. Im Experiment wurde sie gebeten, sich eine längere Geschichte über einen Ausflug und schrecklichen Unfall eines kleinen Jungen anzuhören und so genau wie möglich wiederzugeben. Ihr Erinnerungsvermögen an Details der Erzählungen war auf normalem Niveau, ohne dass die Leistungen bezogen auf die angstfreien und angstbesetzten Teile der Geschichte differierten. Versuchspersonen einer Kontrollgruppe zeigten dagegen das normale Verhalten einer deutlich erhöhten Erinnerungsleistung für die emotional stark besetzten Sequenzen und einer reduzierten Merkfähigkeit für die neutralen Anteile.

Eine intakte Amygdala sollte nicht alle Anteile eines emotional assoziierten Ereignisses besser abspeichern, sondern primär die besonders wichtigen Komponenten. Schließlich ist es die Aufgabe der Amygdala, sehr früh relevante Teilkomponenten zu identifizieren und die Aufmerksamkeit darauf zu lenken. Diese Hypothese wurde von Adolphs et al. (2005) getestet. Sie untersuchten drei Gruppen: Patienten mit Temporalcortex-Läsionen, bei denen die Amygdala geschädigt worden war, Patienten mit Läsionen außerhalb dieses Bereichs sowie Kontrollpersonen. Alle Teilnehmer sahen eine Bilderfolge, zu der eine Geschichte erzählt wurde. In einer Geschichte passierte etwas Schreckliches, in der anderen nicht. Allerdings kamen die Hälfte der Bilder sowohl in der einen als auch in der anderen Geschichte vor. Anschließend wurden die Teilnehmer zu wesentlichen Elementen der Geschichte („Wer war die Hauptfigur?") oder zu Details der in beiden Versionen verwendeten Bilder gefragt („Welche Form hatten die Wolken in dem Bild mit dem blauen Auto?"). Sowohl die Kontrollpersonen als auch die Patienten mit Läsionen außerhalb der Amygdala hatten bessere Erinnerungen an das Wesentliche, während Patienten mit Amygdala-Läsionen sich besser an Details erinnern konnten. Wenn man den Volumenverlust der Amygdala bzw. des Hippocampus mit den Erinnerungsleistungen korrelierte, zeigte sich, dass die Patienten mehr Wesentliches speicherten, je mehr Amygdalavolumen intakt war. Sie speicherten dagegen mehr allgemeine Inhalte, je mehr intaktes Hippocampusvolumen sie besa-

Kontrollpersonen und Amygdala-Patienten erinnern unterschiedliche Dinge

ßen. Somit führt die Fokussierung der Amygdala auf emotional relevante Teile des Inputs zu einer verbesserten Speicherung der wesentlichen Komponenten eines komplexen und emotional relevanten Gefüges.

Zusammenfassung

Die emotionsverarbeitenden Komponenten unseres Gehirns bereiten uns auf eine schnelle und situationsadäquate Reaktion vor, in dem sie sehr schnell relevante Reizkomponenten identifizieren, eine angeborene Reaktion vorbereiten, parallel hierzu die Aufmerksamkeit corticaler Areale auf die identifizierten Stimuli lenken, die geplante Handlung in den Kontext einbetten und schließlich dafür sorgen, dass die mit Emotionen einhergehenden Momente im Gedächtnis gespeichert werden. Die Gruppe von Hirnstrukturen, die dies leistet, nennen wir das limbische System. Eine zentrale Komponente des limbischen Systems ist die Amygdala. Ihre Rolle ist vor allem in Zusammenhang mit Aggression und Furcht untersucht worden, aber es ist wahrscheinlich oder zumindest denkbar, dass sie auch Beiträge zu weiteren Emotionen leistet. Die Untersuchungen zu Aggression belegen, dass die Amygdala und der Hypothalamus über einen Schaltplan verfügen, der es nahezu unmöglich macht, dass einzelne angeborene Reaktionsmuster wie z.B. Beutefang und Kampf zeitgleich auftreten. Dadurch aktiviert der Organismus entweder die eine oder die andere Handlungsoption. Die Untersuchungen zur Furcht konnten noch wesentlich mehr Details klären und belegen, dass emotionale Reize sehr schnell, aber nur in grober Auflösung die Amygdala aktivieren und somit erste unbewusste Reaktionsmuster auslösen. Läsionen der Amygdala führen nicht zwangsläufig zur Unfähigkeit, emotionale Stimuli zu erkennen. Vielmehr geht die Fähigkeit verloren, die Aufmerksamkeit auf emotional wichtige Teilkomponenten zu lenken. Zudem ist die Amygdala wichtig, um die emotionalen Teilkomponenten einer Reizfolge abzuspeichern.

Fragen

1. Definieren sie die Eigenschaften und Funktionen von Emotionen aus biopsychologischer Sicht.
2. Was ist das limbische System und welche Anteile des Gehirns gehören dazu?

3. Wie ist die Amygdala aufgebaut und was sind ihre relevanten Konnektivitäten?

4. Erläutern Sie anatomisch, warum Katzen nicht gleichzeitig auf Mäusefang gehen und mit einem Artgenossen kämpfen können.

5. Beschreiben Sie die *high road* und die *low road* der Erkennung emotionaler Reize.

6. Führen Läsionen der Amygdala zur Unfähigkeit emotionale Reize zu erkennen?

7. Was sind die Mechanismen, mit denen wir bei emotionalen Abläufen die Hauptdetails des Geschehens besonders gut erinnern?

8. Wie funktioniert Furchtkonditionierung auf zellulärem Niveau in der Amygdala?

Lösungshinweise finden Sie unter
www.hogrefe.de/buecher/lehrbuecher/psychlehrbuchplus.

Kapitel 10
Sucht

Inhaltsübersicht

10.1   Erstkonsum   222
10.2   Gewöhnung   228
10.3   Abstinenz   233

Zusammenfassung   235
Fragen   235

Es war Sonntagmorgen und das Labor war noch leer. James Olds hatte vor einigen Tagen einer Ratte eine winzige Elektrode in die retikuläre Formation entlang der Mittellinie des Stammhirns implantiert. Am Montag sollte das Tier getestet werden und wie jeden Sonntag kontrollierte Olds, ob auch alles so funktionierte wie es sollte. Es war Anfang der 1950er Jahre und alle Biopsychologen redeten über die retikuläre Formation. Sie schien eine Art Energiezentrum des Gehirns zu sein, das den Grad der Motivation und der Aufmerksamkeit regulierte. Die Elektrode sollte es ermöglichen, von einzelnen retikulären Neuronen abzuleiten, um dem Geheimnis dieser Struktur auf die Spur zu kommen. James Olds wusste noch nicht, dass die Operation misslungen war. Die Elektrode steckte nicht in der retikulären Formation, sondern im Septum, einem Teil des limbischen Systems. Selten in der Geschichte der Hirnforschung sollte ein Missgeschick solch positive Folgen haben.

Von Elektroden kann man nicht nur ableiten sondern auch das Gehirn lokal stimulieren. Olds setzte die Ratte in ein Offenfeld, ein großes quadratförmiges Testareal, dessen vier Ecken mit A bis D gekennzeichnet waren. Als die Ratte in die mit „A" bezeichnete Ecke lief, schickte er für eine Viertelsekunde einen Stromimpuls durch die Elektrode. Wie vom Donner gerührt blieb die Ratte stehen, drehte sich ganz langsam um und schaute ihn an. Ihre Blicke trafen sich und James Olds hatte das bizarre Gefühl, als ob die Ratte ihm sagen würde: „Ich weiß nicht, was das war, aber ich will es unbedingt noch mal". Die Ratte lernte blitzschnell immer in die A-Ecke zu laufen, um einen Stromimpuls zu erhalten. Als Olds sie nur noch für das Aufsuchen der B-Ecke belohnte, lernte sie schnell um. Erst am Abend kehrte Olds nach Hause zurück. Seiner Frau Marianne sagte er, dass er etwas entdeckt habe, was er noch nicht richtig verstehen würde, aber er hätte das klare Gefühl, diese Entdeckung würde nicht in wenigen Tagen wieder vergessen werden.

In den nächsten Tagen testete er die Ratte weiter. Ein Doktorand schlug vor, dem Tier die Möglichkeit zu geben, sich selbst mit Stromimpulsen durch die Elektrode zu versorgen. Sie verbanden den Hebel in einer Skinner-Box mit dem Reizgenerator, der die Stromimpulse erzeugte. Das Schauspiel, welches sich ihnen nun bot, ließ alle Mitglieder des Labors verstummen. Die Ratte drückte wie wahnsinnig den Hebel. Tausende Male schickte sie Stromimpuls um Stromimpuls in ihr Gehirn. Das Tier kannte keine Erschöpfung, keinen Hunger, keinen Durst. Irgendwann stellte Olds den Reizgenerator ab. Nach ein paar vergeblichen Hebeldrücken schlief die erschöpfte Ratte auf dem Boden ein. James Olds hatte das Belohnungssystem des Gehirns entdeckt und diese Entdeckung sollte die Psychologie und die Hirnforschung für immer verändern (Olds, 1955).

Spätere Arbeiten zeigten, dass die intrakranielle elektrische Selbststimulation entlang des gesamten sogenannten medialen Vorderhirnbündels ausgelöst werden kann. In diesem Fasertrakt ziehen nah beieinander die aufsteigenden Axone der dopaminergen Neurone zum ventralen Striatum. Von Dopamin und seiner Rolle bei Sucht soll in diesem Kapitel die Rede sein.

Wir wollen dieses Kapitel mit einigen nüchternen Erkenntnisse aus dem Drogen- und Suchtbericht 2009 der Bundesregierung sowie einigen anderen Quellen beginnen.

Mehr als ein Drittel der Erwachsenen in Deutschland raucht und ihr Konsum beträgt pro Tag ca. 370 Millionen Zigaretten. Etwa 140.000 Menschen sterben jedes Jahr vorzeitig an den direkten Folgen des Rauchens; etwa 3.300 Menschen an den Folgen des Passivrauchens. Die volkswirtschaftlichen Kosten des Rauchens für die deutsche Gesellschaft werden auf 18,8 Milliarden Euro pro Jahr geschätzt. Die Weltgesundheitsorganisation (WHO) schreibt: „Tabak entwickelt sich zu einer der größten Gesundheitskatastrophen der Menschheitsgeschichte." (WHO report on the global tobacco epidemic, 2011; Warning about the dangers of tobacco (2011) World Health Organization, WHO Press: Genera). Etwa 9,5 Millionen Menschen in Deutschland konsumieren Alkohol in gesundheitsschädigender Form. Etwa 1,3 Millionen Menschen gelten als alkoholabhängig. Jedes Jahr sterben in Deutschland mindestens 73.000 Menschen an den Folgen ihres Alkoholmissbrauchs. Jährlich verunglücken ca. 1.500 Menschen unter Alkoholeinfluss tödlich und ca. 400.000 Arbeitsunfälle sind auf Alkohol zurückzuführen. Im Jahr starben 2008 1.449 Menschen durch illegale Drogen. Schätzungen gehen davon aus, dass rund 200.000 Menschen in Deutschland Opiate, Kokain, Amphetamine und Ähnliches konsumieren.

Gesellschaftliche Folgen von Suchtverhalten

In diesem Kapitel wollen wir hauptsächlich über Nikotinsucht und somit über Zigarettenkonsum reden, aber die hierbei besprochenen Mechanismen gelten im Großen und Ganzen auch für alle anderen Drogen. Das erstaunlichste an der Sucht ist, dass Zigaretten und Alkohol (die häufigsten Suchtmittel mit schweren Gesundheitsfolgen) beim Erstkonsum häufig nicht schmecken. Wie aber gleich ausgeführt werden wird, entsteht die Sucht nicht durch den Geschmack, sondern durch die Aktivierung des dopaminergen Belohnungssystems. Jede Droge hat einen etwas anderen Mechanismus, diese Dopaminfreisetzung zu bewirken (daher funktioniert jede Droge auch ein kleines bisschen anders), aber alle Suchtmittel aktivieren letztendlich dieses Belohnungssystem. Durch klassische Konditionierung von drogenassoziierten Reizen und der Droge selbst entsteht ein neurales Netzwerk, welches manche Stimuli oder Situationen als Aufforderungsreize zum Drogenkonsum abspeichert. Gleichzeitig werden Handlungsketten des Drogenkonsums etabliert, durch die ohne Nachzudenken und quasi nebenbei die Droge konsumiert wird. Einmal angefangen, steigt die konsumierte Menge, ohne dass es mehr Spaß macht. Das Absetzen der Droge wird als unangenehm erlebt und ist häufig von einer gereizten und lustlosen Stimmung begleitet. Noch Jahre danach können mit Drogen assoziierte Reize dazu führen, dass die Person rückfällig wird (Buffalari & See, 2010).

Drogen aktivieren das Belohnungssystem des Gehirns

Die Menschen hinter den Entdeckungen

James Olds (1922–1976) wurde in New York geboren und studierte Psychologie. Seine erste Zeit nach der Promotion arbeite er in einem neuroanatomischen Forschungslabor. Nach mehreren unterschiedlichen Universitätspositionen wurde er zum Professor für Verhaltensbiologie am California Institute of Technology (Los Angeles) berufen. Die Suche nach der wissenschaftlichen Verbindung zwischen psychologischen Funktionen und neuralem Substrat blieb seine Lebensaufgabe. Zu seinen großen wissenschaftlichen Leistungen gehörte nicht nur die Entdeckung des Belohnungssystems, sondern auch der erste Nachweis, dass die Zellen des Hippocampus sich beim Assoziationslernen verändern. Zu seinen Leitsätzen gehörte die Annahme, dass Neurowissenschaft und Psychologie zwei Seiten der gleichen Medaille sind und sich gegenseitig erklären könnten.

10.1 Erstkonsum

In Kapitel 3.3.2.2 war das mesolimbische dopaminerge System dargestellt worden. Es beginnt mit den dopaminergen Neuronen des ventralen tegmentalen Areals (VTA) des Mittelhirns und führt zum ventralen Striatum, zum Hippocampus, zum limbischen präfrontalen Cortex und zur Amygdala. Die meisten Dopaminzellen der mesolim-

bischen Bahn bilden ihre Synapsen im ventralen Teil des Striatums
aus. Sowohl das ventrale als auch das dorsale Striatum sind ähnlich
aufgebaut, aber ihr Input unterscheidet sich zum Teil. Das ventrale
Striatum (auch *Nucleus accumbens* genannt) bekommt dopaminerge Eingänge aus dem VTA und glutamaterge Eingänge aus den
limbischen (emotionskodierenden) Anteilen des Cortex. Das dorsale Striatum erhält dagegen dopaminergen Input aus der Substantia
nigra und glutamaterge Eingänge aus dem nicht limbischen Cortex.
Das bedeutet, dass das dorsale Striatum die Verarbeitung sensomoto-
rischer Informationen leistet, während das ventrale Striatum emotionale und mit Belohnung assoziierte Lernprozesse organisiert (Humphries & Prescott, 2010).

Anatomie des Belohnungssystems

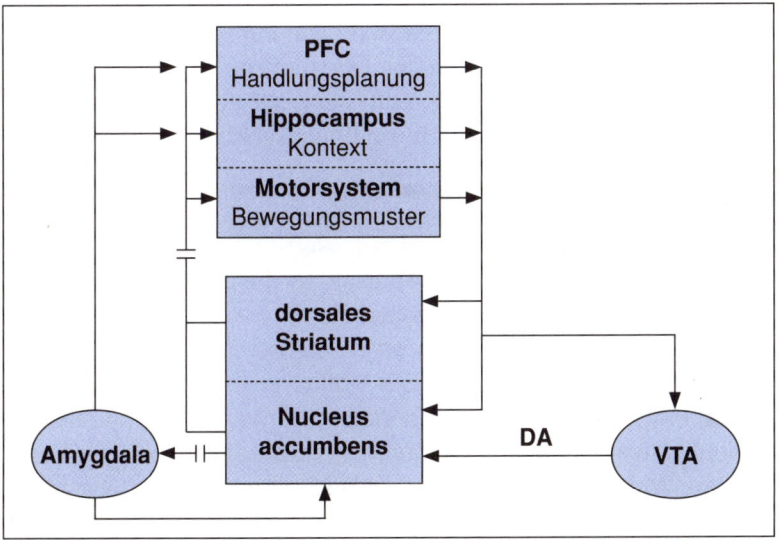

Abbildung 60: Hirnstrukturen, deren Interaktionsmuster sich im Verlaufe
des Suchtlernens, der Etablierung eines Gewohnheitskon-
sums und während der Abstinenz plastisch verändern

PFC = präfrontaler Cortex, DA = dopaminerge Projektionen, VTA = ventrales tegmen-
tales Areal. Unterbrochene Pfeile deuten an, dass diese Projektion nicht direkt ist sondern
über dazwischengeschaltete Strukturen verläuft.

In Abbildung 60 sind die in diesem Kapitel besprochenen kritischen
Hirnregionen für das Suchtgeschehen dargestellt. Für den Beginn
der Sucht ist die mesolimbische dopaminerge Projektion vom VTA
zum Nucleus accumbens entscheidend. Entlang dieser Bahn ist die
intrakranielle elektrische Selbststimulation (IESS) am wirksamsten
(Fiebiger et al., 1987). Eine IESS in dieser Region führt zu einer
deutlichen Erhöhung des Dopaminspiegels im Nucleus accumbens.

Intrakranielle elektrische Selbst-stimulation

Wahrscheinlich erzeugt dieser Effekt das Lustgefühl, das mit IESS verbunden ist (vgl. den folgenden Kasten). Blockiert man pharmakologisch die Dopaminrezeptoren, haben Ratten kein Interesse mehr an der Selbststimulation. Wenn die mesolimbische Bahn lädiert wird, haben Ratten wenig Interesse am Nikotinkonsum (Corrigall et al., 1992). Das heißt, der belohnende Effekt von Nikotin entsteht primär durch die Dopaminfreisetzung im Nucleus accumbens. Dazu passen auch Studienergebnisse, dass Zigarettenkonsum zu einem erhöhten Dopaminspiegel in dieser Region führt (Brody et al., 2010). Ein weiterer Befund macht den Zusammenhang zwischen dem Belohnungseffekt durch Nikotinkonsum und der Aktivierung des Nucleus accumbens sehr deutlich: Wenn nikotinabhängige Ratten Nikotin erhalten, brauchen sie nur noch extrem kleine Stromimpulse bei der IESS (Markou, 2008). Dies lässt sich recht einfach erklären. Da die Nikotinvergabe sowieso schon den Dopaminspiegel im Nucleus accumbens gehoben hat, brauchen die Tiere nur noch einen winzigen Kick durch die IESS, um das Befriedigungsgefühl zu verspüren.

Elektrische Stimulation des menschlichen Belohnungssystems

Die aufsehenerregenden Ergebnisse zur intrakraniellen elektrischen Selbststimulation (IESS) bei Tieren mittels tiefer Hirnelektroden führte in den 60er Jahren zu mehreren entsprechenden Versuchen beim Menschen. Die Hoffnung war, dass die IESS einen mächtigen Verstärker darstellen würde, der therapeutisch viel effektiver eingesetzt werden könnte als alle bisherigen Verfahren. Wie in Kapitel 9 beim Fall Julia S. können wir erfreulicherweise feststellen, dass solche Versuche heute nicht mehr ein positives Votum der Ethikkommissionen erhalten würden.

Bishop et al. (1963) implantiertem einem 35 Jahre alten Mann, der wegen Schizophrenie schon seit 9 Jahren in der Psychiatrie hospitalisiert war, eine größere Anzahl von Elektroden in die Basalganglien, in die Amygdala, ins Septum, in den Hypothalamus und in das Tegmentum. Vor allem im Hypothalamus und im Tegmentum konnten schon extrem kleine Stromstärken einen belohnenden Effekt auslösen. Durch den Hypothalamus ziehen die aufsteigenden dopaminergen Fasern. Zudem befinden sich hier Neurone, die exzitatorische Synapsen auf den Dopaminzellen des Mittelhirns besitzen. Die Elektroden im Tegmentum stimulierten wahrscheinlich ebenfalls die aufsteigenden Dopaminaxone oder sogar die Dopaminzellen selbst. Diese anatomischen Bedingungen erklären, warum der Hypothalamus und das Tegmentum sich bei diesem Patienten als kritische Regionen herausstellten.

Wenn die Stromstärke erhöht wurde, veränderte sich meist ihr Effekt und wurde aversiv. Wenn der Patient zwei Schalter zur Verfügung hatte, durch die er sich Stromstöße in belohnender bzw. aversiver Stärke verabreichen konnte, wählte er immer die belohnende Variante. Wurden die Schalter bezüglich Ihrer Wirkung vertauscht, wechselte der Patient ebenfalls sofort. Bei belohnenden Stromstößen drückte er den Schalter über 5.000-mal und über Stunden hinweg ohne Pause. Einmal bekam er 7 Stunden lang nichts zu essen und wurde dann an das System angeschlossen. Sofort begann er sehr schnell den Schalter zu betätigen. Dann wurde ein Korb mit Leckereien auf den Tisch gestellt. Er schaute zwar immer wieder auf den Korb, unterbrach aber seine Selbststimulation nicht. Dann wurde der Strom abgeschaltet. Immer noch machte der Patient weit über 1.000-mal weiter, obwohl das Drücken des Schalters keinen Effekte mehr hatte. Erst als der Patient aufgefordert wurde aufzuhören, ließ er vom Schalter ab und machte sich über den Inhalt des Korbs her.

Diese Zusammenhänge gelten nicht nur für Nikotin, sondern auch für alle anderen Drogen: Die Stärke des Lustgewinns durch alle Arten von Drogen korreliert mit dem Anstieg des Dopaminspiegels im Nucleus accumbens (Schiffer et al., 2009). Ähnlich wie bei Nikotin führen Läsionen der mesolimbischen Bahn auch bei Kokain und Amphetamin zu einem drastisch reduzierten Interesse am Drogenkonsum. Allerdings gilt dies nicht für Heroin oder Alkohol. Sind diese Drogen unabhängig von der mesolimbischen Bahn? Das sind sie sicherlich nicht, aber die Neurone des Nucleus accumbens und des VTA (sowie direkt benachbarte Nervenzellen) haben nicht nur Dopaminrezeptoren, sondern auch Rezeptoren für *Opioide* (aus dem Griechischen: „dem Opium ähnlich"), für Alkohol, Nikotin und Cannabis. Das heißt, dass die Zellen des VTA und des Nucleus accumbens von diesen Substanzen auch direkt aktiviert werden können. Zusammengefasst sehen wir, dass alle Drogen das mesolimbische Dopaminsystem und dadurch den Nucleus accumbens aktivieren. Aber sowohl das VTA als auch der Nucleus accumbens können zusätzlich von vielen Substanzen direkt aktiviert werden. Somit kann der als belohnend erlebte Effekt der Aktivierung der Nucleus-accumbens-Zellen auch unabhängig vom Dopamin erfolgen.

Drogenkonsum setzt Dopamin im Nucleus accumbens frei

Wir wollen uns jetzt etwas genauer anschauen, wie Nikotin im VTA zur Aktivierung der Dopaminneurone führt. In der Mitte der Abbildung 61 sehen wir ein dopaminerges Neuron (DA), das zum Nucleus accumbens projiziert. Wenn dieses Neuron aktiviert wird, haben wir ein lustvolles Erlebnis. Drei verschiedene synaptische Eingänge erreichen dieses Neuron. Zuerst sollen die glutamatergen Eingänge (Glu) besprochen werden. Diese stammen aus dem Nucleus accumbens, dem Hippocampus und dem präfrontalen Cortex (PFC) und sind in der Lage, das dopaminerge Neuron durch Glutamatrezeptoren zu aktivieren, die metabotrop (mGlu) oder vom NMDA-Typ sind. Zwei Dinge sind hierbei wichtig: Erstens bekommt das VTA einen Eingang vom Nucleus accumbens, also seiner eigenen Zielstruktur. Das bedeutet, dass die Aktivierung des VTA-Neurons durch eine positive Rückmeldung des Nucleus accumbens schnell erneut aktiviert werden kann. Einmal in Gang gesetzt, können Nucleus accumbens und VTA sich gegenseitig antreiben. Zweitens aktivieren die glutamatergen Eingänge auch NMDA-Rezeptoren. Wie wir in Kapitel 7 gelernt haben, können sich NMDA-Rezeptoren lernabhängig verstärken. Im Kapitel 10.2 werden wir sehen, dass durch diese NMDA-Rezeptoren eigene Handlungen, die zur Einnahme von Nikotin führen (Zigarettenschachtel öffnen, Zigarette an den Mund führen, Feuerzeug aktivieren, etc.), verstärkt werden und dadurch viel häufiger auftreten.

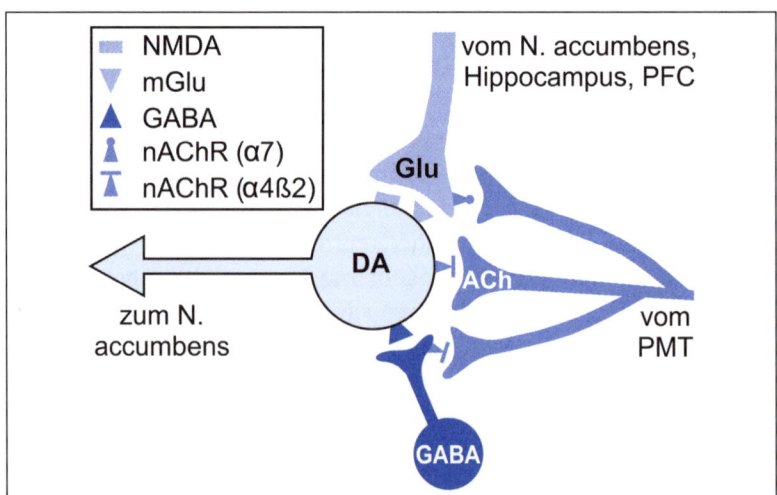

Abbildung 61: Synaptisches Verschaltungsmuster im ventralen tegmentalen Areal (VTA)

Ein dopaminerges Neuron (DA) projiziert zum Nucleus (N.) accumbens. Es erhält glutamaterge (Glu), acetylcholinerge (ACh) und GABAerge synaptische Eingänge. Die acetylcholinergen Eingänge stammen aus dem pontomesencephalotegmentalen Komplex (PMT). Links oben sind die relevanten Rezeptortypen dargestellt (R steht für Rezeptor).

Ein zweiter synaptischer Eingang des VTA-Neurons stammt von GABAergen Interneuronen. Je aktiver diese sind, desto schwächer feuert das VTA-Neuron. Die Hoffnung aller Nichtraucherkampagnen ruht auf diesen Zellen (Klitenick et al., 1992). **Synaptische Mechanismen der Sucht**

Der dritte synaptische Eingangstyp ist acetylcholinerg (ACh). Diese Rezeptoren werden sowohl durch inhaliertes Nikotin als auch die Erregung der Zellen des pontomesencephalotegmentalen Komplex (PMT; vgl. Kapitel 5) unseres Stammhirns aktiviert (Nisell et al., 1997). Inhaliertes Nikotin und PMT-Zellen beeinflussen aber nicht nur das VTA-Neuron, sondern auch das GABAerge Interneuron und die glutamatergen Präsynapsen. Ein Zug an der Zigarette führt dazu, dass Nikotin über die Lunge in den Blutkreislauf eindringt, die Blut-Hirn-Schranke überwindet und in weniger als 10 Sekunden die nACh-α4ß2-Rezeptoren aktiviert (Benowitz, 2010). Die Inhalation von Nikotin depolarisiert aber auch die PMT-Zellen, durch deren Aktionspotenziale noch mehr nACh-α4ß2-Rezeptoren im VTA geöffnet werden. Dieser Rezeptor öffnet blitzschnell und depolarisiert das Neuron, hat aber anschließend eine längere Refraktärzeit. Wegen dieser langen Refraktärzeit ziehen Raucher nicht ununterbrochen an ihrer Zigarette, sondern legen die charakteristischen Zwischenpausen ein. Die Inhalation von Nikotin aktiviert auch das GABAerge Interneuron. Somit wird das dopaminerge VTA-Neuron durch Nikotin aktiviert und durch GABAerge Interneurone gehemmt. Diese antagonistischen Effekte balancieren sich ungefähr aus. Aber Nikotin aktiviert ja auch noch präsynaptisch den glutamatergen Eingang durch nACh-α7-Rezeptoren. Dieser Rezeptor öffnet schnell und depolarisiert die Präsynapse, bleibt aber anschließend lange offen. Das heißt, dass über einen längeren Zeitraum die Glutamat-Ausschüttung angeregt und das dopaminerge VTA-Neuron somit aktiviert wird. Die Summe dieser Eingänge verrechnet sich so, das nach jedem Zug aus der Zigarette die dopaminerge VTA-Zelle depolarisiert wird und eine ganze Weile feuert (Caillé et al., 2009). Wird mehrfach geraucht, steigt die Effektivität des NMDA-Eingangs und die Nikotinwirkung auf die dopaminerge Freisetzung wird größer. Jetzt ist egal, dass die Zigarette bitter schmeckt, sie bereitet Spaß. Die Sucht hat begonnen (Mansvelder et al., 2002).

10.2 Gewöhnung

Wenn über längere Zeiträume eine Droge eingenommen wird, kommt es häufig zu einer Toleranz, d. h. die frühere Dosis kommt dem Nutzer zu niedrig vor. Eine höhere Dosis wird nun nicht nur vertragen, sondern ist auch notwendig, um ein Gefühl der Befriedigung zu erzielen. Wie kommt das?

Die Opponent-Prozess-Theorie

Solomon und Corbitt (1974) postulierten die Opponent-Prozess-Theorie, die diesen Gewöhnungseffekt sehr einfach erklären kann (vgl. Abb. 62). Entsprechend dieser Theorie erzeugt die Einnahme einer Droge oder die Wahrnehmung eines emotionalen Reizes zwei gegensätzliche Effekte, den a-Prozess und den b-Prozess. Der a-Prozess ist das lustbetonte (hedonistische) Resultat der Droge. Der a-Prozess bildet exakt die Intensität, die Qualität und die Wirkdauer der eingenommenen Substanz ab. Solomon und Corbitt nahmen an, dass solch eine Aktivierung einer Emotion im Gehirn etwas verzögert immer auch den gegensätzlichen Prozess hervorruft. Das heißt, wenn wir Freude empfinden, wird als Reaktion ein bisschen später immer auch Trauer erzeugt. Wenn uns dagegen ein Ereignis traurig macht, erzeugt unser Gehirn mit etwas Verzögerung immer auch Freude. Dieser gegensätzliche Prozess wird b-Prozess genannt. Er entsteht als Reaktion auf den a-Prozess und kommt somit etwas später und steigt flacher an. Der b-Prozess ist anfänglich auch deutlich schwächer als der a-Prozess, aber seine Stärke orientiert sich dennoch am a-Prozess. Wenn dieser endet, hört der b-Prozess ein bisschen verzögert ebenfalls langsam auf. Was wir letztendlich subjektiv erleben ist die Summation des a- und des b-Prozesses (vgl. Abb. 62 rechts). Das Resultat dieser Summation ist ein anfänglich überschießendes Lustgefühl, dass danach von einem immer noch positiven, aber niedrigeren Plateau gefolgt wird. Klingt die Droge ab, schlägt die Stimmung ins Negative um. Die Stärke dieses negativen Abschlusses ist aber kleiner als der anfängliche positive Gipfel beim Beginn der Drogenwirkung.

Erklärung von Gewöhnung mit der Opponent-Prozess-Theorie

Die Situation ist anders, wenn wir uns an ein Gefühl oder eine Droge gewöhnt haben. Dann wird der b-Prozess immer stärker und beginnt schneller, bleibt aber trotzdem immer ein bisschen kleiner als der a-Prozess. Die Summation der a- und b-Prozesse zeigt nun ein deutlich anderes Bild (vgl. Abb. 62 unten). Der Euphoriegipfel zu Beginn ist kleiner geworden, das Plateau ist nahe der Nulllinie und das depressive Ende ist nun stärker als der Euphoriegipfel. Zwei Verhal-

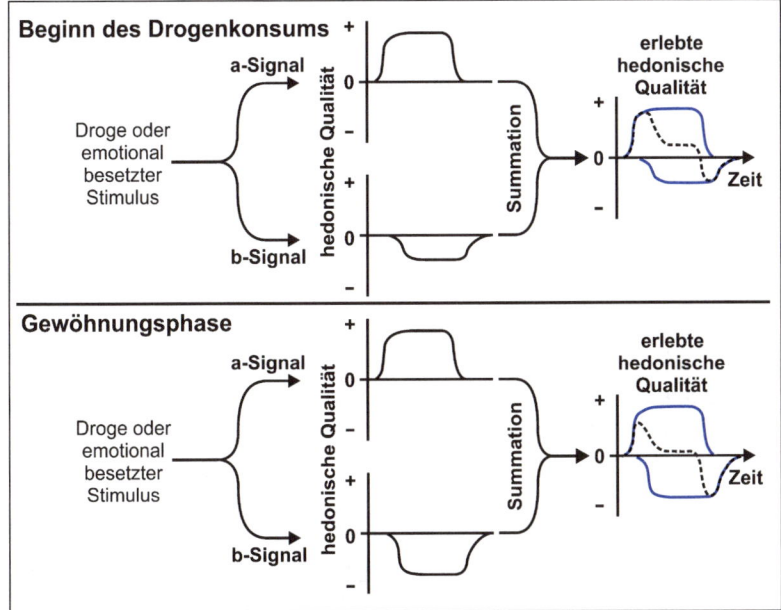

Abbildung 62: Vorgänge zu Beginn (oben) und während der Gewöhnungsphase des Drogenkonsums (unten) entsprechend der Opponent-Prozess-Theorie

Die Einnahme einer Droge oder die Wahrnehmung eines emotionalen Reizes erzeugt
zwei gegensätzliche Effekte. Das Signal des a-Prozesses repräsentiert die lustbetonte
(hedonistische) Reaktion auf den Konsum der Droge. Das Signal des b-Prozesses ist eine
negative Gegenreaktion, die anfänglich schwächer ist, später beginnt, aber auch später
endet. Die von der Person subjektiv erlebte hedonistische Qualität ist die Summe aus a-
und b-Prozessen (rechts). Nachdem das Individuum sich an die Droge gewöhnt hat
(unten) steigt der b-Prozess an und das positive Erleben verschwindet nahezu vollständig.

tensweisen resultieren häufig aus dieser Entwicklung. Erstens wird
die Drogenmenge erhöht, um den alten Gesamtverlauf wieder her-
zustellen. Dieses Verhalten führt zu einer schleichenden ständigen
Erhöhung der konsumierten Drogenmenge. Zweitens werden erneut
Drogen eingenommen, um der negativen Nachschwankung des b-
Prozesses entgegenzuwirken. Dadurch beginnt die eigentliche Dro-
genkarriere. Vor allem bei Drogen mit einer sehr schnellen und extrem euphorisierenden Wirkung, wie z. B. Crack, das innerhalb von
Sekunden wirkt, ist der b-Prozess sehr stark und kann lange anhal-
ten. Der Wunsch, sofort erneut Crack zu rauchen wird sehr stark,
wodurch sich die Wirkung des Opponent-Prozesses noch weiter
ungünstig entwickelt. Ein Kreislauf aus Drogentoleranz mit abneh-
mender Wirkung des euphorisierenden Effekts und ständigem neuen

Konsum im teilweise sehr langen negativen Ausschlag des b-Prozesses hat begonnen, aus dem viele nicht mehr herauskommen (vgl. den folgenden Kasten). Zusammengefasst geht also die Opponent-Prozess-Theorie davon aus, dass Stimuli, die eine Emotion erzeugen (a-Prozess) immer auch eine gegensätzlichen Emotion aktivieren (b-Prozess). Der b-Prozess beginnt etwas später und ist anfänglich klein, wird aber über Zeit immer stärker. Dadurch entsteht der Wunsch, den a-Prozess zu steigern, um den negativen Effekten des b-Prozesses zu entgehen.

Kompensatorische homöostatische Reaktion

Kompensatorische
Konditionierung

Die schleichende Vergrößerung des b-Prozesses entspricht den Ergebnissen vieler Experimente, die zeigen, dass die regelmäßige Einnahme vieler Substanzen zu einer kompensatorischen homöostatischen Reaktion führt. Dabei wird eine Gegenreaktion zur erwarteten Wirkung der Droge initiiert. Wenn also Heroin zu Atemdepression (verlangsamte Atmung) führt, kommt es durch die kompensatorische Reaktion zu einer Atmungsbeschleunigung, während der Drogenkonsument die Vorbereitungen für das Spritzen durchführt. Das heißt, dass die Rituale während der Vorbereitung zum Drogenkonsum als konditionierte Hinweisreize dienen, um die lebensrettende kompensatorische Reaktion in Gang zu setzen. Wie wichtig dieser Konditionierungsprozess ist, zeigen Tierexperimente. Siegel et al. (1982) gaben Ratten Heroin im Versuchsraum (Versuchsraumgruppe) bzw. im Käfig (Käfiggruppe). Über mehrere Tage steigerten sie langsam die Dosis. Dann vergaben sie einem Teil der Versuchsraumgruppentiere das Heroin im Versuchsraum (konditionierte und somit gewohnte Umgebung). Dem anderen Teil gaben sie das Heroin im Käfig (ungewohnte Umgebung). Entsprechend verfuhren sie mit der Käfiggruppe. Die Mortalität in der ungewohnten Umgebung war in beiden Gruppen doppelt so hoch wie in der konditionierten Umgebung. Das heißt, Drogenkonsum geht häufig mit einem kompensatorischen und lebensrettenden Konditionierungsprozess einher. Es ist lebensgefährlich, physiologisch hochgradig aktive Substanzen unter ungewohnten Umständen einzunehmen.

Ein Netzwerk
für Sucht

Der wichtigste Vorgang in der Gewöhnungsphase ist die lernabhängige Etablierung eines Netzwerkes, in das die Suchthandlung eingebettet ist. Schauen wir uns dafür noch einmal Abbildung 60 an. Sowohl dorsales als auch ventrales Striatum (ventrales Striatum = Nucleus accumbens) sind über Zwischenstationen mit dem Hippocampus sowie motorischen und präfrontalen corticalen Regionen verbunden. Wie in Kapiteln 4 und 8 ausgeführt wurde, entsteht das Lernen von Handlungen sowie die Handlungsauswahl im Kreislauf zwischen den Basalganglien und dem Cortex. Jedes Mal, wenn eine Handlung ausgewählt wurde, die von Nikotinkonsum gefolgt wird, steigt der Dopaminspiegel im Striatum, aber auch in vielen weiteren corticalen Regionen. Wie im Kapitel 8 geschildert, führt eine Dopaminfreisetzung zur Verstärkung der zuletzt durchgeführten Handlung. Das heißt, die Wahrscheinlichkeit, dass diese Handlung als angenehm erlebt und wiederholt wird, ist groß. Nach und nach etabliert sich ein prozeduraler Lernprozess für ein Handlungsmuster, das den immer häufigeren und quasi beiläufigen Konsum von Zigaretten bedingt.

In Abbildung 63a wird eine weitere wichtige Eigenschaft der Dopaminfreisetzung dargestellt. Zu sehen ist die Aktivität eines dopaminergen Neurons eines Hundes während des 1. und während des 50. Durchgangs der Pawlowschen Konditionierung. Ein konditionierter Stimulus (CS: Glocke) sagt einen unkonditionierten Stimulus (UCS: Fleisch) vorher. Anfänglich ist die Glocke nichtssagend und das Fleisch unerwartet. Das plötzliche Auftauchen des Fleisches ist eine positive Überraschung und wird von einer hohen Dopaminfreisetzung begleitet (dieser Vorgang wurde auch in Kapitel 8 bereits erwähnt). Nach 50 Durchgängen ist das Fleisch zwar immer noch lecker, aber nicht mehr überraschend, sondern erwartet, da ja die Glocke den UCS zuverlässig angekündigt hatte. Was jetzt freudig überrascht, ist jetzt vielmehr der CS, von dem der Hund ja nicht weiß, wann er kommt (von dem er aber weiß, dass er immer von Fleisch gefolgt wird). Die dopaminerge Freisetzung läuft also zeitlich „rückwärts" und erfolgt zum Zeitpunkt der Vergabe der Glocke (Hazy et al., 2010).

Konditionierung und Dopamin

In Abbildung 63b kann man den Zeitpunkt der Dopaminfreisetzung im Laufe der Etablierung eines Rituals sehen. Eine Person zündet sich immer einen Zigarette an, nachdem sie den letzten Rest des Brötchens mit einem Schluck Kaffee hinuntergespült hat. Anfänglich erfolgt die Dopaminfreisetzung beim Auftreten der Nikotineinwirkung („Zug an der Zigarette"). Doch je häufiger diese Prozedur wiederholt wird, desto mehr wird das Dopamin zu früheren Zeitpunkten ausgeschüttet, die den jeweils nächsten konditionierten Stimulus vorhersagen können. Über den Zeitraum der Etablierung des Rituals „nach dem Frühstück muss ich erst mal eine rauchen" läuft

Dopamin wandert im Konditionierungsprozess rückwärts

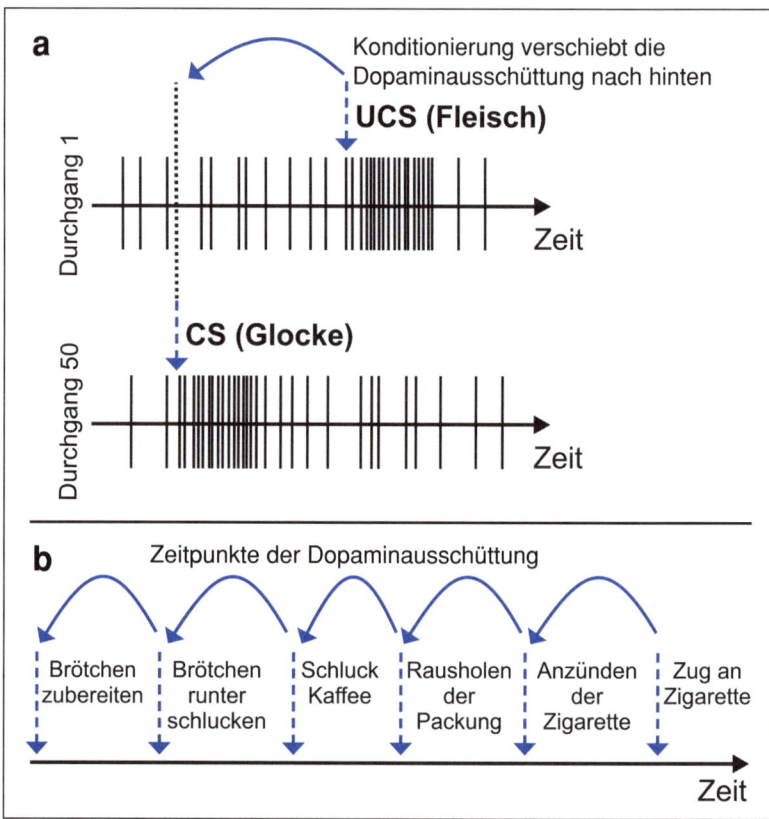

Abbildung 63: Veränderung des Zeitpunkts der Dopaminfreisetzung im Laufe eines klassisch konditionierten Lernprozesses

In (a) ist die Aktivität eines Dopaminneurons (jeder senkrechte Strich ist ein Aktionspotenzial) beim Konditionieren eines Hundes dargestellt. Der CS (Glocke) sagt den UCS (Fleisch) vorher. Während am Anfang des Lernens Dopamin zu Beginn des UCS freigesetzt wird, wandert dieses Signal zeitlich rückwärts und ist beim 50. Durchgang nur noch bei Vergabe des CS aktiv. In (b) ist dieser Vorgang des zeitlichen Zurückwanderns des dopaminergen Signals auf den Zigarettenkonsum angewandt worden. Immer weiter zeitlich vorher liegende Hinweisreize lösen nun die Dopaminfreigabe aus und kündigen das Nikotin an.

der Zeitpunkt der Dopaminfreisetzung also zeitlich rückwärts. Dadurch etablieren sich Handlungsketten, die mit der Sucht assoziiert sind und deren Anfangspunkt schon mit Dopamin gekoppelt werden. Um das genauer zu verstehen, sollten wir noch einmal Abbildung 60 betrachten. Auf der niedrigsten Ebene der motorischen Kontrolle (Interaktion zwischen motorischem Cortex und dorsalem Striatum) entstehen Bewegungsmuster, die wir häufig ohne Nachdenken ausführen (z. B. beiläufig in die Tasche greifen und die Zigarettenschachtel herausholen). Eine Stufe darüber steht die hippocampale Verarbeitung und Erkennung eines Kontextes, welches mit Zigarettenkonsum assoziiert ist (z. B. Freunde, Bier, Geselligkeit, Kneipe). Auf der höchsten Stufe steht die präfrontale Handlungsplanung, bei der wir eine Situation aufsuchen oder schaffen, in der das Rauchen wahrscheinlich ist (z. B. der Vorschlag unter Freunden, doch heute Abend mal zusammen in die Kneipe zu gehen). Solche situativen Merkmale und Gewohnheiten sind am Ende so etabliert, dass sie häufig Leerlauffunktionen übernehmen. Wenn wir gerade nicht wissen, was wir tun sollten, greifen wir automatisch nach der Zigarettenpackung oder suchen Situationen auf, die mit unserer Sucht assoziiert sind. Zusammengefasst erfolgt die Dopaminfreisetzung anfänglich bei der Einnahme des primären Verstärkers. Dann läuft sie zeitlich rückwärts und setzt immer bei dem jeweils davorliegenden konditionierten Stimulus an. Dadurch verstärkt Dopamin Handlungs- und Situationsnetzwerke in weiten Teilen unseres Gehirns, die mit dem Konsum der Droge assoziiert sind.

10.3 Abstinenz

Bei starken Rauchern entsteht schon wenige Stunden nach dem Absetzen der Zigarette eine gedrückte Stimmung mit erhöhter Reizbarkeit, Schreckhaftigkeit und leichten kognitiven Defiziten. Zusätzlich lässt sich im Tierexperiment das Gegenteil des in Kapitel 10.1 dargestellten Befundes beobachten: Wenn nikotinabhängige Ratten kein Nikotin mehr erhalten, brauchen sie sehr große Stromimpulse bei der IESS (Crombag et al., 2008). Offensichtlich reduziert die Abstinenz den Dopaminspiegel im Nucleus accumbens so stark, das die Tiere starke Impulse durch die IESS brauchen, um ein Gefühl der Befriedigung zu verspüren. Tatsächlich lässt sich nachweisen, dass das Absetzen der Droge die Dopaminfreisetzung drastisch reduziert (Koob & Volkow, 2010).

Absetzen der Droge und der Nucleus accumbens

Der Wegfall der Droge führt zu einer massiven Freisetzung von Stresshormonen. Diese wirken an sehr vielen Stellen unseres Gehirns. Eine besonders wichtige Region ist die Amygdala (vgl. Abb. 60). Stress verändert die Prozesse in der Amygdala dahingehend, dass vermehrt Angst verspürt wird (vgl. Kapitel 9). Insgesamt ist das Angstniveau erhöht, sodass harmlose Situationen als leicht bedrohlich erlebt werden, während milde angsterregende Situationen sehr viel Furcht erzeugen. Die Projektionen der Amygdala in weite Teile unseres Ge-

Stresshormone

hirns verändern nun unsere Sicht von Situationen: Ohne Drogen wirken bekannte Situationen eher unangenehm. Konsumiert man wieder die Droge, steigt schlagartig der Dopaminspiegel und die Stresshormone gehen zurück (deshalb rauchen auch Gewohnheitsraucher unter Stress noch mehr). Man fühlt sich extrem gut. Das pharmakologische Blockieren der Stresshormone kann einen Teil der Probleme beim Absetzen der Droge abmildern.

Spätestens 2 Jahre nach dem Entschluss zur Abstinenz rauchen 80 % der Menschen wieder genauso viel wie vorher. Wenn man dieses Kapitel gelesen hat, kann man verstehen, warum so viele Versuche, die Sucht zu beenden, fehlschlagen. Zuerst einmal ist die erste Phase mit der massiven Erhöhung des Stressniveaus und den daraus resultierenden Konsequenzen nicht einfach zu überstehen. Da sich aber die meisten auf eine schwierige Anfangsphase einstellen, ist dieser Start in die suchtfreie Zeit häufig nicht der Grund für den Misserfolg. Viel gefährlicher ist das Gewohnheitsnetzwerk, dass an vielen Stellen des Lebens verlockende Signale bereithält. Bei irgendeinem dieser Signale wird man eventuell schwach und fängt an zu rauchen. Und plötzlich ist man begeistert, wie sich das Anfluten von Dopamin anfühlt.

Gespräch mit Lale

Onur: Seit wann rauchst du?
Lale: Seitdem ich 16 bin.
Onur: Wie viele Zigaretten rauchst du?
Lale: Ungefähr 15 bis 20 am Tag.
Onur: Kannst du dich noch an deine erste Zigarette erinnern?
Lale: Ja, der Geschmack war unangenehm und ich musste furchtbar husten.
Onur: Wieso hast du dann weitergeraucht?
Lale: Am Anfang war es mehr das Soziale. Mit den Mädchen zusammen heimlich rauchen war cool und ich wollte dazugehören. Schleichend entstand dann die Sucht.
Onur: Wie schnell stieg dein Konsum?
Lale: Schwer zu sagen. Am Anfang musste ich es ja auch noch vor meinen Eltern geheim halten und konnte daher nicht so viel rauchen. Aber mit 18 Jahren war ich bei einer Packung angekommen.
Onur: Gibt es Hinweisreize, die dich zum Rauchen verlocken?
Lale: Ja, z. B. nach dem Essen, während Wartezeiten, Stress, der gesellige Raucherbereich der Uni, Kaffeetrinken an der Uni, wenn ein anderer sich eine Zigarette anzündet. Das sind Hinweisreize, bei denen ich mir dann auch eine anzünde.

Onur: Empfindest du diese Situationen als angenehm?

Lale: Ja, aber ich habe nicht das Gefühl, dass das nur wegen der Zigarette so ist. Aber der Kaffee schmeckt mir mit einer Zigarette einfach besser.

Onur: Hast du mal versucht, aufzuhören?

Lale: Ja, ich habe aber nur 2 Wochen durchgehalten.

Onur: Woran ist es gescheitert?

Lale: An der Uni beim Kaffeetrinken fing eine Bekannte an zu rauchen. Ich dachte, dass diese eine Zigarette nicht so schlimm sein könnte und wollte auch eine. Dann fing alles wieder an. Die zweite Zigarette danach schmeckte so gut, dass ich nicht mehr darauf verzichten wollte.

Zusammenfassung

Sucht hängt von der Aktivität der dopaminergen mesolimbischen Bahn vom VTA (ventralen tegmentalen Areal) zum Nucleus accumbens ab. Diese Projektion ist der wichtigste Teil des Belohnungssystems unseres Gehirns. Wird bei intrakraniellen elektrischen Selbststimulationen (IESS) diese Bahn elektrisch gereizt, entsteht ein Lustgefühl. Im Tierexperiment kann man zeigen, dass Ratten bereit sind, Tausende Male die mesolimbische Bahn zu aktivieren. Das Inhalieren von Nikotin beim Rauchen aktiviert die dopaminergen Neurone des VTA. Entwickelt sich Rauchen zur Gewohnheit, verstärken sich die aus dem Cortex stammenden glutamatergen Synapsen auf den VTA-Neuronen und das Rauchen wird als noch belohnender erlebt. Mit der Etablierung einer Gewöhnung an den Drogenkonsum entsteht aber auch eine antagonistische Reaktion, die den größten Teil des Lustgewinns dämpft. Um die ursprüngliche Lust zu verspüren, muss die Dosis gesteigert werden. Parallel entwickeln sich neurale Netzwerke, die viele Situationen, die mit Drogenkonsum assoziiert sind, verstärken. Weite Teile des eigenen Lebens sind nun mit Hinweisreizen auf den Gebrauch der Droge gespickt. Abstinenz erzeugt starke Stressreaktionen und ist mit Lustlosigkeit, Gereiztheit und übersteigerten Angstreaktionen assoziiert.

Fragen

1. Wie kann es sein, dass, obwohl die Wirkung aller Drogen auf der Aktivierung der mesolimbischen Bahn beruht, sich dennoch die Details der Drogenmechanismen unterscheiden?

2. Beschreiben Sie die Opponent-Prozess-Theorie von Solomon und Corbitt und führen Sie aus, wie sich das Ergebnis von a- und b-Prozessen durch den Grad der Gewöhnung verändern.
3. Wie und wo entstehen die Netzwerke der Drogenkonsumassoziierten Hinweisreize und Handlungen im Gehirn?
4. Beschreiben Sie die synaptischen Zusammenhänge im VTA (ventralen tegmentalen Areal) am Beispiel der Nikotinsucht.
5. Wieso feuert ein dopaminerges Neuron schon beim Brötchenschmieren, obwohl noch gar keine Zigarette in Sicht ist?
6. Welche Prozesse folgen der Abstinenz?

Lösungshinweise finden Sie unter
www.hogrefe.de/buecher/lehrbuecher/psychlehrbuchplus.

Kapitel 11

Hunger und Durst

Inhaltsübersicht

11.1   Hunger 238

11.1.1   Die Energiereserven 239

11.1.2   Hunger und Nahrungsaufnahme 241

11.1.3   Sättigung 247

11.2   Durst 248

11.2.1   Das osmometrische System 249

11.2.2   Das volumetrische System 252

Zusammenfassung 253

Fragen 254

Hatten Sie schon einmal richtigen Hunger? Mit „richtigem Hunger" meine ich den Zustand, wenn man mehrere Tage nichts gegessen hat. So etwas hatte ich noch nie. Als Vorbereitung auf dieses Buchkapitel wollte ich das erfahren und nahm mir vor, zwei Tage lang nichts zu essen. Das Trinken von Wasser, Tee oder Kaffee war erlaubt. Nach einem sehr leichten Mittagessen fing ich an.

1. Tag abends (nach ca. 10 Stunden Diät): Noch kein echter Hunger, mehr eine Art leichter Appetit auf ein Abendessen.

2. Tag morgens (nach ca. 18 Stunden Diät): Zum Frühstück nur einen Kaffee zu trinken ist problemloser als ich dachte. Ich bin erstaunt, dass ich noch gar keinen richtigen Hunger habe. Mein Leptinspiegel müsste doch jetzt schon ziemlich niedrig und mein Ghrelinspiegel sehr hoch sein.

2. Tag mittags (nach ca. 24 Stunden Diät): Ein interessanter Effekt tritt auf: In einer Menschenmenge wird meine Aufmerksamkeit durch einen kauenden Mann angezogen. Ich nehme den Geruch von Essen sehr deutlich war. Meine MCH- und Orexinneurone verrichten ihren Job also ganz vernünftig: Meine Kognitionen sind nun auf das Essen gerichtet.

2. Tag abends (ca. 34 Stunden Diät): Jetzt ist der Hunger richtig da. Viele alltägliche Dinge assoziiere ich plötzlich mit Essen. Ich denke daran, dass dies mein dümmster Selbstversuch ist und ich ihn abbrechen sollte. Anschließend lache ich über diese Rationalisierung. Ich fühle mich müde und schlapp.

3. Tag morgens (nach ca. 42 Stunden Diät): Ich fühle mich sehr schlapp, kann nicht gut nachdenken. Einfache Dinge fallen mir schwer. Der Hunger des gestrigen Tages ist verschwunden.

3. Tag mittags (nach ca. 50 Stunden Diät): Mir ist übel und ich habe leichte Kopfschmerzen. Beim Denken an Essen nimmt die Übelkeit zu. Wahrscheinlich bin ich unterzuckert. Ich esse einen Apfel, schreibe diese Zeilen und freue mich, dass ich eine Erfahrung dazu gewonnen habe.

11.1 Hunger

Wir müssen ständig atmen. Schon kurze Momente ohne Sauerstoff können den Tod bedeuten. Erstaunlicherweise ist die Situation beim Kohlenhydrat *Glucose* (aus dem Griechischen: „süß") ähnlich. Schon wenige Minuten ohne Glucose führen zu Bewusstlosigkeit und Tod. Warum müssen wir dann nicht ständig essen? Der Grund liegt darin, dass wir bei einer Mahlzeit wesentlich mehr Nahrungsstoffe in uns aufnehmen als wir in diesem Augenblick brauchen. Der Rest wird als Energiereserve gespeichert und später genutzt. Ab und zu müssen wir aber unsere Speicher wieder auffüllen. Dann empfinden wir Hunger und denken darüber nach, was wir jetzt essen könnten und wie wir es bekommen (Suh et al., 2007). Für die Regulation der Nahrungsaufnahme müssen wir also mindestens zwei Fragen beantworten können: (1) Wie speichern wir die Energie aus der Nahrung? (2) Wie aktiviert die Reduktion unserer Energiereserven nahrungsbezogenes Verhalten?

Unser Gehirn braucht ständig Glucose

11.1.1 Die Energiereserven

In Abbildung 64 ist dargestellt, wie die Energie, die in der Nahrung steckt, in unserem Körper verwendet wird. Nachdem wir gegessen haben, gelangt die zerkleinerte Nahrung in den Magen und danach in den Darm. Dort werden mithilfe von Verdauungsenzymen die Kohlenhydrate, Fette und weitere Moleküle in kleinere Einheiten wie Glucose, Fette und Aminosäuren zerlegt. Die höhere Konzentration von Glucose im Blut (= Blutzucker) ist das Signal für die Erzeugung von *Insulin*, einem Peptidhormon, das in unserer Bauchspeicheldrüse (Pankreas) erzeugt wird. Ohne Insulin können Körperzellen keine Glucose aufnehmen. Auch das Gehirn hat einen sehr großen Glucosebedarf. Neurone haben aber das Privileg, ohne Hilfe von Insulin Glucose aufnehmen zu können. Die übrigen Nährstoffe wie Fette und Aminosäuren werden von den Körperzellen verwendet. Unser Gehirn verbraucht auch 50 % der uns zur Verfügung stehenden Glucose, obwohl es nur 2 % unseres Körpergewichtes ausmacht. Unser Gehirn ist ein sehr egoistischer Teil unseres Körpers (Fehm et al., 2006).

Herstellung und Wirkung von Insulin

Wenn wir eine richtige Mahlzeit zu uns nehmen, enthält diese immer viel mehr Nährstoffe, als unser Körper in diesem Augenblick braucht. Der Überschuss wird gespeichert. Wir besitzen kurz- und langfristige Speicherorte. Für die kurzfristige Speicherung wird Glucose mithilfe von Insulin in Glykogen verwandelt, einem Kohlenhydrat. Glykogen kann in der Leber und in den Muskeln gespeichert werden. Weitere Nährstoffe werden in Triglyceride umgewandelt und im Fettgewebe gespeichert, wo sich Fettzellen befinden, die eine enorme Fähigkeit besitzen, sich zu vergrößern. Wenn wir immer mehr essen als wir verbrauchen, vergrößern sich die langfristigen Reserven im Fettgewebe beständig: Wir werden dick.

Nahrungsreserven

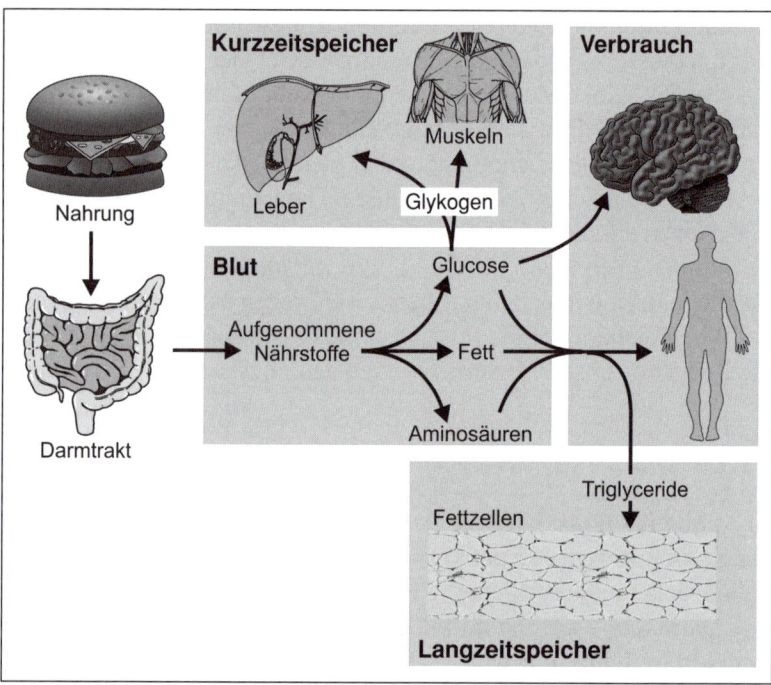

Abbildung 64: Darstellung der Energieverwendung aus der aufgenommenen Nahrung im Körper

Die Aufnahme von Nahrung führt uns Energiereserven zu, die wir sofort verbrauchen können. Überschüssige Energie füllt unsere Kurz- und Langzeitspeicher auf. Leber und Muskeln speichern kurzfristig Glucose als Glykogen ab. Fettzellen speichern langfristig Glucose, Fett und Aminosäuren als Triglyceride ab.

Glucagon als Gegenspieler von Insulin

Sobald der Verdauungstrakt wieder leer ist, fällt der Blutzuckerspiegel ab. Dies ist das Signal an die Bauchspeicheldrüse, die Produktion von Insulin einzustellen und stattdessen mit der Produktion von *Glucagon* (einem Peptidhormon) zu beginnen. Dies ist der Gegenspieler des Insulins. Es wandelt Glykogen in der Leber wieder in Glucose zurück und stellt somit dem Körper wieder Energie zur Verfügung (Taborsky, 2010). Diese Rückumwandlung beschert uns Energie für viele Stunden. Dies ist unser kurzfristiger Energiespeicher, den wir unserer Leber verdanken (vgl. Abb. 65). Wenn dieses Reservoir aufgebraucht ist, veranlasst die Anwesenheit von Glucagon und die erhöhte Aktivität des *sympathischen Nervensystems* unseren Körper, die langfristigen Nahrungsreserven anzugreifen. Jetzt werden die Reserven der Fettzellen freigegeben, in dem die Nahrungsreserven als Triglyceride abgespeichert waren. Inzwischen merken wir, dass wir zunehmend Hunger haben. Wenn wir jetzt

etwas essen, fängt das Spiel aus Blutzucker, dem Aufbau der Leber-
reserven und dem Auffüllen der Fettzellen von neuem an. Wenn wir
aber fasten, beziehen wir mehr und mehr unserer Energie aus den
Reserven der Fettzellen und werden zunehmend schlanker. Wenn
wir danach immer noch nichts essen, werden die Proteine der Mus-
kelzellen in Aminosäuren aufgespalten und genutzt. Ab jetzt wird
das Fasten zu einer Gefahr (Casiero & Frishman, 2006).

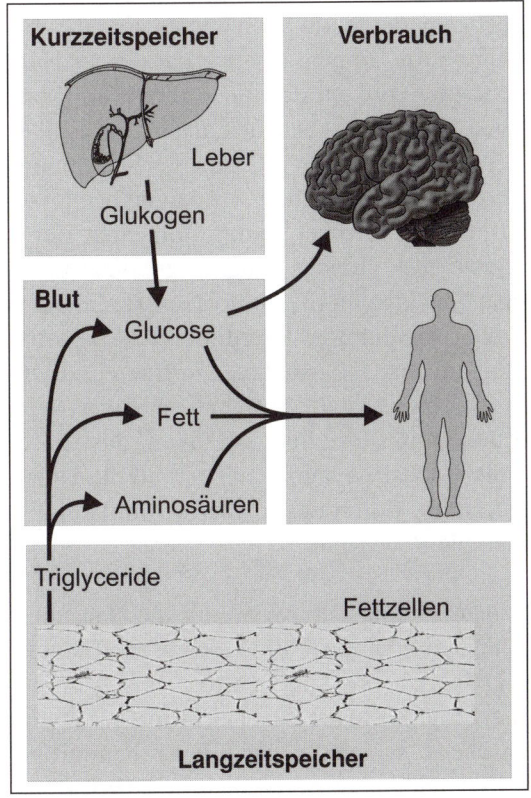

Abbildung 65:
Energieverwendung
aus dem Kurzzeit-
und Langzeitspeicher
des Körpers

Nachdem wir eine Mahlzeit zu uns genommen haben, wird diese verdaut und gespeichert.
In den darauffolgenden Stunden wird die in der Leber gespeicherte Energie wieder in
Glucose zurück umgewandelt und dem Gehirn sowie dem ganzen Körper zur Verfügung
gestellt. Wenn die Reserven der Leber nach einigen Stunden erschöpft sind, werden die als
Triglyceride angelegten Langzeitreserven aus den Fettzellen als Energiereserven genutzt.

11.1.2 Hunger und Nahrungsaufnahme

Im letzten Abschnitt wurde lapidar gesagt, dass wir während des
Absinkens unserer körpereigenen Nahrungsreserven Hunger bekommen. Doch was genau ist das kritische Signal, dass dieses Gefühl

auslöst? Wir werden im Folgenden sehen, dass es viele unterschiedliche Informationssysteme gibt. Ein besonders naheliegendes Signal ist das Absinken des Blutzuckerspiegels. Mehrere Areale in der Medulla oblongata besitzen Rezeptoren für Glucose und kontrollieren die Bewegungsabläufe der Nahrungsaufnahme. In diesem Bereich enden auch Fasern des Vagusnerven, der das Gehirn über den Abfall des Fettspiegels in der Leber und über die Aktivierung von Nährstoffrezeptoren im Magen und im Zwölffingerdarm informiert. Man kann bei Ratten, bei denen die Medulla oblongata vom darüber liegenden Gehirn getrennt wurde, zeigen, dass sie nach einer Hungerperiode mehr Zuckerwasser trinken, das ihnen direkt am Maul angeboten wird (Ritter et al., 2000). Das bedeutet, dass ein Absinken der Nahrungsreserven schon auf der unteren Ebene des Stammhirns registriert und mit einem Anstieg der Nahrungsaufnahme beantwortet wird. Allerdings sind die sensorischen und motorischen Kerne der Medulla auf sich alleine gestellt nicht in der Lage, ohne Informationen aus höher liegenden Arealen die komplexen Handlungen einer kompletten Nahrungsaufnahme zu koordinieren. Allein das Öffnen des Kühlschranks und das Herausnehmen, Öffnen und Verzehren eines Müsliriegels erfordert die Integration von so viel Vorwissen, Sinneseindrücken und Handlungssträngen, dass unser Hirnstamm das alleine nicht schaffen kann. Hierzu sind die Unterstützung und die Koordination durch das Vorderhirn notwendig. Davon wird im Folgenden die Rede sein.

Leptin   Eines der für das Vorderhirn wichtigsten Signale für die Nahrungsaufnahme wurde an genetisch übergewichtigen Mäusen entdeckt. Diese Tiere haben einen Defekt an ihrem ob-Gen (von *obesity* = Fettleibigkeit). Dieses Gen erzeugt normalerweise ein Protein namens *Leptin* (aus dem Griechischen: „schlank"). Wenn Fettzellen mit genügend Triglyceriden gefüllt sind, produzieren sie Leptin (Friedman, 2009). Dies signalisiert den Neuronen des Hypothalamus im Vorderhirn, dass keine weitere Nahrungsaufnahme notwendig ist. Bei den Mäusen mit dem defekten ob-Gen funktioniert die Leptinproduktion nicht mehr und sie haben wahrscheinlich ständig Hunger, da sie viel zu große Mengen fressen. Injiziert man diesen Tieren Leptin, reduzieren sie ihre Nahrungsmenge und werden wieder normalgewichtig. Wenn man eine Maus mit ob-Gendefekt mit dem Blutkreislauf einer normalen Maus vereint (operativ schafft man quasi siamesische Mäusezwillinge), nimmt die ob-Maus ab, da sie von dem Leptin der angekoppelten zweiten Maus versorgt wird (die Funktion von Leptin bei Menschen wird im folgenden Kasten dargestellt).

Leptin für die ganze Familie

Auch Menschen haben das ob-Gen; es sitzt auf Chromosom 7. Zuerst dachten Wissenschaftler, dass alle übergewichtigen Menschen zu wenig Leptin erzeugen und hofften, durch Leptin-Vergabe ein Allheilmittel gegen Übergewicht gefunden zu haben. Diese Hoffnung hat sich leider nur in ganz wenigen Ausnahmefällen erfüllt. Viele übergewichtige Menschen haben nicht zu *wenig* sondern zu *viel* Leptin im Blut. Das heißt, nicht so sehr die Produktion, sondern die Mechanismen der zentralnervösen Wirkung des Leptins sind gestört. Zu den seltenen Ausnahmen, in denen eine genetisch bedingte Leptin-Unterversorgung ausschlaggebend war, gehört ein Fall, bei dem eine ganze Familie betroffen ist (Licinio et al., 2004).

Drei Mitglieder einer türkischen Familie (ein Mann, zwei Frauen) hatten einen homozygoten Defekt ihres ob-Gens und konnten kein Leptin produzieren. Alle drei besaßen ein enormes Übergewicht. Der Body-Mass-Index (BMI) des Mannes (27 Jahre) lag bei $51,4\,kg/m^2$ (Normalwerte für Männer: 20 bis $25\,kg/m^2$) und das der Frauen (35 und 40 Jahre) bei 46,7 und $55,4\,kg/m^2$ (Normalwerte für Frauen: 19 bis $24\,kg/m^2$). Vor Beginn der Therapie wurden sie darauf hingewiesen, dass es keinerlei Einschränkungen ihres Essverhaltens durch die Wissenschaftler geben würde. Sie konnten weiterhin ihre üblichen Mahlzeiten zu sich nehmen. Die Therapie bestand aus einer abendlichen Vergabe von Leptin in einer Konzentration, die der Normalmenge für nicht übergewichtige Personen entsprach. Nach dem Beginn dieser Intervention nahmen alle drei Patienten schon nach zwei Wochen dramatisch ab, ohne Hunger zu verspüren. Sie aßen weiterhin was sie wollten, verspürten aber weniger Hunger und wurden durch den Gewichtsverlust beweglicher. Nach ca. 8 Monaten nahm ihre Nahrungsaufnahme wieder etwas zu. Da sie sich aber mittlerweile erheblich mehr bewegten, nahmen sie immer noch allmählich ab, bis sich ihr Gewicht nach etwas über einem Jahr auf Normalmaß eingependelt hatte. Nach 18 Monaten hatte sich ihr Körpergewicht um 44 bis 54 % reduziert (vgl. Abb. 66). Der größte Teil dieses Gewichtsverlustes war durch den Abbau der Fettreserven passiert. Alle drei waren erheblich gesünder und beweglicher. Beim männlichen Patienten hatten sich zudem die Testosteronwerte normalisiert und er hatte Geschlechtsbehaarung und normale Geschlechtsfunktionen erlangt.

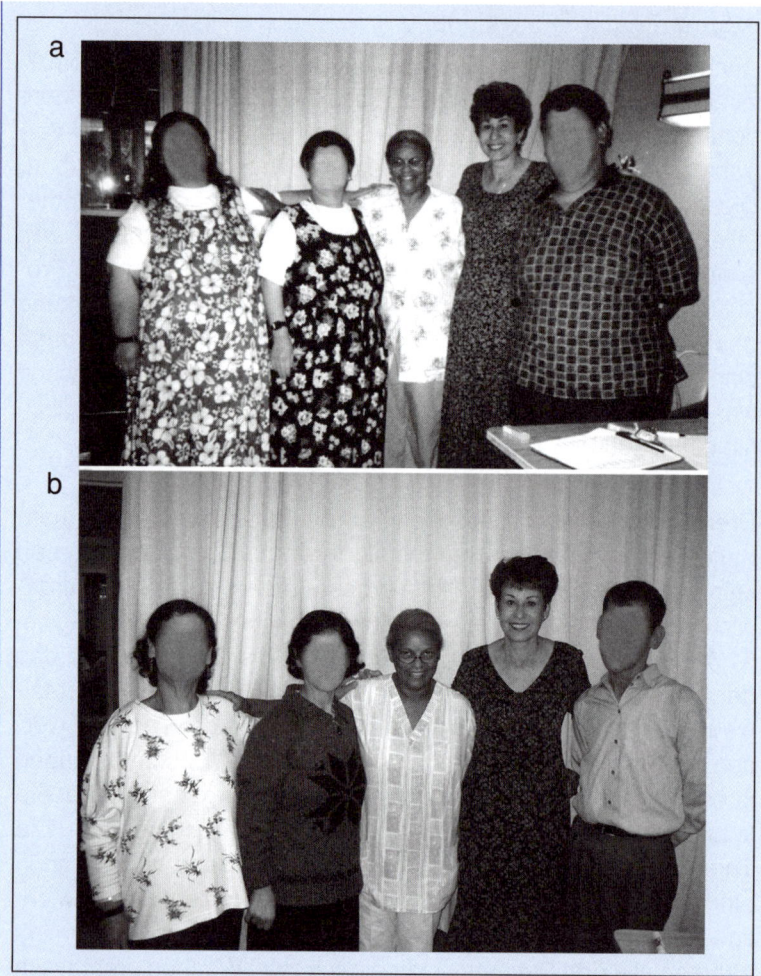

Abbildung 66: Die drei Patienten vor (a) und nach (b) der Leptin-Therapie. Zwischen den Bildern liegen 18 Monate. Die dritte und vierte Person von links sind zwei Kranken-schwestern, die im Forschungszentrum arbeiten (aus Licinio et al., 2004; © 2004 National Academy of Sciences, U.S.A.).

Hypothalamische Regulations-mechanismen

Das Sinken des Leptinspiegels signalisiert, dass die Fettzellen ein bisschen Nachschub gebrauchen könnten. Die Zellen des Nucleus arcuatus an der Basis des Hypothalamus besitzen Leptinrezeptoren und ein Absinken des Leptinspiegels führt in diesem Kern zur Aktivierung eines Neuronentyps, der sowohl Neuropeptid Y (NPY) als auch Agouti-related Peptid (AGRP) als Neurotransmitter verwendet (Nogueiras et al., 2010). Diese Zellen erkennen auch noch ein weiteres Hormon, nämlich *Ghrelin*. Ghrelin wird von unserem Magen freigesetzt, wenn er leer ist (Diéguez et al., 2010). Das Absinken von Leptin und der Anstieg von Ghrelin wirken somit gemeinsam auf das gleiche Ziel hin: die Aktivierung der NPY- und AGRP-Zellen des Nucleus arcuatus. Die Axone der NPY- und AGRP-Neurone terminieren in zwei benachbarten Arealen, dem Nucleus paraventricularis und dem lateralen Hypothalamus (vgl. Abb. 67). Im Nucleus paraventricularis hemmen die Fasern aus dem Nucleus arcuatus die Freisetzung von adrenocorticotropem Hormon (ACTH) und Thyroidea stimulierendem Hormon (TSH). Sowohl ACTH als auch TSH steigern den Stoffwechsel und erhöhen die Körpertemperatur (Valassi et al., 2008). Die Hemmung dieser Hormone lässt den Körper somit auf Sparflamme laufen und minimiert unnötigen Energieverbrauch, falls harte und hungrige Zeiten bevorstehen. Die Projektion der NPY- und AGRP-Zellen auf den lateralen Hypothalamus hat dagegen einen ganz anderen Effekt. Dort werden Neurone aktiviert, die ein Melanin-konzentrierendes Hormon (MCH) und Orexin (aus dem Griechischen: „Appetit") freisetzen (Beck, 2006). Die MCH- und Orexinzellen haben Axone, die in viele verschiedene Hirnregionen reichen. Ein Teil projiziert in den Cortex und stößt kognitive Prozesse an, die mit Nahrungssuche in Zusammenhang stehen. Ein anderer Teil projiziert in die Area ventralis tegmentalis (VTA) und aktiviert die Dopaminfreisetzung (vgl. Kapitel 10), wodurch wahrscheinlich die Erwartung von Belohnung durch die Nahrungsaufnahme entsteht. Wieder andere MCH- und Orexinaxone führen zu einer allgemeinen Aktivierung des Gehirns. Diese erhöhte Wachheit unterstützt die Nahrungssuche. Wieder eine andere Komponente moduliert das vegetative Nervensystem und vermindert die Stoffwechselrate. Somit geraten weite Teile des Gehirns unter den Einfluss des lateralen Hypothalamus und beschäftigen sich damit, wie man an die nächste Mahlzeit kommen könnte (Tsuneki et al., 2010).

In Abbildung 67 sind die Mechanismen, durch die Hunger entsteht, schematisch dargestellt. Meist fangen wir dann nach einer Weile an zu essen. Wie entsteht danach das Gefühl von Sattheit? Das soll im nächsten Abschnitt dargestellt werden.

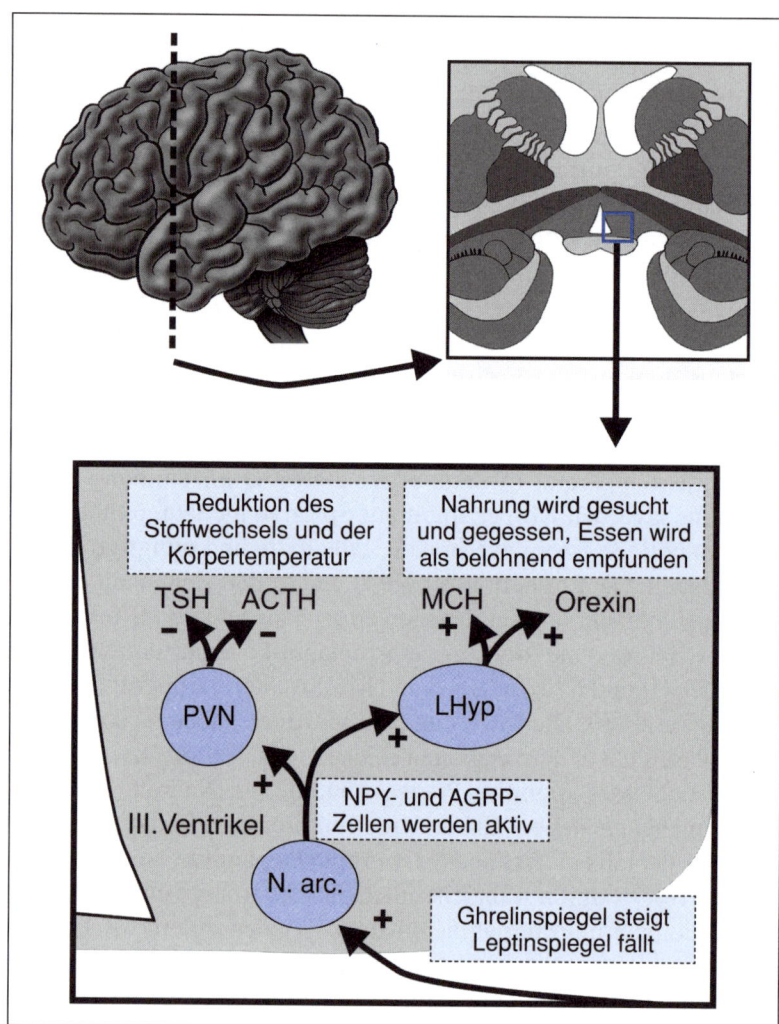

Abbildung 67: Schematische Darstellung der Prozesse, die zur Empfindung von Hunger führen

Der unten dargestellte Ausschnitt stellt einen Frontalschnitt entlang der gestrichelten Linie auf der links oben widergegebenen Lateralansicht des Gehirns dar. Von diesem Frontalschnitt ist rechts oben nur der ventrale Teil dargestellt. Das darin eingezeichnete kleine Rechteck entlang des dritten Ventrikels wurde unten stark vergrößert. Darin dargestellt sind die hypothalamischen Kerne Nucleus arcuatus (N. arc.), Nucleus paraventricularis (PVN) sowie der laterale Hypothalamus (LHyp), die alle seitlich des III. Ventrikels im Hypothalamus liegen. Ein Abfallen des Leptin- (Fettzellen greifen auf Triglycerid-Reserven zurück) und ein Anstieg des Ghrelinspiegels im Blut (Magen ist leer) aktiviert die Zellen des Nucleus arcuatus, die sowohl NPY als auch AGRP als Neurotransmitter freisetzen. Dadurch wird der PVN aktiviert, der wiederum die Freisetzung der Hormone TSH und ACTH hemmt. Dies führt zu einer Reduktion des Stoffwechsels und der Körpertemperatur. Gleichzeitig werden die MCH- und Orexinneurone des lateralen Hypothalamus aktiviert. Diese Zellen haben Projektionen in viele Hirnareale und bewirken, dass wir ans Essen denken, Nahrung suchen und konsumieren und alles, was mit Essen zu tun hat, als sehr belohnend empfinden.

11.1.3 Sättigung

Nach einer vollen Mahlzeit fühlen wir uns richtig satt. Aber wie entsteht dieses Gefühl? Und wie kommt es, dass wir (meist) rechtzeitig aufhören zu essen, obwohl die Nahrung noch gar nicht verdaut ist und somit die Bestandteile der Mahlzeit noch gar nicht die Hirnareale erreicht haben, die unser Hungergefühl ausgelöst hatten? Das wollen wir im Folgenden besprechen.

Beendigung der Nahrungsaufnahme

Der erste Faktor, der zur Beendigung einer Mahlzeit führt, ist unsere Erfahrung. Wenn Sie als Student während der ersten Semester Ihres Studiums diesen Text lesen, haben Sie wahrscheinlich einen Erfahrungsschatz von mindestens 20.000 kleinen und großen Mahlzeiten hinter sich. Sie haben also sehr häufig erfahren, wie stark das Sättigungsgefühl nach bestimmten Mahlzeiten war und wie lange es anhielt. Diese Erfahrung hat einen Einfluss darauf, wann wir aufhören zu essen.

Der zweite Faktor, der zur Beendigung der Mahrzeit führt, sind Signale aus dem Magen und dem sich daran anschließenden Zwölffingerdarm. Die Füllung dieser beiden Organe wird über Mechanorezeptoren wahrgenommen und über den Nervus vagus unserem Gehirn mitgeteilt (Gao et al., 2003). Zudem haben sowohl der Magen als auch der Zwölffingerdarm Nährstoffsensoren, die dem Gehirn die Anwesenheit von Glucose, Aminosäuren und Fetten mitteilen. Die Kombination aus einem gefüllten Magen-Darm-Trakt und dem Vorliegen bestimmter Nahrungsbestandteile wird von uns als wichtiges Sättigungssignal wahrgenommen.

Die Menge des Nahrungsbreis, der schrittweise vom Magen in den Zwölffingerdarm weitergegeben werden kann, wird durch ein Peptidhormon namens Cholecystokinin (CCK) gesteuert, welches von den Zellen des Zwölffingerdarm freigesetzt wird. Wenn Ratten CCK bekommen, hören sie auf zu essen. Offensichtlich ist CCK ein wichtiges Sättigungssignal. CCK kann allerdings die *Blut-Hirn-Schranke* nicht passieren und wirkt stattdessen auf Rezeptoren des Zwölffingerdarms, deren Erregung danach dem Gehirn durch den Nervus vagus übermittelt wird (Dockray, 2009). Da dieses Peptidhormon nicht in

Cholecystokinin

das Gehirn eindringen kann, wird CCK im Gehirn auch als gewöhnlicher Transmitter in vielen sensorischen Systemen verwendet, die gar nichts mit Nahrungsaufnahme zu tun haben.

Wenn der Verdauungstrakt sich füllt, steigt der Blutzuckerspiegel. Der daraufhin einsetzende Anstieg der Produktion von Insulin ist ein weiteres wichtiges Signal, mit der Nahrungsaufnahme aufzuhören. Wenn Mäuse keine Insulinrezeptoren im Gehirn besitzen, fehlt ihnen dieser Regulationsmechanismus und sie werden dick. Auch der Anstieg des Leptin- und der Abfall des Ghrelinspiegels sind wichtige Hinweise, mit dem Essen aufzuhören (Grill, 2010). Mit dem Anstieg des Leptin- und dem Abfall des Ghrelingehalts im Blut werden die NPY- und AGRP-Zellen des Nucleus arcuatus gehemmt. Dadurch entfällt auch die Aktivierung des lateralen Hypothalamus und somit die Freisetzung von MCH und Orexin.

Die Zellen des Nucleus arcuatus Bis hierhin hört sich der Mechanismus der Sättigung einfach wie die Umkehrung des Mechanismus des Hungers an. Dem ist aber nur zum Teil so. Eine Neuronengruppe im Nucleus arcuatus, die CART (Cocain- und Amphetamin-reguliertes Transkript) und α-MSH (α-Melanozyten-stimulierendes Hormon) als Transmitter verwendet, besitzt Rezeptoren für Leptin. Steigt der Leptinspiegel im Blut, kommt es zur Aktivierung der Leptinrezeptoren auf den CART- und α-MSH-Neuronen und der Appetit wird gehemmt. Die CART-Zellen sind übrigens auch der Grund, warum Kokainkonsum den Hunger dämpft. Die CART- und α-MSH-Neurone terminieren im Nucleus paraventricularis und steigern die Freisetzung von ACTH und TSH. Dadurch steigen der Stoffwechsel und die Körpertemperatur. Die CART- und α-MSH-Neurone terminieren auch im lateralen Hypothalamus und hemmen die MCH- und Orexinneurone (Meister, 2007).

Als Folge dieser Prozesse verbrauchen wir mehr Energie, bekommen ein rotes Gesicht und finden den Raum, in dem wir uns befinden, zu heiß. Außerdem denken wir jetzt weniger ans Essen, sondern hängen anderen Gedanken nach. Vielleicht ärgern wir uns sogar, warum wir gerade so viel gegessen haben.

11.2 Durst

Wir tragen den Urozean zwischen unseren Körperzellen Das Leben begann in Form einfacher einzelliger Organismen in den Urozeanen unseres Planeten. Der Austausch von Nahrungspartikeln und Ionen geschah damals einfach über die Zellmembran mit dem damaligen Meerwasser, welches weniger salzhaltig war als die heutigen Ozeane. Als sich vielzellige Organismen bildeten, klebten ihre Zellen nicht direkt aneinander, sondern ließen einen schmalen Spalt zwischen den Zellmembranen frei. Diesen Spalt nennen wir interstiziellen Raum. In diesen Raum drang nach wie vor das Meerwasser ein. Wir Menschen leben schon lange nicht mehr im Meer, aber unsere Vorfahren haben das salzhaltige Milieu des Urozeans als interstizielle Flüssigkeit mitgenommen. Ungefähr 25 % unserer Körperflüssigkeit befinden sich zwischen den Zellen und stehen in engem Austausch mit den intrazellulären Flüssigkeitsspeichern. Diese intrazelluläre Flüssigkeit macht ca. 67 % unserer Gesamtflüssigkeitsmenge aus. Der kleine Rest von ca. 8 % befindet sich in unserem Blut und der Cerebrospinalflüssigkeit. Wie wir im Folgenden sehen werden, besitzen wir zwei verschiedene Mechanismen, die uns über einen Flüssigkeitsverlust unseres Körpers unterrichten. Der eine überwacht den interstiziellen und intrazellulären Flüssigkeitsspiegel und wird osmometrisches System genannt. Der andere Mechanismus überwacht die Blutmenge und heißt volumetrisches System. Zu wenig Flüssigkeit in dem einen oder anderen System führt zu Durst. Dadurch werden wir motiviert zu trinken, um unseren Flüssigkeitsspiegel wieder zu heben.

11.2.1 Das osmometrische System

Mit jedem Atemzug atmen wir ein bisschen Wasser aus. Ununterbrochen verdampft Wasser an der Oberfläche unserer Haut. Ständig verlieren wir also Körperflüssigkeit. Wie im Kapitel 2 über die Funktionsmechanismen der Nervenzellen besprochen wurde, besteht die interstizielle und intrazelluläre Flüssigkeit nicht nur aus Wasser, sondern auch aus sehr vielen Ionen. Wenn wir durch Atmen oder Schwitzen Wasser verlieren, steigt die Konzentration der Ionen. Das gleiche passiert, wenn wir eine salzhaltige Mahlzeit zu uns nehmen. Dann führen wir von außen Salz zu, das dann in Ionen aufgespalten wird und die Ionenkonzentration unserer interstiziellen Flüssigkeit erhöht. Ein Teil dieser Ionen wird zusammen mit Wasser ausgeschieden. Das führt zu einem weiteren Verlust von Wasser und erhöht den relativen Anteil der Ionen noch weiter. In all diesen Fällen steigt die Konzentration der Ionen in der interstiziellen Flüssigkeit. Da diese unsere Körperzellen umfließt, entsteht ein osmotischer Druck, der den Körperzellen Wasser entzieht. Das führt dazu, dass die Zellen schrumpfen, ähnlich einem Luftballon, aus dem man ein

Wasserverlust erhöht die Ionenkonzentration

wenig Luft herauslässt. In einigen Regionen unseres Gehirns besitzen wir Neurone, die in der Lage sind, das Schrumpfen der Zellmembran zu detektieren. Sie bilden das osmometrische System, mit der wir die Veränderung der Konzentration der interstiziellen Flüssigkeit detektieren. Die wichtigsten Elemente des osmometrischen Systems sind zwei winzige, unscheinbare Kerne an der Vorderwand des III. Ventrikels, das Organum vasculosum der Lamina terminalis (OVLT) und das Subfornikalorgan (vgl. Abb. 68).

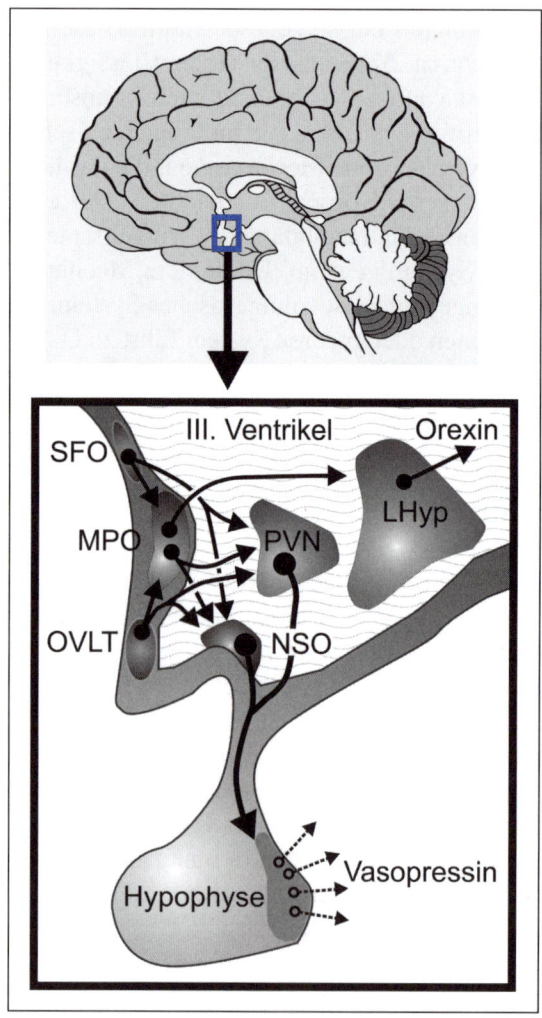

Abbildung 68:
Schematische Darstellung des anterioren Hypothalamus

Das hellgraue Wellenmuster deutet den III. Ventrikel an. Links liegen in der vorderen Begrenzung des III. Ventrikels zwei Circumventriculärorgane, nämlich das Subfornikalorgan (SFO) und das Organum vasculosum der Lamina terminalis (OVLT). Sie projizieren beide zum medialen präoptischen Nucleus (MPO). SFO, OVLT und MPO haben

Projektionen zum paraventrikulären Nucleus (PVN) und zum Nucleus supraoptikus (NSO). Beide produzieren Vasopressin und können es vom posterioren Ende der Hypophyse freisetzen. Der MPO hat auch Terminalien im lateralen Hypothalamus (LHyp), wo Neurone aktiviert werden können, die Orexin als Transmitter verwenden.

OVLT und Subfornikalorgan sind in jeder Hinsicht ungewöhnliche Strukturen. Sie sind zwei der sechs *circumventrikulären Organe* unseres Gehirns. Diese Organe sind unpaarige Nuklei, die entlang der Medianebene des Gehirns direkt am Ventrikel liegen (Duvernoy & Risold, 2007). In ihnen ist die Blut-Hirn-Schranke aufgehoben. Das heißt, alle im Blut gelösten Stoffe können die Neurone der circumventrikulären Organe direkt beeinflussen. Stattdessen besitzen diese Nuklei eine Ventrikel-Hirn-Schranke, sodass die in der Ventrikelflüssigkeit gelösten Hormone und Transmitter nicht direkt die Zellen der circumventrikulären Organe beeinflussen können. Zusätzlich besitzen OVLT und Subfornikalorgan spezielle Rezeptoren für die Osmolarität der interstiziellen Flüssigkeit. Schon eine Veränderung von 1 % der Osmolarität unserer Körperflüssigkeit reicht aus, um die Neurone von OVLT und Subfornikalorgan massiv zu aktivieren, und eine Kaskade von Vorgängen anzustoßen, an deren Ende wir uns nach etwas zu Trinken umsehen (McKinley & Johnson, 2004).

Circumventrikuläre Organe

Sowohl das OVLT als auch das Subfornikalorgan besitzen Axone, die zum medialen präoptischen Nucleus führen. Dieser Kern besitzt eine Vielzahl von Projektionen zu unterschiedlichsten Systemen (McKinley et al., 1992). Eine davon führt zum lateralen Hypothalamus, wo eine Aktivierung des medialen präoptischen Nucleus zur Erregung der Orexinneurone führt. Diese Zellen haben wir schon im Kapitel 11.1.2 kennengelernt. Dort wurde erläutert, dass die Orexinzellen mit ihren corticalen Projektionen kognitive Prozesse der Nahrungsaufnahme anstoßen. Bezüglich der Durstregulation ist die Rolle der Orexinneurone noch nicht sehr gut untersucht, aber wahrscheinlich führt die Aktivierung der Orexinzellen durch den medialen präoptischen Nucleus analog dazu, dass wir uns aktiv nach etwas zu Trinken umschauen.

Der mediale präoptische Nucleus

Das Subfornikalorgan, der mediale präoptische Nucleus und das OVLT projizieren ferner zum Nucleus paraventricularis und zum Nucleus supraopticus. Beide Strukturen produzieren *Vasopressin* und transportieren es mit ihren Axone in den hinteren Teil der Hypophyse (Wang et al., 1997). Von dort wird es freigesetzt, wenn der paraventrikuläre oder der supraopische Nucleus aktiviert wer-

Vasopressin

den. Vasopressin verändert die Filtereigenschaften der Niere und bewirkt, dass vermehrt Wasser aus dem Harn zurückgewonnen wird. Dadurch verdickt sich der Urin und weniger Wasser geht verloren.

11.2.2 Das volumetrische System

Durst durch Blutverlust

Wenn wir durch eine Verletzung Blut verlieren, verändern sich plötzlich sehr viele Dinge in unserem Körper. Zuerst einmal sinkt der Blutdruck, da sich ja weniger Flüssigkeit in unserem Gefäßsystem befindet. In den Vorhöfen unseres Herzens sitzen spezielle Dehnungssensoren, die Barorezeptoren genannt werden. Sie registrieren die Erhöhung des Innendrucks im Herz während der Kontraktion. Wenn das Blutvolumen abnimmt, ist dieser Druck während der Kontraktion reduziert. Die Barorezeptoren schlagen dann Alarm und senden ihre Signale durch den Nervus vagus zum Nucleus solitarius der Medulla oblongata. Der Nucleus solitarius integriert viele Signale aus den Eingeweiden und hat Projektionen in weite Teile unseres Gehirns. Ein Teil dieser Projektionen führt zu verschiedenen Kernen der präoptischen Region, die wiederum zum lateralen Hypothalamus projizieren. Somit können die für das osmometrische System dargestellten Mechanismen auch vom volumetrischen System genutzt werden. Das heißt, es kommt zu einer Verdickung des Urins und zu einer aktiven Suche nach Wasser zum Trinken. Der Nucleus solitarius hat aber auch direkte Projektionen zum limbischen Anteil des präfrontalen Cortex und kann somit in die Prozesse der längerfristigen Handlungsplanung eingreifen (Berntson et al., 2003).

Angiotensin II

Bei einem Blutverlust fließt auch weniger Blut durch die Nieren. Dies wird durch Sensoren registriert, die die Blutflussmenge messen. Daraufhin setzt die Niere das Enzym Renin frei. Dieses gelangt ins Blut und katalysiert dort die Umwandlung des Proteins Angiotensinogen in Angiotensin. Dieses wird dann zu *Angiotensin II* weiter umgewandelt. Dieses Peptidhormon hat vielfältige Funktionen und bewirkt u. a. die Freisetzung von Vasopressin. Da Angiotensin II nicht die Blut-Hirn-Schranke überwinden kann, ist es in seiner neuralen Wirkung auf die circumventriculären Organe angewiesen. Die Zellen des Subfornikalorgans besitzen Rezeptoren für Angiotensin II und können dieses Hormon direkt aus dem Blut aufnehmen. Dadurch kann Angiotensin II über die in Kapitel 11.2.1 beschriebenen Mechanismen ein Durstgefühl auslösen und die aktive Suche nach Trinkbarem initiieren (Vieira et al., 2010). Diese Zusammenhänge sind zusammenfassend in Abbildung 69 wiedergegeben.

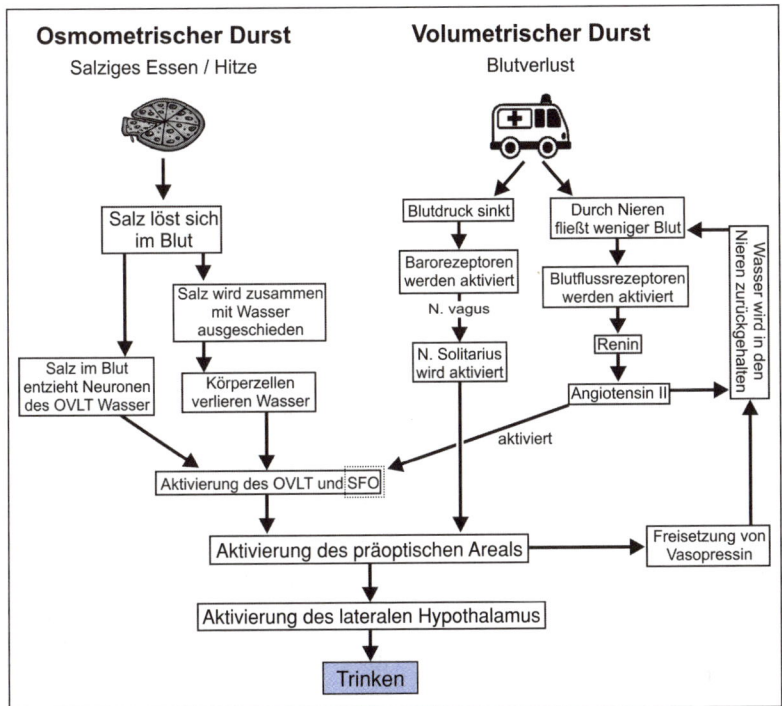

Abbildung 69: Darstellung der Mechanismen, mit denen osmometrischer bzw. volumetrischer Durst ausgelöst wird

Osmometrischer Durst entsteht durch eine Veränderung des osmotischen Drucks im interstiziellen Flüssigkeitsreservoir. Dies kann eine Folge salzigen Essens sein (hier Dargestellt durch eine Pizza) oder durch Flüssigkeitsverlust in Folge von Schwitzen. Volumetrischer Durst entsteht durch Blutverlust. OVLT = Organum vasculosum der Lamina terminalis, SFO = Subfornikalorgan.

Zusammenfassung

Die Nahrung, die wir zu uns nehmen, wird in einem Kurzzeit- und einem Langzeitspeicher gespeichert. Der Kurzzeitspeicher kann Kohlenhydrate in der Leber und den Muskeln speichern. Im Langzeitspeicher werden Triglyceride in den Fettzellen gespeichert. Wenn die Fettzellen gut gefüllt sind, produzieren sie das Hormon Leptin, das als Sättigungssignal dient. Wenn der Leptinspiegel sinkt, bekommen wir Hunger. Dann werden hypothalamische Kerne aktiviert, die uns zur Nahrungssuche veranlassen. Ferner wird der Energieverbrauch des Körpers gedrosselt. Bekommen wir danach etwas zu essen, erhöhen wir unseren Energieverbrauch. Die Dehnung des Magens und eine Vielzahl weiterer Sättigungsfaktoren führen dann dazu, dass wir die Mahlzeit beenden.

Es gibt zwei Arten von Durst, osmometrischen und volumetrischen. Osmometrischer Durst entsteht durch einen Flüssigkeitsverlust des interstiziellen Wasserspeichers oder eine Zunahme von Ionen in diesem Speicher. Dies wird von zwei circumventriculären Organen detektiert, dem OVLT (Organum vasculosum der Lamina terminalis) und dem Subfornikalorgan. Beide veranlassen indirekt die Freisetzung von Vasopressin aus der Hypophyse. Vasopressin verändert die Filtereigenschaften der Niere und bewirkt die Erzeugung von konzentrierterem Urin, sodass Wasser gespart wird. Gleichzeitig aktivieren OVLT und Subfornikalorgan indirekt Orexinzellen im lateralen Hypothalamus, die eine Suche nach Trinkbarem initiieren. Volumetrischer Durst entsteht durch Blutverlust. Dies führt zu einer Aktivierung von Druckrezeptoren in den Vorhöfen des Herzen und somit zu einer Erregung der Zellen des Nucleus solitarius. Blutverlust hat auch die Freisetzung des Hormons Renin aus der Niere zur Folge, die nach einem Zwischenschritt in Angiotensin II umgewandelt wird, welches das Subfornikalorgan aktiviert. Sowohl die Aktivierung des Nucleus solitarius, als auch die des Subfornikalorgans haben die gleichen Folgen wie der osmometrische Durst.

Fragen

1. Wie speichern wir die Energie aus der Nahrung?
2. Wie aktiviert die Reduktion unserer Energiereserven nahrungsbezogenes Verhalten?
3. Welche Rolle spielen die Hormone Leptin und Ghrelin bei der Regulation des Essverhaltens?
4. Wie wirkt Vasopressin und welche Prozesse führen zu seiner Freisetzung?
5. a) Was unterscheidet osmometrischen von volumetrischem Durst?

   b) Wie erzeugen diese beiden Durstarten Trinkverhalten?

6. a) Welche besonderen Eigenschaften weisen circumventriculäre Organe auf?
   b) Wieso ist diese Eigenschaft für die Wirkung von Angiotensin II bedeutsam?

Lösungshinweise finden Sie unter
www.hogrefe.de/buecher/lehrbuecher/psychlehrbuchplus.

Kapitel 12
Geschlecht

Inhaltsübersicht

12.1   Das genetische Geschlecht   260
12.2   Das biologische Geschlecht   263
12.3   Das kognitive Geschlecht   270

Zusammenfassung   275
Fragen   276

Im Sommer 1965 wurden in Winnipeg (Kanada) die Zwillinge Bruce und Brian Reimer geboren. Da eine Vorhautverengung den Babys Schwierigkeiten beim Urinieren bereitete, sollten sie mit 8 Monaten beschnitten werden. Leider kam es dabei zur Katastrophe: Der Penis von Bruce wurde so stark verbrannt, dass eine plastisch-chirurgische Rekonstruktion mit den damaligen Techniken nicht möglich war. Die verzweifelten Eltern sahen einige Monate später eine Fernsehsendung mit dem Wissenschaftler Dr. John Money von der Johns Hopkins Universität, der erklärte, dass das Geschlecht eines Menschen ausschließlich durch Erziehungs- und Kulturmechanismen geformt wird und daher bis zum 3. Lebensjahr verändert werden kann. Die Reimers konsultierten Dr. Money und er riet ihnen, Bruce als Mädchen aufzuziehen, die Hoden entfernen und aus dem verstümmelten Penis die äußeren weiblichen Geschlechtsorgane formen zu lassen. Sie folgten seinem Rat und hatten nun neben ihrem Sohn Brian eine Tochter namens Brenda.

Für Dr. Money war Brenda der Triumph seiner Theorie, dass biologische Faktoren bei der Entwicklung der Geschlechtsidentität keine Rolle spielen. Jährlich untersuchte er Brenda und publizierte, dass sie gerne mit Puppen spielen und sich sehr für ihre Kleider interessieren würde. In der Familie Reimer verliefen die Dinge leider nicht so gut. Brenda fühlte sich als Junge, raufte viel, kletterte sehr gerne und hasste Puppen. Die meisten Kinder mieden sie und nannten sie „Es". Einmal sah sie zu, wie ihr Vater sich rasierte und ihre Mutter Make-up auftrug. Sie wollte Rasierschaum und sich rasieren. Als ihre Eltern intervenierten, wurde sie extrem aggressiv. Zunehmend wehrte sich Brenda gegen die jährlichen Besuche bei Dr. Money. Er wollte sie überreden, für das Brustwachstum Hormonpräparate zu nehmen und sich einer Operation zu unterziehen, damit Geschlechtsverkehr möglich wurde. Im Alter von 13 drohte Brenda mit Selbstmord, wenn die Eltern sie weiterhin zwingen würden, Dr. Money aufzusuchen. Mit 14 beschloss sie, ein Junge zu werden. Da brach ihr Vater das Schweigen und erzählte ihr die ganze Wahrheit.

Auf einmal machte für Brenda alles Sinn. Sie schnitt sich die Haare, kaufte neue Kleider, ließ ihren Penis rekonstruieren und nannte sich David. Mit 25 heirate er Jane, die aus früheren Beziehungen drei Kinder hatte und gründete eine Familie. Währenddessen erfuhr Dr. Milton Diamond, ein früherer Kollege von Dr. John Money vom Schicksal von Brenda/David. Er besuchte ihn, erklärte ihm, dass Dr. Money in den Medien immer noch sein Schicksal als Beweis seiner Theorie anführte und bat ihn um Erlaubnis, die wahre Geschichte von David Reimer unter Pseudonym veröffentlichen zu dürfen. Diese Publikation (Diamond & Sigmundson, 1997) beschrieb im Detail das Scheitern des Versuchs, das biologische Geschlecht von David durch Erziehung zu verändern. Dr. Money hat diese Erkenntnis nie akzeptiert.

Als die Ehe mit Jane scheiterte, erschoss sich David Reimer am 4. Mai 2004 auf dem Parkplatz eines Supermarktes. Er wurde 38 Jahre alt.

Die Worte „Gender" und „Geschlecht" werden häufig als austauschbare Begriffe verwendet, obwohl sie es nicht sind. *Gender* stammt aus dem Englischen und hat sich auch im deutschsprachigen Raum etabliert. Es bezeichnet den soziokulturellen Aspekt der weiblichen oder der männlichen Existenz. Wenn vom Selbstbild einer Person, ihrem geschlechtstypischen Rollenverhalten oder von der gesellschaftlichen Dimension des Weiblichen oder Männlichen die Rede ist, sollte man von Gender sprechen. Mit der Etablierung des Gender-Begriffs wurde das deutsche Wort *Geschlecht* dem Englischen Wort *Sex* ähnlicher und bezeichnet mittlerweile primär den biologischen Ursprung und die hormonelle bzw. neurobiologische Ausprägung von männlichen und weiblichen Merkmalen. In diesem Sinn sind Gender und Geschlecht keine Gegensätze, sondern ein selbstverständliches Merkmal des Menschen, der in all seinen Facetten an der Schnittstelle zwischen Kultur und Biologie verortet ist.

Gender und Geschlecht

In einem Lehrbuch zur Biologischen Psychologie wird es Sie nicht verwundern, dass im Sinne der obigen Definition hauptsächlich vom Geschlecht des Menschen und seinem *sexualdimorphen* Hirn die Rede sein wird. Sie werden entsprechend im Folgenden Erkenntnisse über das genetische, das neurobiologische und das neurokognitive Geschlecht des Menschen lesen. Wenn Sie danach der Meinung sind, dass primär die biologischen Mechanismen über die Identität des Menschen entscheiden, irren Sie sich genauso, wie die Psychologen der 70er bis 90er Jahre des letzten Jahrhunderts sich irrten, als sie darauf beharrten, dass es ausschließlich oder zumindest primär die Gesellschaft ist, die einen Menschen zur Frau oder zum Mann werden lässt. Die Wahrheit liegt in einer unentwirrbaren Verflechtung von Biologie und Kultur. Geschlechtsunterschiede des Denkens und Handelns sind das Resultat der Interaktion biologischer und sozialer

Interaktion von biologischen und sozialen Faktoren

Faktoren (Hausmann et al., 2009; Wolf et al., 2010). Wir werden zu 99 % durch biologische, und zu 99 % durch kulturelle Faktoren zu dem Menschen, der wir sind.

12.1 Das genetische Geschlecht

Chromosomen

Menschen besitzen 46 Chromosomen, von denen die eine Hälfte von der Mutter und die andere Hälfte vom Vater stammt. Von den 23 Chromosomenpaaren sehen die jeweils zwei Chromosomen der ersten 22 Paare genau gleich aus (vgl. Abb. 70). Man nennt sie daher Autosomen (übereinstimmend), und wir erben jeweils einen Teil eines Chromosomenpaares von unserer Mutter und einen von unserem Vater. Das 23. Chromomenpaar sind die Geschlechtschromosomen. Man nennt sie Gonosomen und sie sind bei Männern und Frauen verschieden. Männer erben von ihrer Mutter ein großes X-Chromosom mit ca. 1.500 Genen und von ihrem Vater ein kleines Y-Chromosom mit etwas über 50 Genen. Frauen erben sowohl von ihrer Mutter als auch von ihrem Vater je ein X-Chromosom (vgl. Abb. 70). Der Besitz eines XX-Chromosompaares definiert also ein genetisch weibliches Geschlecht, während der Besitz von XY-Chromosomen ein genetisch männliches Geschlecht definiert. Bei Frauen wird eines der X-Chromosomen abgeschaltet. Je nachdem, ob das mütterliche oder das väterliche X-Chromosom aktiv bleibt, bilden sich entsprechend von der Mutter bzw. vom Vater geerbte Eigenschaften aus. Außerdem können einzelne mütterlicherseits oder väterlicherseits geerbte Gene, die das Gehirn organisieren an- oder abgeschaltet werden, sodass sich für einzelne Funktionen nur die genetische Disposition eines der Eltern durchsetzt (Gregg et al., 2010). Man geht davon aus, dass zudem die *Genexpression* von ca. 75 % der Gene Geschlechtsunterschiede zeigt. Das heißt, einige Gene sind bei Männern, andere bei Frauen stärker aktiv.

SRY-Gen

Das wichtigste Gen auf dem Y-Chromosom ist das SRY-Gen (sex-determining region of the Y-chromosome). Sobald das SRY-Gen in der 6. Schwangerschaftswoche aktiviert wird, kodiert es ein Protein mit dem Namen TDF (testis-determining-factor = Hoden-determinierender Faktor). Bei einem normalen Embryo stellt die Anwesenheit des TDF-Proteins die Weiche zur Entwicklung eines Mannes. Ohne TDF wird es eine Frau. Wird das SRY-Gen künstlich in das Genom eines weiblichen Mausfötus implantiert, entwickelt sich ein Männchen (Kashimada & Koopman, 2010). Dieses Männchen ist

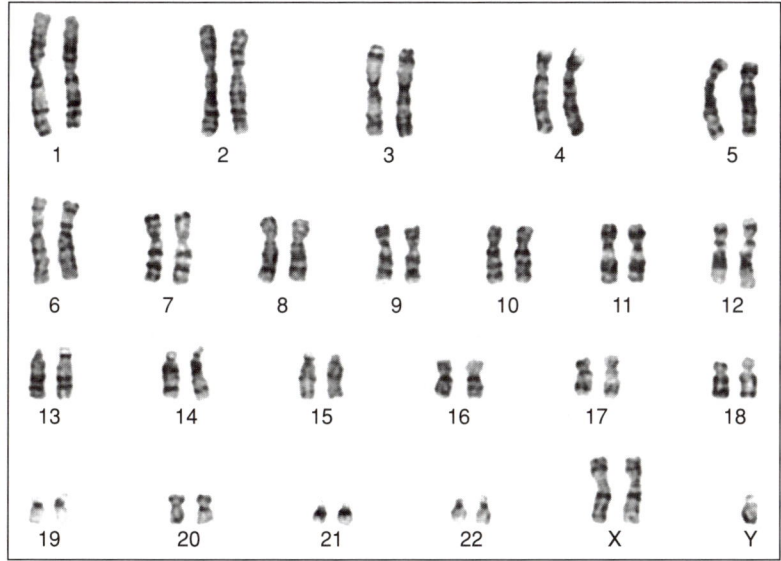

Abbildung 70: Die menschlichen Chromosomenpaare

Die Paare 1 bis 22 sind nach absteigender Größe geordnet. Das 23. Paar ist bei Männern und Frauen verschieden. Dargestellt ist ein weiblicher Chromosomensatz (XX), zur Veranschaulichung wurde ein Y-Chromosom ergänzt.

aber nicht gänzlich normal, da ihm einige Gene für die Produktion von Spermien fehlen, die auf dem Y-Chromosom zu finden sind. Manchmal (wenn auch sehr selten) passiert es auch, dass bei der Zellteilung von Geschlechtszellen das SRY-Gen auf dem X-Chromosom landet. Wenn dann dieses SRY-Gen-beherbergende X-Chromosom vererbt wird, entsteht ein männliches Lebewesen mit weiblichen XX-Chromosomen. Wie es sein kann, dass sich ein genetisch männlich angelegtes Lebewesen nahezu vollständig in ein weibliches (mit XY-Chromosomen) verändern kann, wird in Kapitel 12.2 genau beschrieben. Kurz gesagt liegt dies daran, dass sowohl männliche als auch weibliche genetische Baupläne im gesamten Genom angelegt sind. Das heißt, die genetische Ausstattung eines Mannes ist nur zum kleinsten Teil auf dem Y-Chromosom kodiert. Der überwiegende Anteil findet sich auf verschiedensten Genen der ersten 22 Chromosomenpaare sowie dem X-Chromosom. Manche Merkmale befinden sich aber nur auf dem X-Chromosom. Da Frauen normalerweise zwei X-Chromosomen, Männer aber nur eines haben, gibt es vererbbare Eigenschaften, die sich bei Männern und Frauen unterschiedlich ausprägen. Die Rot-Grün-Schwäche ist eine davon.

Geschlechtsgebundene Vererbung der Rot-Grün-Schwäche

Ein Beispiel für geschlechtsgebundene menschliche Vererbungs-
mechanismen ist die Rot-Grün-Schwäche. Sie betrifft ca. 8 % der
Männer und äußert sich in einer verringerten Fähigkeit, zwischen
Rot und Grün zu unterscheiden. Das menschliche Farbwahrneh-
mungssystem ist trichromatisch, d. h. es basiert auf der relativen
Aktivierung unserer drei retinalen Farbpigmente für Blau, Grün
und Rot. Alle anderen Farben werden durch eine gemischte Aktivierung dieser drei Farbpigmente erzeugt. Das Gen für die Erzeugung des Blaupigments sitzt auf dem 7. Chromosom; diejenigen
für Rot und Grün auf dem X-Chromosom. Bei ca. 6 % der Männer
ist die Sensitivität des Rot- bzw. Grün-Rezeptors so ungünstig
verschoben, dass Rot und Grün kaum noch auseinandergehalten
werden können. Bei 2 % fehlt der Rezeptor für Rot oder Grün
gänzlich. Diese insgesamt 8 % der Männer sehen Farben anders
als die Mehrheit der Menschen und haben Probleme, bestimmte
Farben auseinanderzuhalten. Testen Sie sich einfach einmal auf
einer der vielen Testseiten für Rot-Grün-Schwäche im Internet, um
herauszubekommen, ob Sie zu diesen 8 % gehören. Die für die
Farbfehlsichtigkeit verantwortlichen *Allele* sind rezessiv, kommen

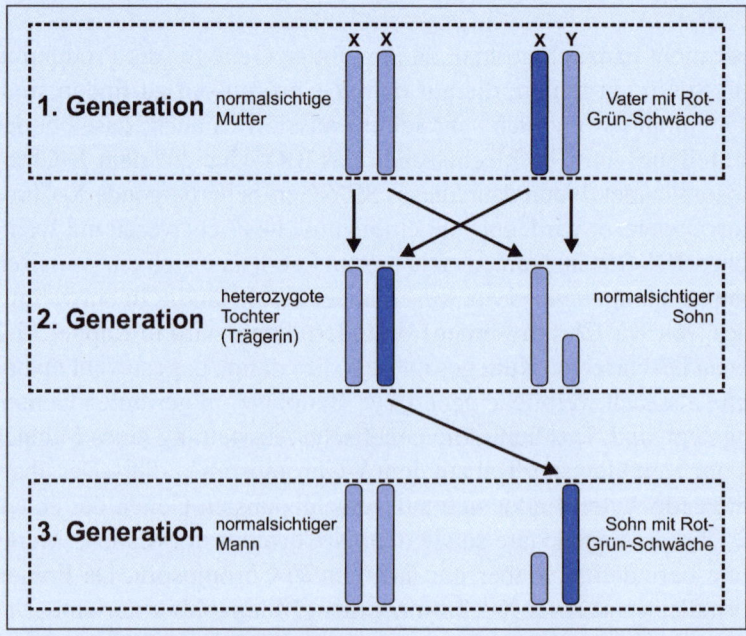

Abbildung 71: Vererbung der Rot-Grün-Schwäche über drei Genera-
tionen hinweg

also nur zum Ausdruck, wenn sie auf beiden Chromomen *homozygot* vorliegen. Nun sitzt das Gen für die Justierung der Farbrezeptoren im Rot-Grün-Bereich, aber auf dem X-Chromosom und dieser Abschnitt fehlt auf dem Y-Chromosom. Dadurch haben Männer nur ein einziges Allel für dieses Gen (sie haben es von ihrer Mutter geerbt), während Frauen eine Kopie sowohl von ihrem Vater als auch ihrer Mutter besitzen. Ist eines dieser Allele fehlerhaft, können Frauen es durch das gesunde Allel auf dem anderen X-Chromosom kompensieren. Männer haben kein zweites X-Chromosom als Reserve und so kommt dieses Defizit bei ihnen mit größerer Wahrscheinlichkeit zum Ausdruck. Somit wird Farbfehlsichtigkeit von den Müttern vererbt, betrifft aber primär Männer. Diese geben dann das fehlerhafte X-Chromosom an ihre Töchter weiter, die es dann eventuell an ihren Sohn weitervererben. Dadurch überspringt die Farbfehlsichtigkeit immer eine Generation (vgl. Abb. 71). Nur 0,8 % der Frauen haben eine Rot-Grün-Schwäche. Diese tritt auf, wenn beide X-Chromosomen betroffen sind.

12.2 Das biologische Geschlecht

Bis zur 6. Schwangerschaftswoche sind männliche und weibliche Föten identisch und besitzen Gonaden, die sich entweder in Hoden oder Ovarien entwickeln können. Im Unterleib des Embryos gibt es zudem zwei embryonale Anlagen, den Müller'schen und den Wolff'schen Gang, die das Potenzial haben, sich jeweils in weibliche oder männliche Geschlechtsorgane zu verwandeln. Wenn es sich um einen normalen XX-Embryo handelt, werden aus dem Müller'schen Gang ab dem 3. Schwangerschaftsmonat die Vorläufer der weiblichen inneren Geschlechtsorgane (Eileiter, Uterus, Schleimhautfransen am Übergang vom Eierstock zum Eileiter sowie der innere Teil der Vagina). Gleichzeitig löst sich der Wolff'sche Gang auf, der sich ansonsten zu den Nebenhoden, dem Samenleiter und der Bläschendrüse eines Mannes entwickelt hätte. In der Abwesenheit sowohl männlicher als auch weiblicher Sexualhormone entwickeln sich die äußeren Geschlechtsorgane in die weibliche Form um und bilden die Schamlippen, die Klitoris und den äußeren Teil der Vagina. Zusammengefasst ist die weibliche Form quasi der Normalfall der embryonalen Entwicklung. Dieser Weg wird eingeschlagen, wenn „nichts passiert".

Entstehung des weiblichen biologischen Geschlechts

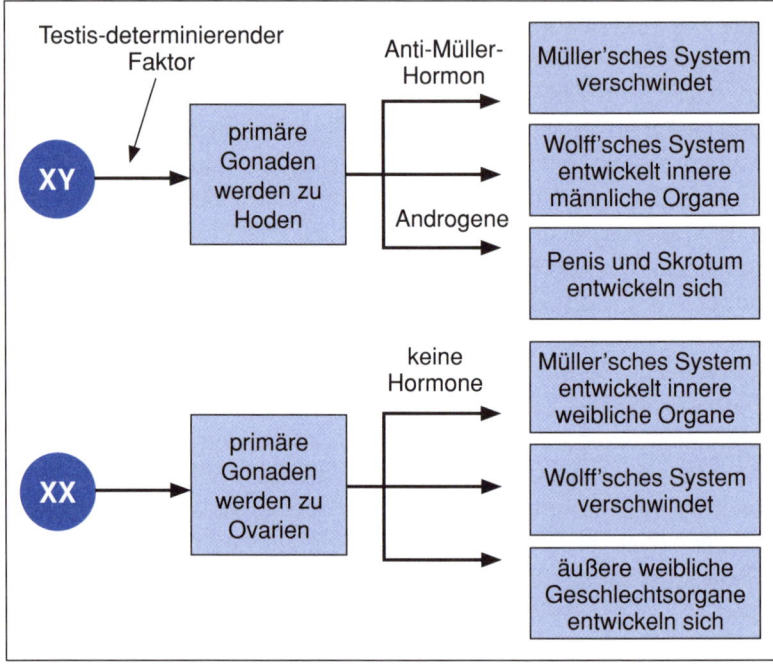

Abbildung 72: Die Sequenz der Ereignisse, die zur Ausbildung eines männlichen (oben) bzw. weiblichen Embryos führen (unten)

Entstehung des männlichen biologischen Geschlechts

Wenn es sich um einen XY-Embryo handelt, wird in der 6. Schwangerschaftswoche das SRY-Gen aktiviert, welches das Protein TDF erzeugt (Sekido, 2010). TDF wandelt die undifferenzierten Gonaden des Embryos zu Hoden um (vgl. Abb. 72). Die Hoden fangen nun an, zwei Hormone zu erzeugen. Das eine ist das Anti-Müller-Hormon und es dient dazu, den Müller'schen Gang aufzulösen. Es hat somit eine *defeminisierende* Wirkung. Damit verschwinden sämtliche Anlagen für die inneren weiblichen Geschlechtsorgane. Die Hoden erzeugen außerdem *Androgene*, von denen das wichtigste das Testosteron ist. Die Freisetzung des Anti-Müller-Hormons sowie der Androgene wandelt den Embryo ab dem 3. Monat in seine männliche Form um. Der Wolff'sche Gang besitzt Androgenrezeptoren, an die die Androgene binden können. Die Aktivierung dieser Rezeptoren hält den Wolff'schen Gang am Leben und wandelt ihn in die inneren Anteile der männlichen Geschlechtsorgane um. Aus Testosteron wird zum Teil ein zweites Androgen gebildet, das Dihydrotestosteron. Dieses Hormon wandelt die ursprüngliche embryonale Anlage der äußeren Geschlechtsorgane in die männliche Variante um, sodass sich Penis und Skrotum entwickeln. Die von den Hoden gebildeten Hormone haben somit eine *maskulinisierende* Wirkung. Zusammengefasst hängt die Vermännlichung des Embryos im ersten Schritt an einem einzigen Protein, dem TDF. Wenn dieses Protein erzeugt wird, wird eine Kaskade von Umwandlungen angeworfen, die den Embryo vermännlichen. Wenn TDF nicht auftritt, wird der Embryo weiblich. Allerdings gibt es auch nach der Produktion von TDF noch vielfältige Möglichkeiten, andere Entwicklungswege einzuschlagen (vgl. den folgenden Kasten).

Androgenresistenz

Abbildung 73 zeigt einen genetischen Mann, der biologisch zumindest äußerlich weiblich ist und sich auch deutlich als Frau fühlt. Es handelt sich um einen Fall von Androgenresistenz, bei dem die Rezeptoren für Androgene nicht funktionsfähig sind. In Abbildung 72 lässt sich nachvollziehen, welche Konsequenzen das hat: Da ein Y-Chromosom vorliegt, besitzt die Person ein SRY-Gen und wird in der 6. Woche das TDF-Protein erzeugen. Dieses wandelt die primären Gonaden in Hoden um, sodass Androgene und das Anti-Müller-Hormon gebildet werden. Das Anti-Müller-Hormon löst die weiblichen inneren Geschlechtsorgane auf, die sich sonst aus dem Müller'schen Gang bilden würden. Die Androgene würden normalerweise an die Androgenrezeptoren des Wolff'schen Ganges binden und diesen an der Selbstauflösung hindern. Da diese Rezeptoren aber nicht funktionieren, lösen sich auch der Wolff'sche Gang und somit große Teile der männlichen Geschlechtsorgane auf. Die äußeren Geschlechtsorgane besitzen ebenfalls Androgenrezeptoren. Wenn sie nicht aktiviert werden, entwickeln sie sich in die weibliche Form. Da die Androgene an diese Rezeptoren nicht binden können, entsteht somit äußerlich ein weibliches Baby. Später, wenn die Hoden in der Pubertät beginnen, größere Mengen von Testosteron zu produzieren, wird ein Teil dieses Hormons in Östradiol umgewandelt, welches zur Entwicklung breiter Hüften und einer weiblichen Brust führt. Somit ist das äußere Erscheinungsbild einer jungen Frau vorhanden. Nur die Behaarung in der Genitalregion und unter den Achseln fehlt, da hierfür Androgene auf die Androgenrezeptoren an den Haarfollikeln in diesen Körperregionen wirken müssen (auch Frauen haben Testosteron, wenn auch weniger als Männer).

Eine Androgenresistenz wird häufig erst dann entdeckt, wenn die Menarche ausbleibt. Erst dann erfährt die junge Frau, dass sie eigentlich genetisch ein Mann ist. Durch das Fehlen der inneren weiblichen Geschlechtsorgane ist eine Schwangerschaft natürlich nicht möglich. Da die Vagina mit einer Länge von ca. 6 cm für Geschlechtsverkehr zu kurz ist, wird sie häufig chirurgisch vertieft. Frauen mit Androgenresistenz fühlen sich häufig sehr deutlich als Frau. Ihre Identität ist die einer Frau – unabhängig von der Existenz ihres Y-Chromosoms.

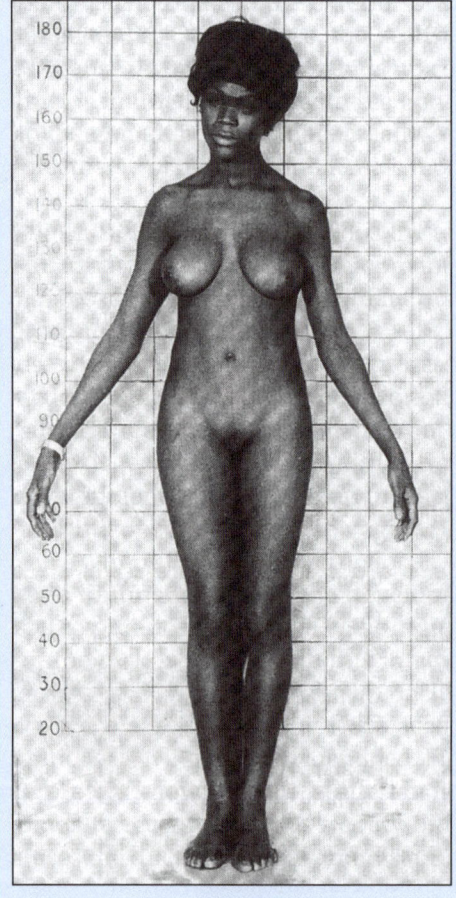

Abbildung 73:
Eine Frau mit Androgen-resistenz. Genetisch ist sie ein Mann (aus Zourlas & Jones, 1965).

Geschlechtsunter-
schiede des Gehirns

Schon bei der Geburt gibt es morphologische Geschlechtsunterschiede des Gehirns mit größeren Hirnvolumina bei den Jungen (Gilmore et al., 2007). Später, während der Pubertät, entsteht durch den Einfluss der Sexualhormone ein massiver Schub der Veränderung des gesamten Körpers und des Verhaltens. In dieser Zeit werden weitere Sexualdimorphismen des Gehirns sichtbar. Um diese Prozesse genauer zu verstehen, untersuchten Neufang et al. (2009) 46 Kinder und

Jugendliche zwischen 8 und 15 Jahren auf geschlechtstypische Veränderungen des Gehirns, die teilweise mit den relativen Konzentrationen von Testosteron bzw. Östradiol im Zusammenhang stehen (vgl. Abb. 74). Sie entdeckten, dass der Anstieg von Testosteron zu einer Vergrößerung der Amygdala führt. Diese Struktur spielt beim Erlernen und der Verarbeitung emotionaler Prozesse eine wichtige Rolle (vgl. auch Kapitel 9). Da bei pubertierenden Jungen wesentlich mehr Testosteron freigesetzt wird, besitzen junge Männer am Ende der Pubertät eine größere Amygdala als junge Frauen. Für den Hippocampus, der bei der Neubildung und dem Abruf von Gedächtnisinformation eine wichtige Rolle spielt, ist die Situation anders. Hier hat Testosteron einen negativen und Östradiol einen positiven Einfluss auf das Größenwachstum. Dadurch besitzen am Ende der Pubertät junge Frauen einen größeren Hippocampus als junge Männer. Diese Daten zeigen, dass Sexualhormone verschiedene Hirnregionen des Menschen auf unterschiedliche Art und Weise organisieren.

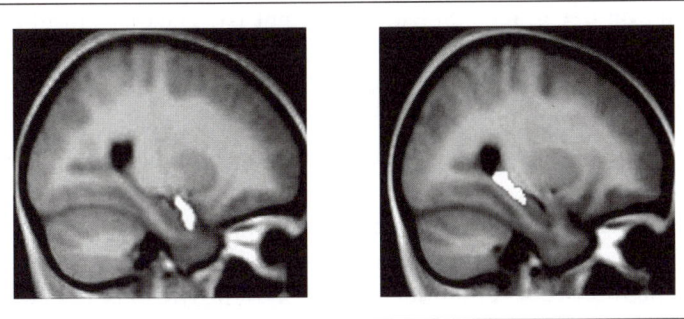

Abbildung 74: Regionen mit geschlechtsabhängig größeren Volumen grauer Substanz (modifiziert nach Neufang et al., 2009)

Auf dem linken MRT-Scan ist das Areal der Amygdala zu sehen, das bei jungen Männern unter dem Einfluss von Testosteron größer wird als bei Frauen. Rechts ist im MRT-Bild der hintere Anteil des Hippocampus zu erkennen, der bei jungen Frauen unter dem Einfluss von Testosteron und Östradiol größer wird als bei Männern.

Organisierende und aktivierende Effekte von Sexualhormonen

Sexualdimorphismen etablieren sich in der frühen Entwicklungsphase des Gehirns unter dem Einfluss von Sexualhormonen. Diesen „prägenden" Effekt von Sexualhormonen nennt man „organisierend". Früher nahm man an, dass nach dem Abschluss der Hirnentwicklung Sexualhormone nur noch zuvor etablierte Schaltkreise aktivieren oder dämpfen können, aber nicht mehr in der Lage sind, die Hirnanatomie zu verändern. Diesen Funktionsmechanismus von Sexualhormonen bei Erwachsenen nennt man „aktivierend". Diese Annahmen haben sich als falsch herausgestellt, da Sexualhormone ein Leben lang die Morphologie des Gehirns verändern können und somit die Unterscheidung zwischen „organisierend" und „aktivierend" kaum noch Sinn macht. Trotzdem gebraucht man noch beide Begriffe, sieht sie aber als Beschreibung von ineinander übergehenden Prozessen an.

Geschlechtstypische Hirnentwicklungen

Wenn man sich die Reifung des Gehirns bis zum Ende des zweiten Lebensjahrzehnts anschaut, stellt man Folgendes fest: Nach einem stetigen Zuwachs ist in der Pubertät das Maximum erreicht, und das Volumen nimmt sehr langsam wieder ab (Lenroot et al., 2007; vgl. Abb. 75). Wenn man graue und weiße Substanz getrennt aufträgt, erkennt man, dass die Abnahme des Hirnvolumens durch die Reduktion der grauen Substanz bedingt ist. Dies ist ein üblicher entwicklungsneurobiologischer Vorgang, bei dem zunächst überall Hirnverbindungen aufgebaut werden. Diejenigen synaptischen Kontakte, die sich nicht bewähren, werden dann im nächsten Entwicklungsschritt abgebaut. Dadurch kommt es zuerst zu einer Volumenzunahme und danach zu einer Volumenabnahme. Die kleinen senkrechten Pfeile in Abbildung 75 zeigen, dass das Maximum des Volumens des gesamten Gehirns bzw. der grauen Substanz bei Mädchen teilweise erheblich früher erreicht wird als bei Jungen: Die Hirnentwicklung bei Mädchen erfolgt schneller als bei Jungen. Abbildung 75 zeigt auch, dass Jungen bzw. Männer ein größeres Gehirnvolumen haben als Mädchen bzw. Frauen. Diese Differenz ist zum Teil durch das größere männliche Körpergewicht bedingt. Aber auch, wenn man diesen Faktor herausrechnet, bleibt der Unterschied im Gehirnvolumen signifikant. Dieser Geschlechtsunterschied hält sich bis ins hohe Alter: Pakkenberg und Gundersen (1997) ermittelten die corticale Zellanzahl in Gehirnen von 20- bis 90-jährigen Menschen. Frauen hatten durchschnittlich 19 und Männer 23 Milliarden corticale Neurone. Im Verlauf des Alterns nahm diese Zahl um jeweils 10 % ab. Der Geschlechtsunterschied hinsichtlich der Zellanzahl wurde nur in einem geringen Umfang durch den Unterschied in der Körpergröße produziert. Das heißt, Hirnvolumen und Anzahl von Cortexneuronen sind geschlechtsdimorph organisiert.

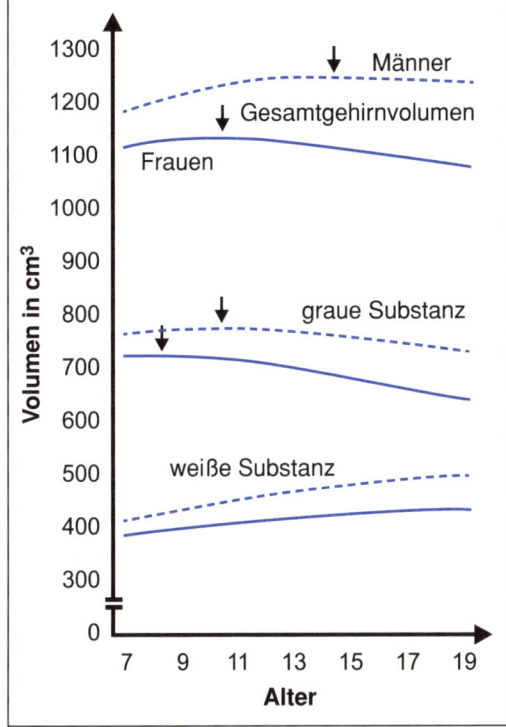

Abbildung 75:
Veränderung des Gesamtgehirnvolumens, der grauen Substanz sowie der weißen Substanz zwischen dem 7. und dem 19. Lebensjahr bei Männern (gestrichelte Linie) und Frauen (durchgezogene Linie; modifiziert nach Lenroot et al., 2007)

Gibt es auch Geschlechtsunterschiede in der Konnektivität? Gong et al. (2009) untersuchten die intracorticalen Verbindungen bei Männern und Frauen zwischen dem 19. und dem 85. Lebensjahr. Sie zeigten, dass die Konnektivität des Gehirns im Laufe des Lebens abnimmt und sich mehr in Richtung frontaler und temporaler Schaltkreise verschiebt. Zusätzlich konnten sie Geschlechtsunterschiede in der Architektur der intracorticalen Verbindungen aufweisen. Männer hatten höhere Gesamtdistanzen bei einer niedrigeren Gesamtkonnektivität. Das heißt, die größere Anzahl von Zellen und das größere Hirnvolumen erzeugten höhere „Kosten" und eine geringere Effizienz der Verbindungen. Gleichzeitig wies das Verbindungsmuster der Frauen eine höhere Fehlertoleranz auf.

Konnektivität

Kann man aus diesen neuroanatomischen Erkenntnissen Schlussfolgerungen für geschlechtstypische Denkmuster ziehen? Die ernüchternde Antwort lautet „Nein". Unser Wissen um die Mechanismen, mit denen neuroanatomische Eigenschaften unser Denken und Verhalten bedingen, ist bestenfalls rudimentär. Wir werden im nächsten Kapitel sehen, dass die kognitiven Geschlechtsunterschiede gar nicht so groß sind, wie man es auf Grundlage der teilweise erheblichen anatomischen Differenzen vermuten würde. Eventuell erzeugen die neuroanatomischen Geschlechtsunterschiede auch gar nicht so sehr Leistungs-, sondern Strategiedifferenzen.

Auf dem heutigen Stand des Wissens ist es aber schlicht falsch zu behaupten, es gäbe keine Geschlechtsunterschiede des Gehirns: Es gibt sie und sie sind zum Teil recht groß. Umgekehrt ist es genauso falsch zu behaupten, dass Männer und Frauen vollständig anders denken und funktionieren. Wie wir im nächsten Kapitel sehen werden, existieren kognitive Geschlechtsunterschiede: Sie sind aber größtenteils gar nicht so groß, wie häufig angenommen wird.

12.3 Das kognitive Geschlecht

Metaanalysen zu kognitiven Geschlechtsunterschieden

Wenn man den Medien glaubt, sprechen Frauen und Männer verschiedene Sprachen, kommen von unterschiedlichen Planeten und denken jeweils fundamental anders über den gleichen Sachverhalt. Wenn man dagegen die Vielzahl von Publikationen zu Geschlechtsunterschieden in *Metaanalysen* zusammenfasst, zeigen sich eher mittelstarke Geschlechtseffekte in einigen wenigen kognitiven Domänen. Dies ist in Abbildung 76 mittels der Ergebnisse der Metaanalysen von Hyde (2005) dargestellt. Auf der Ordinate sind die Effektstärken der gefundenen Unterschiede dargestellt. Sie wurden berechnet als $d = (M_M - M_F)/S_W$. Hierbei gibt M_M den Durchschnitt der Männer, M_F den Durchschnitt der Frauen und S_W die durchschnittliche Varianz innerhalb der Geschlechter wieder. Entsprechend den üblichen Konventionen werden Effektstärken von $d \leq 0,10$ als nahe Null (der schmale weiße horizontale Streifen in Abb. 76) angesehen. Jeweils höhere Effektstärken wurden im Sinne von Hyde (2005) als klein ($0,11 < d < 0,35$), moderat ($0,36 < d < 0,65$), stark ($0,66 < d < 1,00$) oder sehr stark ($> 1,00$) bezeichnet.

Wie man in Abbildung 76 sieht, gibt es starke kognitive Unterschiede zugunsten der Männer in räumlichen Aufgaben, in denen Objekte im Geist rotiert („mentale Rotation") oder deren Rotationen miteinander in Verbindung gesetzt werden müssen („Schlussfolgern: Mechanik"). Dies bedeutet aber nicht, dass Männer in allen Bereichen der räumlichen Vorstellung den Frauen so deutlich überlegen sind. Bei Aufgaben, in denen weitere räumliche Denkprozesse getestet werden („räumliche Vorstellung"), sinkt die männliche Überlegenheit auf eher schwache Effektstärken. Bei den Frauen zeigt sich eine schwache bis moderate Überlegenheit in verschiedenen sprachlichen Testverfahren und in ihrer Wahrnehmungsgeschwindigkeit. Aber im Textverstehen und in der Redemenge unterscheiden sie sich kaum von den Männern. Interessant sind auch die Geschlechtsunterschiede im Fach Mathematik. Während die mathematische Problemlösefähigkeit praktisch keinen Unterschied zwischen den Geschlechtern aufweist, gibt es schwache Effektstärken für eine größere Selbstsicherheit der Männer und eine größere Ängstlichkeit der Frauen bei der Konfrontation mit Mathematikaufgaben.

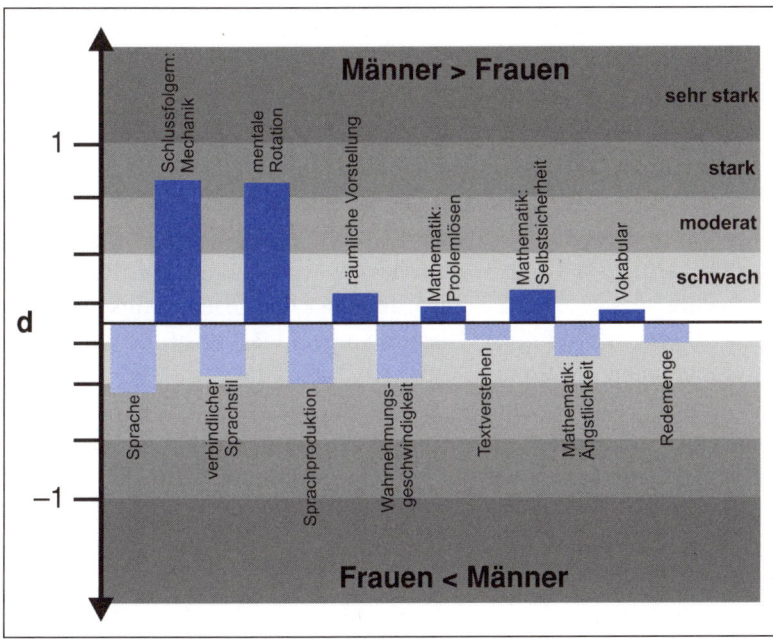

Abbildung 76: Ergebnisse der Metaanalysen von Hyde (2005)

Dargestellt sind die Effektstärken (d) geschlechtstypischer Unterschiede in Bezug auf verschiedene kognitive Eigenschaften. Vorteile von Männern sind mit schwarzen Balken nach oben, Vorteile von Frauen mit dunkelgrauen Balken nach unten aufgetragen.

Der Nachweis von kognitiven Geschlechtsunterschieden sagt zunächst nichts über ihre Verursachung aus, denn sie könnte sowohl kulturelle als auch biologische Gründe haben. Guiso et al. (2008) konnten z. B. zeigen, dass der Mathematikvorteil von Jungen stark von der Gesellschaftsstruktur abhing. Je niedriger der Anteil der politischen Partizipation von Frauen in einer Gesellschaft, desto größer war der schulische Vorteil von Jungen im Fach Mathematik.

Soziopolitische Rahmenbedingungen

Die Korrelation zwischen Gesellschaftsstruktur und schulischen Geschlechtsunterschieden macht eine kulturelle Beteiligung an der Erzeugung kognitiver Geschlechtsunterschiede wahrscheinlich. Allerdings zeigt diese Studie zusätzlich, dass in allen untersuchten Gesellschaften Mädchen beim Lesen immer besser waren als in Algebra; in Algebra waren sie wiederum besser als in Geometrie. Das heißt, neben dem Zusammenhang mit der jeweiligen politischen Kultur gab es eine nahezu konstante Rangordnung der Fächer, die unabhängig von der Struktur der Gesellschaft war und eventuell aus biologischen Mechanismen resultierte.

Monatszyklus Eine Möglichkeit, den Einfluss biologischer Faktoren auf kognitive Geschlechtsunterschiede zu testen, ergibt sich durch die Schwankungen des Hormonspiegels während des Menstruationszyklus. Hausmann et al. (2000) testeten die hormonellen Veränderungen von Frauen sowie ihre Leistungen in räumlichen Tests über einen Zeitraum von 6 Wochen. Die Leistungen der Versuchspersonen in der dreidimensionalen mentalen Rotationsaufgabe waren während der Menstruation signifikant höher als während der mittleren lutealen Phase (ca. 20. bis 22. Tag). Je höher der Testosteronspiegel relativ zu einem niedrigen Östradiolspiegel war, desto besser waren die Leistungen der Frauen.

Studien zur Geschlechtsangleichung Aufschlussreich sind auch die Ergebnisse von Studien über Menschen, die ihr Geschlecht angleichen. Manche Menschen spüren schon als Kinder, dass sie im falschen Körper geboren wurden und eigentlich dem anderen Geschlecht angehören. Man spricht dann von einer Geschlechtsidentitätsstörung. Kinder mit einer Geschlechtsidentitätsstörung zeigen Spielverhalten, dass eher dem des anderen Geschlechts ähnelt. Da dies bei Mädchen eher toleriert wird als bei Jungen, leiden letztere in ihrer Kindheit oft stärker unter den Hänseleien anderer Kinder oder unter dem Druck der Eltern. Ein Teil dieser Kinder entschließt sich später, das biologische Geschlecht ihrem Identitätsgefühl anzugleichen. Eine physische Angleichung an die Geschlechtsidentität setzt eine massive Hormontherapie voraus. Bei Frauen, die zu Männern werden wollen, wird medikamentös die Menstruation unterbunden und es wird Testosteron verschrieben. Durch die Entfernung der Eierstöcke wird längerfristig die Produktion weiblicher Sexualhormone reduziert. Bei Männern, die zu Frauen werden möchten, müssen Anti-Androgene und Östradiol eingesetzt werden.

Mehrere Studien haben untersucht, ob sich im Rahmen der Hormontherapie kognitive Geschlechtsunterschiede umdrehen. Während die Daten für Veränderungen in sprachlichen Leistungen widersprüchlich sind (Cohen-Kettenis et al., 2007), belegen mehrere Untersuchungen, dass sich räumliche Leistungen bei mentalen Rotationstests zusammen mit der Vergabe von Hormonen des Zielgeschlechtes verändern. Slabbekoorn et al. (1999) testeten Frauen, die Männer werden wollten (FzM = Frau zu Mann) und Männer, die Frauen werden wollten (MzF) über einen längeren Zeitraum mit verschiedenen kognitiven Instrumenten. In Abbildung 77 sind die Leistungen der beiden Gruppen zu vier Zeitpunkten wiedergegeben, wobei t1 den Zeitraum vor und t4 denjenigen bis zu 18 Monate nach Beginn der Hormontherapie darstellt. Wie man sieht, fängt die MzF-Gruppe auf einem höheren Leistungsniveau an als die FzM-Gruppe. Dies reflektiert den typischen Vorteil von Männern in der

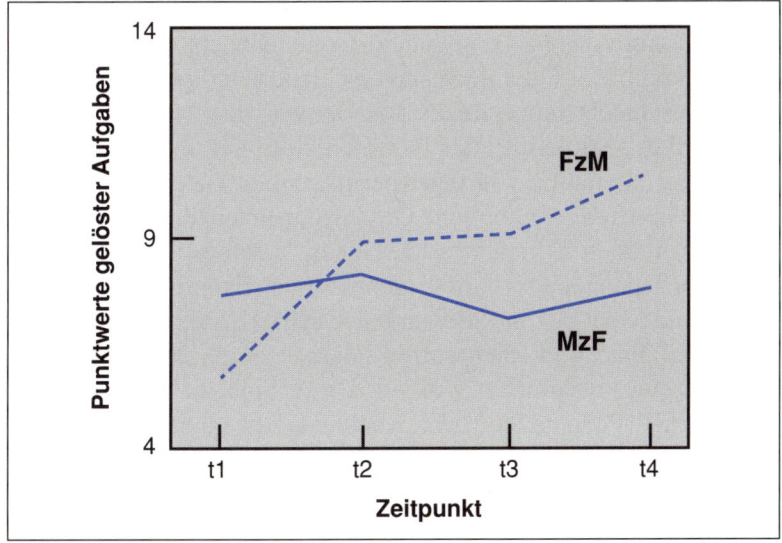

Abbildung 77: Veränderungen der Testleistungen in der dreidimensionalen mentalen Rotationsaufgabe bei Frauen, die zu Männern wurden (FzM) und bei Frauen, die zu Männern wurden (MzF; nach Slabbekoorn et al., 1999)

t1 = Test vor Beginn der Hormontherapie; t2 = 3 Monate nach Beginn der Hormontherapie; t3 = 10 bis 12 Monate nach Beginn der Hormontherapie; t4 = 12 bis 18 Monate nach Beginn der Hormontherapie. Zum Zeitpunkt t4 war der chirurgische Eingriff bereits vollzogen und die Personen hatten seit 5 Wochen keine Hormonpräparate mehr erhalten.

mentalen Rotationsaufgabe mit dreidimensionalen Figuren. Nach dem Beginn der Hormontherapie verändert sich die MzF-Gruppe praktisch nicht in ihrer Leistung. Dagegen steigen die Leistungen der FzM-Gruppe kontinuierlich über den Testzeitraum an und sind am Ende signifikant höher als die der MzF-Gruppe. Das Ausbleiben eines Leistungsabfalls der MzF-Gruppe belegt, dass die organisierenden Effekte von Androgenen in der frühen Entwicklungsphase durch die spätere Vergabe von Anti-Androgenen und von Östradiol nicht umgekehrt werden können. Dadurch bleiben die Leistungen dieser Personen in der räumlichen Aufgabe hoch. Die Situation ist bei der FzM-Gruppe anders. Sie hatten keine nennenswerten organisierenden Effekte von Androgenen in ihrer Entwicklungsphase. Aber unter dem Einfluss der aktivierenden Effekte der Androgene kommt es zu einer deutlichen Steigerung ihrer mentalen Rotationsleistung.

Unterschiede bei nicht menschlichen Primaten

Die Summe dieser Daten macht es sehr wahrscheinlich, dass biologische Faktoren wie z. B. Sexualhormone maßgeblich an der Entstehung kognitiver Geschlechtsunterschiede beteiligt sind und dass somit Geschlechtsunterschiede des Denkens nicht ausschließlich ein Resultat soziokultureller Faktoren sind. Diese Schlussfolgerung wird unterstützt von tierexperimentellen Daten, die zeigen, dass Rhesusaffen sehr ähnliche Geschlechtsunterschiede bei räumlichen Aufgaben zeigen wie Menschen (Lacreuse et al., 2005). Besonders spannend sind die Ergebnisse der Experimente, bei denen Grüne Meerkatzen (Alexander & Hines, 2002), eine afrikanische Affenart, und Rhesusaffen (Hassett et al., 2008) mit Kinderspielzeug konfrontiert wurden. Diese Spielsachen waren als „Mädchen-" (Puppen, Stofftiere, Kochtopf) bzw. „Jungenspielzeug" (Auto, Ball, Lastwagen) ausgewählt worden. Obwohl sich die beiden Studien im experimentellen Design unterschieden und leicht unterschiedliche Ergebnismuster erzeugten, wiesen sie beide nach, dass männliche bzw. weibliche Affen stark an den jeweiligen „geschlechtstypischen" Spielsachen interessiert waren, die wir Menschen als Jungen- bzw. als Mädchenspielzeug bezeichnen (vgl. Abb. 78).

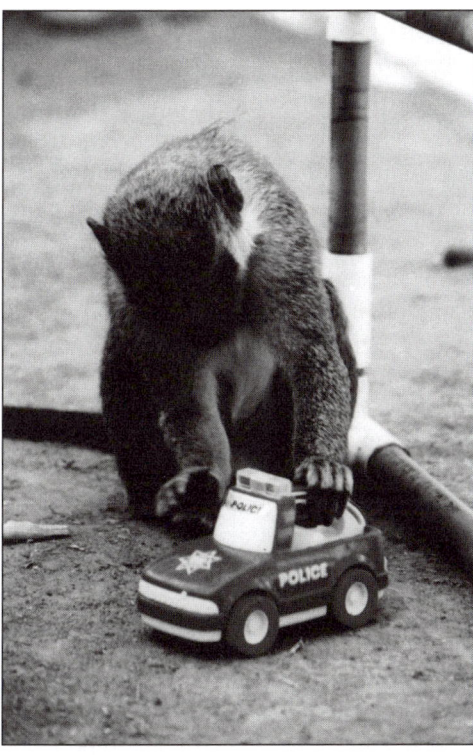

Abbildung 78:
Junge männliche Grüne Meerkatze, die mit einem Spielzeug-Polizeiauto spielt (aus Alexander & Hines, 2002; © 2002, Abdruck erfolgt mit freundlicher Genehmigung von Elsevier)

Zusammenfassung

Frauen und Männer unterscheiden sich zum Teil genetisch, biologisch und kognitiv. Auf der genetischen Ebene ist der wichtigste Unterschied die Präsenz des SRY-Gens auf dem Y-Chromosom. Seine Aktivierung zieht eine Kaskade von Prozessen nach sich, die den Embryo in eine männliche Version umwandeln. Ohne das SRY-Gen entwickelt sich ein weiblicher Embryo. Allerdings kann auch nach Aktivierung des SRY-Gens noch eine Vielzahl von Problemen auftauchen, die zu einer Diskrepanz zwischen dem genetischen und dem biologischen Geschlecht führen. Ein Beispiel ist die Androgenresistenz, bei der sich zwar durch die Wirkung des SRY-Gens Hoden bilden, die von den Hoden erzeugten Androgene aber keine vermännlichende Wirkung entfalten können, da die Androgenrezeptoren nicht funktionsfähig sind. Dadurch entsteht eine Diskrepanz zwischen einem männlichen Genom und einem typisch weiblichen äußeren Erscheinungsbild. Männer und Frauen unterscheiden sich in mehreren neuroanatomischen Merkmalen. Männer haben ein größeres Gehirn mit mehr corticalen

Neuronen, während Frauen eine höhere Konnektivität innerhalb ihres Cortexes aufweisen. Wie und ob diese neuroanatomischen Sexualdimorphismen mit kognitiven Geschlechtsunterschieden in Zusammenhang stehen ist noch nicht geklärt. Diese kognitiven Differenzen sind kleiner als häufig angenommen und betreffen vor allem räumliche Aufgaben (mit einem Vorteil der Männer) und sprachliche Aufgaben (mit einem Vorteil der Frauen). Veränderungen von Sexualhormonen während des Monatszyklus oder im Rahmen einer Geschlechtsangleichung führen zu Veränderungen der kognitiven Geschlechtsunterschiede. Zudem zeigen Studien an Affen, dass die menschlichen Unterschiede des Denkens und Handelns zum Teil auch bei anderen Primaten gefunden werden können. Dies macht es sehr wahrscheinlich, dass die kognitiven Geschlechtsunterschiede des Menschen sowohl eine kulturelle als auch eine biologische Grundlage haben.

Fragen

1. Welche genetischen Mechanismen entscheiden, ob ein Embryo männlich oder weiblich wird?
2. Warum gibt es Geschlechtsunterschiede in der Häufigkeit der Rot-Grün-Schwäche?
3. Wenn das Allel für die Rot-Grün-Schwäche dominant statt rezessiv wäre, wie wäre dann das Geschlechterverhältnis in der Häufigkeit für diese Störung?
4. Wie entsteht bei einer Androgenresistenz ein weiblicher Phänotyp bei einem männlichen Genotyp?
5. Was sind der Müller'sche und der Wolff'sche Gang?
6. Welche kognitiven Unterschiede beobachtet man häufig zwischen Männern und Frauen?
7. Durch welche Mechanismen lassen sich kognitive Geschlechtsunterschiede modifizieren?
8. Wie verläuft die Entwicklung verschiedener Hirnregionen bei Männern und Frauen?
9. Was sind die Ergebnisse der Studien mit geschlechtstypischem Kinderspielzeug, das Affenkindern gegeben wird?

Lösungshinweise finden Sie unter
www.hogrefe.de/buecher/lehrbuecher/psychlehrbuchplus.

Anhang

Literatur

Aboitiz, F. & Montiel, J. (2003). One hundred million years of interhemispheric communication: The history of the corpus callosum. *Brazilian Journal of Medical and Biological Research, 36,* 409–420.

Adams, D.L. & Horton, J.C. (2003). A precise retinotopic map of primate striate cortex generated from angioscotomas. *The Journal of Neuroscience, 23,* 3771–3789.

Addis, D.R., Moscovitch, M., Crawley, A.P. & McAndrews, M.P. (2004). Recollective qualities modulate hippocampal activation during autobiographical memory retrieval. *Hippocampus, 14,* 752–762.

Adolphs, R. (2010). What does the amygdala contribute to social cognition? *The New York Academy of Sciences, 1191,* 42–61.

Adolphs, R., Gosselin, F., Buchanan, T.W., Tranel, D., Schyns, P. & Damasio, A.R. (2005). A mechanism for impaired fear recognition after amygdala damage, *Nature, 433,* 68–72.

Adolphs, R. & Tranel, D. (2005). Buchanan TW. Amygdala damage impairs emotional memory for gist but not details of complex stimuli. *Nature Neuroscience, 8,* 512–518.

Adolphs, R., Tranel, D., Damasio, H. & Damasio, A.R. (1994). Impaired recognition of emotion in facial expression following bilateral damage to the human amygdala. *Nature, 372,* 669–672.

Adolphs, R., Tranel, D., Damasio, H. & Damasio, A.R. (1995). Fear and the human amygdala. *The Journal of Neuroscience, 15,* 5879–5891.

Alexander, G.M. & Hines, M. (2002). Sex differences in response to children's toys in nonhuman primates (Cercopithecus aethiops sabaeus). *Evolution and Human Behavior, 23,* 467–479.

Allen, N.J. & Barres, B.A. (2009). Glia – more than just brain glue. *Nature, 457,* 675–677.

Amaral, D.G., Bauman, M.D., Capitanio, J.P., Lavenex, P., Mason, W.A. et al. (2003). The amygdala: Is it an essential component of the neural network for social cognition? *Neuropsychologia, 41,* 517–522.

Andersen, B.B., Gundersen, H.J. & Pakkenberg, B. (2003). Aging of the human cerebellum: A stereological study. *The Journal of Comparative Neurology, 466,* 356–365.

Anderson, M.C., Ochsner, K.N., Kuhl, B., Cooper, J., Robertson, E., Gabrieli, S.W. et al. (2004). Neural systems underlying the suppression of unwanted memories. *Science, 303,* 232–235.

Axmacher, N., Mormann, F., Fernández, G., Cohen, M.X., Elger, C.E. & Fell, J. (2007). Sustained neural activity patterns during working memory in the human medial temporal lobe. *The Journal of Neuroscience, 27* (29), 7807–7816.

Baddeley, A. (2000). The episodic buffer: A new component of working memory? Trends in *Cognitive Sciences, 4,* 417–423.

Baddeley, A.D. & Hitch, G. (1974). Working memory. In G.H. Bower (Ed.), *The psychology of learning and motivation: Advances in research and theory* (8th ed., pp. 47–89). New York, NY: Academic Press.

Barnes, T.D., Kubota, Y., Hu, D., Jin, D.Z. & Graybiel, A.M. (2005). Activity of striatal neurons reflect dynamic encoding and recoding of procedural memories. *Nature, 437,* 1158–1161.

Bayle, D. J., Henaff, M. A. & Krolak-Salmon, P. (2009). Unconsciously perceived fear in peripheral vision alerts the limbic system: A MEG study. *PLoS One, 4,* e8207.

Bechara, A., Damasio, H. & Damasio, A. R. (2000). Emotion, decision making and the orbitofrontal cortex. *Cerebral Cortex, 10,* 295–307.

Beck, B. (2006). Neuropeptide Y in normal eating and in genetic and dietary-induced obesity. *Philosophical Transactions of the Royal Society B: Biological Sciences, 361,* 1159–1185.

Benarroch, E. E. (2010). Acetylcholine in the cerebral cortex: Effects and clinical implications. *Neurology, 75,* 659–665.

Benowitz, N. L. (2010). Nicotine addiction. *The New England Journal of Medicine, 362,* 2295–2303.

Berntson, G. G., Sarter, M. & Cacioppo, J. T. (2003). Ascending visceral regulation of cortical affective information processing. *European Journal of Neuroscience, 18,* 2103–2109.

Beste, C., Güntürkün, O., Baune, B. T., Domschke, K., Falkenstein, M. & Konrad, C. (2011). Double dissociated effects of the TNF-α-308G/A polymorphism on associative basal ganglia circuits. *Neuropsychologia, 49,* 196–202.

Beste, C., Kolev, V., Yordanova, J., Domschke, K., Falkenstein, M., Baune, B. T. et al. (2010). The role of the BDNF Val66Met polymorphism for the synchronization of error-specific neural networks, *Journal of Neuroscience, 30,* 10727–10733.

Beste, C., Willemssen, R., Saft, C. & Falkenstein, C. (2009). Error processing in normal aging and in basal ganglia disorders. *Neuroscience, 159,* 143–149.

Bibb, J. A., Mayford M. R., Tsien, J. Z. & Alberini, C. M. (2010). Cognition enhancement strategies. *Journal of Neuroscience, 30,* 14987–14992.

Bishop, M. P., Elder, S. T. & Heath, R. G. (1963). Intracranial self-stimulation in man, *Science, 140,* 394–396.

Black, J. A., Kocsis, J. D. & Waxman, S. G. (1990). A quantitative study on the nigro-neostriatal dopamine neuron system in the rat, Ion channel organization of the myelinated fiber. *Trends in Neurosciences, 13* (2), 48–54.

Blinkov, S. M. & Glezer, I. I. (1968). *Das Zentralnervensystem in Zahlen und Tabellen.* Jena: VEB Gustav Fischer Verlag.

Bowery, N. G. (2006). GABAB receptor: A site of therapeutic benefit. *Current Opinion in Pharmacology, 6,* 37–43.

Braitenberg, V. & Schüz, A. (1998). *Cortex, Statistic and Geometry of Neuronal Connectivity.* Springer: Heidelberg.

Brand, M., Eggers, C., Reinhold, N., Fujiwara, E., Kessler, J., Heiss, W. D. et al. (2009). Functional brain imaging in 14 patients with dissociative amnesia reveals right inferolateral prefrontal hypometabolism. *Psychiatry Research, 174,* 32–39.

Brodmann, K. (1909). *Vergleichende Lokalisationslehre der Grosshirnrinde: in ihren Principien dargestellt auf Grund des Zellenbaues.* Leipzig: Johann Ambrosius Barth Verlag.

Brody, A. L., London, E. D., Olmstead, R. E., Allen-Martinez, Z., Shulenberger, S., Costello, M. R. et al. (2010). Smoking-induced change in intrasynaptic dopamine concentration: effect of treatment for Tobacco Dependence. *Psychiatry Research, 183,* 218–224.

Brugger, P., Kollias, S. S., Müri, R. M., Crelier, G., Hepp-Reymond, M.-C. & Regard, M. (2000). Beyond re-membering: Phantom sensation of congenitally absent limbs. *PNAS, 97, 6167*–6172.

Buck, L. B. (2004). Unravelling the sense of smell. Nobel Lecture: The Nobel Prize in Physiology or Medicine. In T. Frängsmyr (Ed.). *The Nobel Prizes 2004* (pp. 267–283). Stockholm: Nobel Foundation

Buffalari, D. M. & See, R. E. (2010). Amygdala mechanisms of Pavlovian psychostimulant conditioning and relapse. *Current topics in behavioral neurosciences, 3,* 73–99.

Buzsáki, G. (2010). Neural syntax: Cell assemblies, synapsembles, and readers. *Neuron, 68,* 362–385.

Cahill, L., Babinsky, R., Markowitsch, H. & McGaugh, J. (1995). The amygdala and emotional memory. *Nature, 377,* 295–296.

Caillé, S., Guillem, K., Cador, M., Manzoni, O. & Georges, F. (2009). Voluntary nicotine consumption triggers in vivo potentiation of cortical excitatory drives to midbrain dopaminergic neurons. *The Journal Neuroscience, 29,* 10410–10415.

Cappe, C., Morel, A. & Rouiller, E. M. (2007). Thalamocortical and the dual pattern of corticothalamic projections of the posterior parietal cortex in macaque monkeys. *Neuroscience, 146,* 1371–1387

Casiero, D. & Frishman, W. H. (2006). Cardiovascular complications of eating disorders. *Cardiology in Review, 14,* 227–231.

Catterall, W. A. (2010). Ion channel voltage sensors: structure, function, and pathophysiology. *Neuron, 67,* 915–928.

Changeux, J. P. (2010). Nicotine addiction and nicotinic receptors: Lessons from genetically modified mice. *Nature Reviews in Neuroscience, 11,* 389–401.

Cheng, S. & Frank, L. M. (2008). New experiences enhance coordinated neural activity in the hippocampus. *Neuron, 57,* 303–313.

Cohen-Kettenis, P. T., van Goozen, S. H. M. & van Trotsenburg, M. A. A. (2007). Das transsexuelle Gehirn. In S. Lautenbacher, O. Güntürkün & M. Hausmann (Hrsg.), *Gehirn und Geschlecht* (S. 125–141). Heidelberg: Springer.

Corrigall, W. A., Franklin, K. B. J., Coen, K. M. & Clarke, P. B. S. (1992). The mesolimbic dopaminergic system is implicated in the reinforcing effects of nicotine. *Psychopharmacology, 107,* 285–289.

Cowan, N. (2008). What are the differences between long-term, short-term, and working memory? *Progress in Brain Research, 199,* 323–338.

Crombag, H. S., Bossert, J. M., Koya, E. & Shaham, Y. (2008). Review. Context-induced relapse to drug seeking: A review. *Philosophical Transactions of the Royal Society B: Biological Sciences, 363,* 3233–3243.

Crowner, B. E., Torres-Russotto, D., Carter, A. R. & Racette, B. A. (2010). Systemic weakness after therapeutic injections of botulinum toxin a: A case series and review of the literature. *Clinical Neuropharmacology, 33,* 243–247.

Daum, I., Scgugens, M. M., Ackermann, H., Lutzenberger, W., Dichgans, J. & Birbaumer, N. (1993). Classical conditioning after cerebellar lesions in humans. *Behavioral Neuroscience, 107,* 748–756.

Daw, N. D., O'Doherty, J. P., Dayan, P., Seymour, B. & Dolan, R. J. (2006). Cortical substrates for exploratory decisions in humans. *Nature, 441,* 876–879.

Diamond, M. & Sigmundson, H. K. (1997). Sex reassignment at birth. Long-term review and clinical implications. *Archives of Pediatrics & Adolescent Medicine, 151,* 298–304.

Diéguez, C., da Boit, K., Novelle, M. G., Martínez de Morentin, P. B., Nogueiras, R. & López, M. (2010). New insights in ghrelin orexigenic effect. *Frontiers of Hormone Research, 38,* 196–205.

Diekelmann, S. & Born, J. (2010). The memory function of sleep. *Nature Reviews Neuroscience, 11,* 114–126.

Dockray, G. J. (2009). Cholecystokinin and gut-brain signaling. *Regulatory Peptides, 155,* 6–10.

Dudai, Y. & Eisenberg, M. (2004). Rites of passage of the engram: Reconsolidation and the lingering consolidation hypothesis. *Neuron, 44,* 93–100.

Durstewitz, D. & Seamans, J. K. (2008). The dual-state theory of prefrontal cortex dopamine function with relevance to Catechol-O-Methyltransferase genotypes and schizophrenia. *Biological Psychiatry, 64,* 739–749.

Durstewitz, D., Kelc, M. & Güntürkün, O. (1999). A neurocomputational theory of the dopaminergic modulation of working memory functions. *The Journal of Neuroscience, 19,* 2807–2822.

Durstewitz, D., Kelc, M. & Güntürkün, O. (1999). A neurocomputational theory of the dopaminergic modulation of working memory functions. *The Journal of Neuroscience, 19,* 2807–2822.

Duvernoy, H. M. & Risold, P. Y. (2007). The circumventricular organs: An atlas of comparative anatomy and vascularization. *Brain Research Reviews, 56,* 119–147.

Ehret, G. & Buckenmeier, J. (1994). Estrogen-receptor occurrence in the female mouse brain: Effects of maternal experience, ovariectomy, estrogen and anosmia. *Journal de Physiology, 88,* 315–329.

Ehret, G. & Schmid, C. (2009). Reproductive cycle-dependent plasticity of perception of acoustic meaning in mice. *Physiology & Behavior, 96,* 428–433.

Ekman, P., Friesen, W. V. & Hager, J. C. (2002). *Facial Action Coding Systems (FACS)* [CD-ROM]. Research by Nexus, Div., Network Information Research Corp.; Lic.-No.: 01-009.

Engel, A. K., Fries, P. & Singer, W. (2001). Dynamic predictions: Oscillations and synchrony in top-down processing. Nature Reviews. *Neuroscience, 2,* 704–716.

Estanol, B., Baizabal-Carvallo, J. F. & Senties-Madrid, H. (2008). A case of tactile agnosia with a lesion restricted to the post-central gyrus. *Neurology India, 56,* 471–473.

Ettinger, U., Ffytche, D. H., Kumari, N., Kathmann, N., Reuter, B., Zelaya, F. et al. (2008). Decomposing the Neural Correlates of Antisaccade Eye Movements Using Event-Related fMRI. *Cerebral Cortex, 18,* 1148–1159.

Falkenstein, M., Hohnsbein, J., Hoormann, J. & Blanke, L. (1991). Effects of crossmodal divided attention on late ERP components. II. Error processing in choice reaction tasks. *Electroencephalography and Clinical Neurophysiology, 78,* 447–455.

Fama, R., Pfefferbaum, A. & Sullivan, E. V. (2006). Visuoperceptual learning in alcoholic Korsakoff syndrome. Alcoholism: *Clinical and Experimental Research, 4,* 680–687.

Fehm, H. L., Kern, W. & Peters, A. (2006). The selfish brain: Competition for energy resources. *Progress in Brain Research, 153,* 129–140.

Ffytche, D. H., Blom, J. D. & Catani, M. (2010). Disorders of visual perception. *Journal of Neurology, Neurosurgery and Psychiatry, 81,* 1280–1287.

Fiebiger, H. C., LePiane, F. G., Jakubovic, A. & Phillips, A. G. (1987). The role of dopamine in intracranial self-stimulation of the ventral tegmental area. *The Journal of Neuroscience, 7,* 3888–3896.

Fitts, P. (1964). Perceptual-motor skill learning. In A. Melton (Ed.), *Categories of Human Learning* (pp. 243–285). New York, NY: Academic Press.

Florey, E. (1991). GABA: History and perspectives. *Canadian Journal of Physiology and Pharmacology, 69,* 1049–1056.

Flynn, J. P. (1967). The neural basis of aggression in cats. In D. C. Glass (Ed.), *Neurophysiology and Emotion* (pp. 40–60). New York, NY: Rockefeller University Press.

Foresta, C., Selice, R., Garolla, A. & Ferlin, A. (2008). Follicle-stimulating hormone treatment of male infertility. *Current Opinion in Urology, 18,* 602–607.

Friedman, J. M. (2009). Leptin at 14 y of age: An ongoing story. *The American Journal of Clinical Nutrition, 89,* 973–979.

Funahashi, S., Bruce, C. J. & Goldman-Rakic, P. S. (1989). Mnemonic coding of visual space in the monkey's dorsolateral prefrontal cortex. *Journal of Neurophysiology, 61,* 331–349.

Gamer, M. & Büchel, C. (2009). Amygdala activation predicts gaze toward fearful eyes. *The Journal of Neuroscience, 29,* 9123–9126.

Gao, C., Arendt-Nielsen, L., Liu, W., Petersen, P., Drewes, A. M. & Gregersen, H. (2003). Sensory and biomechanical responses to ramp-controlled distension of the human duodenum. *American Journal of Physiology – Gastrointestinal and Liver Physiology, 284,* G461–G471.

Garrido, J. J., Fernandes, F., Moussif, A., Fache, M. P., Giraud, P. & Dargent, B. (2003). Dynamic compartmentalization of the voltage-gated sodium channels in axons. *Biology of the Cell, 95,* 437–445.

Gerwig, M., Kolb, F. P. & Timmann, D. (2007). The involvement of the human cerebellum in eyeblink conditioning. *Cerebellum, 6,* 38–57.

Gilboa, A., Alain, C., Stuss, D. T., Melo, B., Miller, S. & Moscovitch, M. (2006). Mechanisms of spontaneous confabulations: A strategic retrieval account. *Brain, 129,* 1399–1414.

Gilmore, J. H., Lin, W., Prastawa, M. W., Looney, C. B., Vetsa, Y. S., Knickmeyer, R. C. et al. (2007). Regional gray matter growth, sexual dimorphism, and cerebral asymmetry in the neonatal brain. *The Journal of Neuroscience, 27,* 1255–1260.

Gloor, P. (1992). Role of the amygdala in temporal lobe epilepsy. In J. P. Aggleton (Ed.), *The Amygdala: Neurobiological Aspects of Emotion, Memory, and Mental Dysfunction* (pp. 505–538). New York, NY: Wiley.

Goldin, S. M., Moczydlowski, E. G. & Papazian, D. M. (1983). Isolation and reconstitution of neuronal ion transport proteins. *Annual Review of Neuroscience, 6,* 419–446.

Gong, G., Rosa-Neto, P., Carbonell, F., Chen, Z. J., He, Y. & Evans, A. C. (2009). Age- and gender-related differences in the cortical anatomical network. *The Journal of Neuroscience, 29,* 15684–115693.

Graeber, M. B. (2010). Changing face of microglia. *Science, 330,* 783–788.

Gray, H. (1918). *Anatomy of the Human Body.* Philadelphia, PA: Lea & Febiger.

Gregg, C., Zhang, J., Butler, J. E., Haig, D. & Dulac, C. (2010). Sex-specific parent-of-origin allelic expression in the mouse brain. *Science, 329,* 682–685.

Grill, H. J. (2010). Leptin and the systems neuroscience of meal size control. *Frontiers in Neuroendocrinology, 31,* 61–78.

Grottel, K., Krutki, P. & Mrówczynski, W. (1999). Bidirectional neurones in the cervical enlargement of the cat spinal cord with axons descending to sacral segments and ascending to the cerebellum and the lateral reticular nucleus. *Experimental Physiology, 84,* 1059–1071.

Gruber, T. & Müller, M.M. (2005). Oscillatory brain activity dissociates between associative stimulus content in a repetition priming task in the human EEG. *Cerebral Cortex, 15,* 109–116.

Guiso, L., Monte, F., Sapienza, P. & Zingales, L. (2008). Diversity. Culture, gender, and math. *Science, 320,* 1164–1165.

Haber, S.N. & Calzavara, R. (2009). The cortico-basal ganglia integrative network: The role of the thalamus. *Brain Research Bulletin, 78,* 69–74.

Hasbi, A., O'Dowd, B.F. & George, S.R. (2010). Heteromerization of dopamine D2 receptors with dopamine D1 or D5 receptors generates intracellular calcium signaling by different mechanisms. *Current Opinion in Pharmacology, 10,* 93–99.

Hassett, J.M., Siebert, E.R. & Wallen, K. (2008). Sex differences in rhesus monkey toy preferences parallel those of children. *Hormones and Behavior, 54,* 359–364.

Hausmann, M. & Güntürkün, O. (2000) Steroid fluctuations modify functional cerebral asymmetries: The hypothesis of progesterone-mediated interhemispheric decoupling. *Neuropsychologia, 38,* 1362–1374.

Hausmann, M., Schoofs, D., Rosenthal, H.E. & Jordan, K. (2009). Interactive effects of sex hormones and gender stereotypes on cognitive sex differences – a psychobiosocial approach. *Psychoneuroendocrinology, 34,* 389–401.

Hausmann, M., Slabbekoorn, D., van Goozen, S.H.M., Cohen-Kettenis, P.T. & Güntürkün, O. (2000). Sex hormones affect spatial abilities during the menstrual cycle. *Behavioral Neuroscience, 114,* 1245–1250.

Hazy, T.E., Frank, M.J. & O'Reilly, R.C. (2010). Neural mechanisms of acquired phasic dopamine responses in learning. *Neuroscience & Biobehavioral Reviews, 34,* 701–720.

Hebb, D.O. (1949). *The Organization of Behavior: A Neuropsychological Theory.* New York, NY: Wiley.

Herold, C., Diekamp, B. & Güntürkün, O. (2008). Stimulation of dopamine D1 receptors in the avian fronto-striatal system adjusts daily cognitive fluctuations. *Behavioural Brain Research, 194,* 223–229.

Hipp, J.F., Engel, A.K. & Siegel, M. (2011). Oscillatory synchronization in large-scale cortical networks predicts perception. *Neuron, 69,* 387–396.

Hobson, J.A. & Scheibel, A.B. (1980). The brainstem core: Sensorimotor integration and behavioral state control. *Neurosciences Research Program Bulletin, 18,* 1–173.

Holroyd, C.B. & Coles, M.G.H. (2002). The neural basis of human error processing: Reinforcement learning, dopamine, and the error-related negativity. *Clinical Psychology Review, 109,* 679–709.

Humphries, M.D. & Prescott, T.J. (2010). The ventral basal ganglia, a selection mechanism at the crossroads of space, strategy, and reward. *Progress in Neurobiology, 90,* 385–417.

Hyde, J.S. (2005). The gender similarities hypothesis. *American Psychologist, 60,* 581–592.

Isaacs, E.B., Edmonds, C.J., Lucas, A. & Gadian, D.G. (2001). Calculation difficulties in children of very low birthweight: A neural correlate. *Brain, 124,* 1701–1707.

Jarvis, E.D., Güntürkün, O., Bruce, L., Csillag, A., Karten, H.J., Kuenzel, W. et al. (2005). Avian brains and a new understanding of vertebrate brain evolution. *Nature Reviews. Neuroscience, 6,* 151–159.

Jensen, O. & Mazaheri, A. (2010) Shaping functional architecture by oscillatory alpha activity: Gating by inhibition. *Frontiers in Human Neuroscience, 4,* 186.

Judkewitz, B., Roth, A. & Häusser, M. (2006). Dendritic enlightenment: Using patterned two-photon uncaging to reveal the secrets of the brain's smallest dendrites. *Neuron, 50,* 180–183.

Kaczor, A. A. & Matosiuk, D. (2010). Molecular structure of ionotropic glutamate receptors. *Current Medical Chemistry, 17,* 2608–2635.

Kasai, H., Fukuda, M., Watanabe, S., Hayashi-Takagi, A. & Noguchi, J. (2010). Structural dynamics of dendritic spines in memory and cognition. *Trends in Neuroscience, 33,* 121–129.

Kashimada, K. & Koopman, P. (2010). Sry: The master switch in mammalian sex determination. *Development, 137,* 3921–3923.

Kastner, S., Schneider, K. A. & Wunderlich, K. (2006). Beyond a relay nucleus: Neuroimaging views on the human LGN. *Progress in Brain Research, 155,* 125–143.

Kavoi, B., Makanya, A., Hassanali, J., Carlsson, H. E. & Kiama, S. (2010). Comparative functional structure of the olfactory mucosa in the domestic dog and sheep. *Annals of Anatomy, 192,* 329–337.

Kell, C. A., von Kriegstein, K., Rösler, A., Kleinschmidt, A. & Laufs, H. (2005) The sensory cortical representation of the human penis: Revisiting somatotopy in the male homunculus. *The Journal of Neuroscience, 25,* 5984–5987.

Kennedy, D. P. & Adolphs, R. (2010). Impaired fixation to eyes following amygdala damage arises from abnormal bottom-up attention. *Neuropsychologia, 48,* 3392–3398.

Kennedy, D. P., Gläscher, J., Tyszka, J. M. & Adolphs, R. (2009). Personal space regulation by the human amygdala. *Nature Neuroscience, 12,* 1226–1227.

Kinney, H. C., Filiano, J. J. & White, W. F. (2001). Medullary serotonergic network deficiency in the sudden infant death syndrome: Review of a 15-year study of a single dataset. *Journal of Neuropathology & Experimental Neurology, 60,* 228–247.

Kling, A. S. & Brothers, L. A. (1992). The amygdala and social behavior. In J. P. Aggleton (Ed.), *The Amygdala: Neurobiological Aspects of Emotion, Memory, and Mental Dysfunction* (pp. 353–378). New York, NY: Wiley.

Klitenick, M. A, DeWitte, P. & Kalivas P. W. (1992). Regulation of somatodendritic dopamine release in the ventral tegmental area by opioids and GABA: An in vivo microdialysis study. *The Journal of Neuroscience, 12,* 2623–2632.

Klüver, H. & Bucy, P. C. (1937). „Psychic blindness" and other symptoms following bilateral temporal lobectomyin rhesus monkeys. *American Journal of Physiology, 119,* 352–353.

Knowlton, B. J., Mangels, J. A. & Squire, L. R. (1996). A neostriatal habit learning system in humans. *Science, 273,* 1399–1402.

Koob, G. F. & Volkow, N. D. (2010). Neurocircuitry of addiction. *Neuropsychopharmacology Reviews, 35,* 217–238.

Kosfeld, M., Heinrichs, M., Zak, P. J., Fischbacher, U. & Fehr, E. (2005). Oxytocin increases trust in humans. *Nature, 435,* 673–676.

Kostopoulos, P. & Petrides, M. (1998). Left mid-ventrolateral prefrontal cortex: Underlying principles of function. *The European Journal of Neuroscience, 27,* 1037–1049.

Krstic, R. V. (1976). *Ultrastruktur der Säugetierzelle. Ein Atlas zum Studium für Mediziner & Biologen.* Berlin: Springer.

Kurth-Nelson, Z. & Redish, A. D. (2009). Temporal-difference reinforcement learning with distributed representations. *PLoS One, 4,* e7362.

Lacreuse, A., Kim, C. B., Rosene, D. L., Killiany, R. J., Moss, M. B., Moore, T. L. et al. (2005). Sex, age, and training modulate spatial memory in the rhesus monkey (Macaca mulatta). *Behavioral Neuroscience, 119,* 118–126.

Lamantia, A. S. & Rakic, P. (1990). Cytological and quantitative characteristics of four cerebral commissures in the rhesus monkey. *The Journal of Comparative Neurology, 291,* 520–537.

Lang, P. J., Bradley, M. M. & Cuthbert, B. N. (2008). *International affective picture system (IAPS): Affective ratings of pictures and instruction manual* (Technical Report A-8). Gainesville, FL: University of Florida.

Lau, A. & Tymianski, M. (2010). Glutamate receptors, neurotoxicity and neurodegeneration. *Pflügers Archiv, 460,* 525–542.

Lemon, G., Gibson, W. G. & Bennett, M. R. (2003). Metabotropic receptor activation, desensitization and sequestration-I: Modelling calcium and inositol 1,4,5-trisphosphate dynamics following receptor activation. *Journal of Theoretical Biology, 223,* 93–111.

Lenroot, R. K., Gogtay, N., Greenstein, D. K., Wells, E. M., Wallace, G. L., Clasen, L. S. et al. (2007). Sexual dimorphism of brain developmental trajectories during childhood and adolescence. *Neuroimage, 36,* 1065–1073.

Leterrier, C., Brachet, A., Fache, M. P. & Dargent, B. (2010). Voltage-gated sodium channel organization in neurons: Protein interactions and trafficking pathways. *Neuroscience Letters, 486,* 92–100.

Levy, D. A., Stark, C. E. L. & Squire, L. R. (2004). Intact conceptual priming in the absence of declarative memory. *Psychological Science, 15,* 680–686.

Licinio, J., Caglayan, S., Ozata, M., Yildiz, B. O., de Miranda, P. B., O'Kirwan, F. et al. (2004). Phenotypical effects of leptin replacement on morbid obesity, diabetes mellitus, hypogonadism, and behavior in leptin-deficient adults. *Proceedings of the National Academy of Sciences, 101,* 4531–4536.

Linden, D. E. (2007). The working memory networks of the human brain. *Neuroscientist, 13,* 257–267.

Logothetis, N. K., Kayser, C. & Oeltermann, A. (2007). In vivo measurement of cortical impedance spectrum in monkeys: Implications for signal propagation. *Neuron, 55,* 809–823.

Logothetis, N. K. (2008). What we can do and what we cannot do with fMRI. *Nature, 453,* 869–878.

Luján, R. (2010). Organisation of potassium channels on the neuronal surface. *The Journal of Chemical Neuroanatomy, 40,* 1–20.

Maguire, E. A., Vargha-Khadem, F. & Hassabis, D. (2010). Imagining fictitious and future experiences: Evidence from developmental amnesia. *Neuropsychologia, 48,* 3187–3192.

Malnic, B., Godfrey, P. A. & Buck, L. B. (2004). The human olfactory receptor gene family. *Proceedings of the National Academy of Science, 101,* 2584–2589.

Mansvelder, H. D., Keath, J. R. & McGehee, D. S. (2002). Synaptic mechanisms underlie nicotine-induced excitability of brain reward areas. *Neuron, 33,* 905–919.

Marcel, A. J. (1998). Blindsight and shape perception: Deficit of visual consciousness or of visual function? *Brain, 121,* 1565–1588

Mark, V. H. & Ervin, F. R. (1970). *Violence and the Brain.* New York, NY: Harper & Row.

Markou, A. (2008). Neurobiology of nicotine dependence. *Philosophical Transactions of the Royal Society B, 363,* 3159–3168.

Markowitsch, H. J. & Staniloiu, A. (2011). Amygdala in action: Relaying biological and social significance to autobiographical memory. *Neuropsychologia, 49,* 718–733.

Markowitsch, H. J., Kalbe, E., Kessler, J., von Stockhausen, H.-M., Ghaemi, M. & Heiss, W.-D. (1999). Short-term memory deficit after focal parietal damage. *Journal of Clinical and Experimental Neuropsychology, 21,* 784–796.

Martin, S. J., Grimwood, P. D. & Morris, R. G. (2000). Synaptic plasticity and memory: An evaluation of the hypothesis. *Annual Review of Neuroscience, 23,* 649–711.

Maturana, H. R. & Varela, F. J. (1987). *Der Baum der Erkenntnis. Die biologischen Wurzeln menschlichen Erkennens.* Bern: Scherz.

Maurer, A. P., Cowen, S. L., Burke, S. N., Barnes, C. A. & McNaughton, B. L. (2006). Organization of hippocampal cell assemblies based on theta phase precession. *Hippocampus, 16,* 785–794.

Mayo, J. P. (2009). Intrathalamic mechanisms of visual attention. *Journal of Neurophysiology, 101,* 1123–1125.

McIntyre, C. C., Richardson, A. G. & Grill, W. M. (2002). Modeling the excitability of mammalian nerve fibers: Influence of afterpotentials on the recovery cycle. *Journal of Neurophysiology, 87,* 995–1006.

McKinley, M. J., Bicknell, R. J., Hards, D., McAllen, R. M., Vivas, L., Weisinger, R. S. et al. (1992). Efferent neural pathways of the lamina terminalis subserving osmoregulation. *Progress in Brain Research, 91,* 395–402.

McKinley, M. J. & Johnson, A. K. (2004). The physiological regulation of thirst and fluid intake. *News in Physiological Sciences, 19,* 1–6.

Meier, C. & Dermietzel, R. (2006). Electrical synapses – gap junctions in the brain. *Results & Problems in Cell Differentiation, 43,* 99–128.

Meister, B. (2007). Neurotransmitters in key neurons of the hypothalamus that regulate feeding behavior and body weight. *Physiology & Behavior, 92,* 263–271.

Michels, L., Mehnert, U., Boy, S., Schurch, B. & Kollias, S. (2010). The somatosensory representation of the human clitoris: An fMRI study. *Neuroimage, 49,* 177–184.

Mihalas, S. (2011). Calcium messenger heterogeneity: A possible signal for spike timing-dependent plasticity. *Frontiers in Computational Neuroscience, 4,* 158.

Mizuseki, K., Sirota, A., Pastalkova, E. & Buzsáki, G. (2009). Theta oscillations provide temporal windows for local circuit computation in the entorhinal-hippocampal loop. *Neuron, 64,* 267–280.

Mölle, M., Marshall, L., Gais, S. & Born, J. (2004). Learning increases human electroencephalographic coherence during subsequent slow sleep oscillations. *PNAS, 101,* 13963–13968.

Money, J. & Ehrhardt, A. (1972). *Man & Woman, Boy & Girl.* Baltimore, MD: Johns Hopkins University Press.

Montague, P. R., Hyman, S. E. & Cohen, J. D. (2004). Computational roles for dopamine in behavioural control. *Nature, 431,* 760–767.

Monti, L. A., Gabrieli, J. D. E., Reminger, S. L., Rinaldi, J. A., Wilson, R. S. & Fleischman, D. A. (1996). Differential effects of aging and Alzheimer's disease upon conceptual implicit and explicit memory. *Neuropsychology, 10,* 101–112.

Moroz, L. L. (2009). On the independent origins of complex brains and neurons. *Brain, Behavior and Evolution, 74,* 177–190.

Morris, R. G., Moser, E. I., Riedel, G., Martin, S. J., Sandin, J., Day, M. et al. (2003). Elements of a neurobiological theory of the hippocampus: The role of activity-dependent synaptic plasticity in memory. *Philosophical Transactions of the Royal Society B, 358,* 773–786.

Nagel, I. E., Preuschhof, C., Li, S. C., Nyberg, L., Bäckman, L., Lindenberger, U. et al. (2011). Load modulation of BOLD response and connectivity predicts working memory performance in younger and older adults. *Journal of Cognitive Neuroscience, 23,* 2030–2045.

Nagy, A., Kruse, W., Rottmann, S., Dannenberg, S. & Hoffmann, K. P. (2006). Somatosensory-motor neuronal activity in the superior colliculus of the primate. *Neuron, 52,* 525–534.

Narahashi, T. (2008). Tetrodotoxin: A brief history. *Proceedings of the Japanese Academy, Series B: Physiology and Biological Sciences, 84,* 147–154.

Neufang, S., Specht, K., Hausmann, M., Güntürkün, O., Herpertz-Dahlmann, B., Fink, G. R. et al. (2009). Sex differences and the impact of steroid hormones on the developing human brain. *Cerebral Cortex, 19,* 464–473.

Neuhaus, J., Risau, W. & Wolburg, H. (1991). Induction of blood-brain barrier characteristics in bovine brain endothelial cells by rat astroglial cells in transfilter coculture. *Annals of the New York Academy of Sciences, 633,* 578–580.

Nisell, M., Marcus, M., Nomikos, G. G. & Svensson, T. H. (1997). Differential effects of acute and chronic nicotine on dopamine output in the core and shell of the rat nucleus accumbens. *Journal of Neural Transmission, 104,* 1–10.

Nitsche, M. A., Monte-Silva, K., Kuo, M. F. & Paulus, W. (2010). Dopaminergic impact on cortical excitability in humans. *Nature reviews. Neuroscience, 21,* 289–298.

Nogueiras, R., Williams, L. M. & Diéguez, C. (2010). Ghrelin: New molecular pathways modulating appetite and adiposity. *Obesity Facts, 3,* 285–292.

Northcutt, R. G. (2001). Changing views of brain evolution. *Brain Research Bulletin, 55,* 663–674.

Olds, J. (1955). „Reward" from brain stimulation in the rat. *Science, 122,* 878.

Önal-Hartmann, C., Pauli, P., Ocklenburg, S. & Güntürkün, O. (2011). The motor side of emotions: Investigating the relationship between hemispheres, motor reactions and emotional stimuli. *Psychological Research.* Published online May 10, 2011.

Owen, A. M., Hampshire, A., Grahn, J. A., Stenton, R., Dajan, S., Burns, A. S. et al. (2010). Putting brain training to the test. *Nature, 465,* 775–779.

Packard, M. G., Hirsh, R. & White, N. M. (1989). Differential effects of fornix and caudate nucleus lesions on two radial maze tasks: Evidence for multiple memory systems. *The Journal of Neuroscience, 9,* 1465–1472.

Pakkenberg, B. & Gundersen, H. J. (1997). Neocortical neuron number in humans: Effect of sex and age. *The Journal of Comparative Neurology, 384,* 312–320.

Papez, J. W. (1995). A proposed mechanism of emotion. *The Journal of Neuropsychiatry and Clinical Neurosciences, 7,* 103–112. (Original erschienen 1937)

Pasupathy, A. & Miller, E. K. (2005). Different time courses of learning-related activity in the prefrontal cortex and striatum. *Nature, 433,* 873–876.

Pegna, A. J, Khateb, A., Lazeyras, F. & Seghier, M. L. (2005). Discriminating emotional faces without primary visual cortices involves the right amygdala. *Nature Neuroscience, 8,* 24–25.

Penfield, W. & Rasmussen, T. (1950). *The Cerebral Cortex of Man. A Clinical Study of Localization of Function.* New York, NY: Macmillan.

Penton-Voak, I. S., Perrett, D. I., Castles, D. L., Kobayashi, T., Burt, D. M., Murray, L. K. et al. (1999). Menstrual cycle alters face preference. *Nature, 399,* 741–742.

Petrides, M. (1985). Deficits in non-spatial conditional associative learning after peri-arcuate lesions in the monkey. *Behavioural Brain Research, 16,* 95–101.

Petrides, M. (2000). Dissociable roles of mid-dorsolateral prefrontal and anterior infero-temporal cortex in visual working memory. *The Journal of Neuroscience, 20,* 7496–7503.

Petrides, M. (2005). Lateral prefrontal cortex: Architectonic and functional organization. *Philosophical Transactions of the Royal Society, B, 360,* 781–795.

Phelps, E. A. & LeDoux, J. E. (2005). Contributions of the amygdala to emotion process-ing: from animal models to human behavior. *Neuron, 48,* 175–187.

Phillips, R. E. (1964). „Wildness" in the mallard duck: Effects of brain lesions and stimu-lation on „escape behavior" and reproduction. *Journal of Comparative Neurology, 122,* 139–156.

Pogatzki-Zahn, E. M., Wagner, C., Meinhardt-Renner, A., Burgmer, M., Beste, C., Zahn, P. K. et al. (2010). Coding of incisional pain in the brain: A functional magnetic reso-nance imaging study in human volunteers. *Anesthesiology, 112,* 406–417.

Poliak, S. & Peles, E. (2003). The local differentiation of myelinated axons at nodes of Ranvier. *Nature Review Neuroscience, 4,* 968–980.

Preuss, T. M. (2000). Preface: From basic uniformity to diversity in cortical organization. *Brain Behavior Evolution, 55,* 283–286.

Rebola, N., Srikumar, B. N. & Mulle, C. (2010). Activity-dependent synaptic plasticity of NMDA receptors. *Journal of Physiology, 588,* 93–99.

Redondo, R. L. & Morris, R. G. (2011). Making memories last: The synaptic tagging and capture hypothesis. *Nature Reviews. Neuroscience, 12,* 17–30.

Renault-Mihara, F., Okada, S., Shibata, S., Nakamura, M., Toyama, Y. & Okano, H. (2008). Spinal cord injury: Emerging beneficial role of reactive astrocytes' migration. *Interna-tional Journal of Biochemistry & Cell Biology, 4,* 1649–1653.

Ressler, K. J., Sullivan, S. L. & Buck, L. B. (1994). Information coding in the olfactory system: Evidence for a stereotyped and highly organized epitope map in the olfactory bulb. *Cell, 79,* 1245–1255.

Ringo, J. L., Doty, R. W., Demeter, S. & Simard, P. Y. (1994). Time is of the essence: A conjecture that hemispheric specialization arises from interhemispheric conduction delay. *Cerebral Cortex, 4,* 331–343.

Ris, F. (1899). Über den Bau des Lobus opticus der Vögel. *Archiv für Mikroskopische Ana-tomie und Entwicklungsgeschichte, 53,* 106–130.

Ritter, S., Dinh, T. T. & Zhang, Y. (2000). Localization of hindbrain glucoreceptive sites controlling food intake and blood glucose. *Brain Research, 856,* 37–47.

Rojas, P., Akrouh, A., Eisenman, L. N. & Mennerick, S. (2010). Differential effects of axon initial segment and somatodendritic GABAA receptors on excitability measures in rat dentate granule neurons. *Journal of Neurophysiology, 105,* 366–379.

Roldán, E., Alvarez-Pelaez, R. & Fernandez de Molina, A. (1974). Electrographic study of the amygdaloid defense response. *Physiology & Behavior, 13,* 779–787.

Rosenbaum, R. S., Köhler, S., Schacter, D. L., Moscovitch, M., Westmacott, R., Black, S. E. et al. (2005). The case of K. C.: Contributions of a memory-impaired person to memory theory. *Neuropsychologia, 43,* 989–1021.

Sasaki, T., Matsuki, N. & Ikegaya, Y. (2011). Action-potential modulation during axonal conduction. *Science, 331,* 599–601.

Schacter, D. L. & Buckner, R. L. (1998). Priming and the brain. *Neuron, 20,* 185–195.

Schiffer, W. K., Liebling, C. N., Reiszel, C., Hooker, J. M., Brodie, J. D. & Dewey, S. L. (2009). Cue-induced dopamine release predicts cocaine preference: Positron emission tomography studies in freely moving rodents. *The Journal of Neuroscience, 29,* 6176–6185.

Schmid, S. M. & Hollmann, M. (2010). Bridging the synaptic cleft: Lessons from orphan glutamate receptors. *Science Signaling, 3,* e28.

Schultz, W. (1998). Predictive reward signal of dopamine neurons. *Journal of Neurophysiology, 80,* 1–27.

Schulz, P. & Steimer, T. (2009). Neurobiology of circadian systems. *CNS Drugs, 23,* 3–13.

Scoville, W. B. & Milner, B. (1957). Loss of recent memory after bilateral hippocampal lesions. *Journal of Neurology, Neurosurgery and Psychiatry, 20,* 11–21.

Sekido, R. (2010). SRY: A transcriptional activator of mammalian testis determination. *The International Journal of Biochemistry & Cell Biology, 42,* 417–420.

Sherman, S. M. (2005). Thalamic relays and cortical functioning. *Progress in Brain Research, 149,* 107–126.

Siebert, M., Markowitsch, H. J. & Bartel, P. (2003). Amygdala, affect and cognition: Evidence from 10 patients with Urbach-Wiethe disease. *Brain, 126,* 2627–2637.

Siegel, A., Bhatt, S., Bhatt, R. & Zaleman, S. S. (2007). The neurobiological bases for development of pharmacological treatment of aggressive disorders. *Current Neuropharmacology, 5,* 135–147.

Siegel, S., Hinson, R. E., Krank, M. D. & McCully, J. (1982). Heroin „overdose" death: Contribution of drug-associated environmental cues. *Science, 216,* 436–437.

Silva, S., Alacoque, X., Fourcade, O., Samii, K., Marque, P., Woods, R. et al. (2010). Wakefulness and loss of awareness: Brain and brainstem interaction in the vegetative state. *Neurology, 74,* 313–320.

Singer, T., Seymour, B., O'Doherty, J., Kaube, H., Dolan, R. J. & Frith, C. D. (2004). Empathy for pain involves the affective but not sensory components of pain. *Science, 303,* 1157–1162.

Singer, W., Zihl J. & Pöppel, E. (1977). Subcortical control of visual thresholds in humans: Evidence for modality specific and retinotopically organized mechanisms of selective attention. *Experimental Brain Research, 29,* 173–190.

Sirota, A., Montgomery, S., Fujisawa, S., Isomura, Y., Zugaro, M. & Buzsáki, G. (2008). Entrainment of neocortical neurons and gamma oscillations by the hippocampal theta rhythm. *Neuron, 60,* 683–697.

Slabbekoorn, D., van Goozen, S. H. M., Sanders, G., Gooren, L. J. G. & Cohen-Kettenis, P. T. (1999). Activating effects of cross-sex hormones on cognitive functioning: A study of short term and long term hormone effects in transsexuals. *Psychoneuroendocrinology, 24,* 423–447.

Solomon, R. L. & Corbitt, J. D. (1974). An opponent process theory of motivation: 1. temporal dynamics of affect. *Psychological Review, 81,* 119–145.

Squire, L. R., Wixted, J. T. & Clark, R. E. (2007). Recognition memory and the medial temporal lobe: A new perspective. *Nature Reviews. Neuroscience, 8,* 872–883.

Stauffenberg, W. Frh. von (1914). Über Seelenblindheit (Arbeiten aus dem Hirnanatomischen Institut in Zürich, H. 8). Wiesbaden: Bergmann.

Stippich, C., Ochmann, H. & Sartor, K. (2002). Somatotopic mapping of the human primary sensorimotor cortex during motor imagery and motor execution by functional magnetic resonance imaging. *Neuroscience Letters, 331,* 50–54.

Stoerig, P. (2006). Blindsight, conscious vision, and the role of primary visual cortex. *Progress in Brain Research, 155,* 217–234.

Suh, S. W., Hamby, A. M. & Swanson, R. A. (2007). Hypoglycemia, brain energetics, and hypoglycemic neuronal death. *Glia, 55,* 1280–1286.

Taborsky, G. J. Jr. (2010). The physiology of glucagon. *Journal of Diabetes Science and Technology, 4,* 1338–1344.

Taveggia, C, Feltri, M. L. & Wrabetz, L. (2010). Signals to promote myelin formation and repair. *Nature Reviews. Neurology, 6,* 276–287.

Theiss, C., Napirei, M. & Meller, K. (2005). Impairment of anterograde and retrograde neurofilament transport after anti-kinesin and anti-dynein antibody microinjection in chicken dorsal root ganglia. *European Journal of Cell Biology, 84,* 29–43.

Thoma, P., Bellebaum, C., Koch, B., Scharz, M. & Daum, I. (2008). The cerebellum is involved in reward-based reversal learning. *Cerebellum, 7,* 433–443.

Thompson, R. F. (2005). In search of memory traces. *Annual Review of Psychology, 56,* 1–23.

Töllner, T., Zehetleitner, M., Gramann, K. & Müller, H. J. (2011). Stimulus saliency modulates pre-attentive processing speed in human visual cortex. *PLoS One, 6,* e16276.

Traynelis, S. F., Wollmuth, L. P., McBain, C. J., Menniti, F. S., Vance, K. M., Ogden, K. K. et al. (2010). Glutamate receptor ion channels: Structure, regulation, and function. *Pharmacological Review, 62,* 405–496.

Tsuneki, H., Wada, T. & Sasaoka, T. (2010). Role of orexin in the regulation of glucose homeostasis. *Acta Physiologica, 198,* 335–348.

Ullsperger, M. & Cramon, D. Y. von (2003). Error monitoring using external feedback: Specific roles of the habenular complex, the reward system, and the cingulate motor area revealed by functional magnetic resonance imaging. *The Journal of Neuroscience, 23,* 4308–4314.

Valassi, E., Scacchi, M. & Cavagnini, F. (2008). Neuroendocrine control of food intake. *Nutrition, Metabolism & Cardiovascular Diseases, 18,* 158–168.

Varela, F., Lachaux, J. P., Rodriguez, E. & Martinerie, J. (2001). The brainweb: Phase synchronization and large-scale integration. *Nature Reviews. Neuroscience, 2,* 229–239.

Vargha-Khadem, F., Gadian, D. G. & Mishkin, M. (2001). Dissociations in cognitive memory: The syndrome of developmental amnesia. *Philosophical Transactions of the Royal Society B, 356,* 1435–1440.

Vieira, A. A., Nahey, D. B. & Collister, J. P. (2010). Role of the organum vasculosum of the lamina terminalis for the chronic cardiovascular effects produced by endogenous and exogenous ANG II in conscious rats. *American Journal of Physiology – Regulatory, Integrative and Comparative Physiology, 299,* 1564–1571.

Viero, C., Shibuya, I., Kitamura, N., Verkhratsky, A., Fujihara, H., Katoh, A. et al. (2010). Review: Oxytocin: Crossing the bridge between basic science and pharmacotherapy. *CNS Neuroscience & Therapeutics, 16,* e138–156.

von der Malsburg, C. (1994). The correlation theory of brain function. In E. Domany, J. L. van Hemmen & K. Schulten (Eds.), *Models of Neural Networks II: Temporal Aspects of Coding and Information* (pp. 95–119). New York, NY: Springer.

Wang, S. S. (2008). Functional tradeoffs in axonal scaling: Implications for brain function. *Brain Behavior and Evolution, 72,* 159–167.

Wang, W.-C., Lazzara, M. M., Ranganath, C., Knight, R. T. & Yonelinas, A. P. (2010). The medial temporal lobe supports conceptual implicit memory. *Neuron, 68,* 835–842.

Wang, Z., Moody, K., Newman, J. D. & Insel, T. R. (1997). Vasopressin and oxytocin immunoreactive neurons and fibers in the forebrain of male and female common marmosets (Callithrix jacchus). *Synapse, 27,* 14–25.

Wässle, H., Grünert, U., Röhrenbeck, J. & Boycott, B. B. (1989). Cortical magnification factor and the ganglion cell density of the primate retina. *Nature, 341,* 643–646.

Whalen, P. J., Kagan, J., Cook, R. G., Davis, F. C., Kim, H., Polis, S. et al. (2004). Human amygdala responsivity to masked fearful eye whites. *Science, 306,* 2061.

Winocur, G., Moscovitch, M. & Bontempi, B. (2010). Memory formation and long-term retention in humans and animals: Convergence towards a transformation account of hippocampal-neocortical interactions. *Neuropsychologia, 48,* 2339–2356.

Wixted, J. T. & Squire, L. R. (2010). The role of the human hippocampus in familiarity-based and recollection-based recognition memory. *Behavioural Brain Research, 215,* 197–208.

Wolf, C. C., Ocklenburg, S., Ören, B., Becker, C., Hofstätter, A., Bös, C. et al. (2010). Sex differences in parking are affected by biological and social factors. *Psychological Research, 74,* 429–435.

Xu, T., Yu, X., Perlik, A. J., Tobin, W. F., Zweig, J. A., Tennant, K. et al. (2009). Rapid formation and selective stabilization of synapses for enduring motor memories. *Nature, 462,* 915–9.

Yang, G., Pan, F. & Gan, W. B. (2009). Stably maintained dendritic spines are associated with lifelong memories. *Nature, 462,* 920–4.

Yelnik, J. (2008). Modeling the organization of the basal ganglia. *Revue Neurologique, 164,* 969–976.

Zou, Z., Horowitz, L. F., Montmayeur, J. P., Snapper, S. & Buck, L. B. (2001). Genetic tracing reveals a stereotyped sensory map in the olfactory cortex. *Nature, 414,* 173–179.

Glossar

Aktionspotenzial   Eine kurze Abweichung des Membranpotenzials eines Neurons von seinem Ruhemembranpotenzial, bei der die elektrische Potenzialdifferenz an der Membran invertiert wird. Aktionspotenziale wandern ohne Veränderung ihrer Spannung über weite Strecken das Axon entlang.

Allel   Die konkrete Ausprägung eines Gens, welches sich an einem bestimmten Ort auf dem Chromosom befindet.

Amine   Organische Derivate (Abkömmlinge) von Ammoniak (NH_3)

Aminosäure   Carbonsäuren mit einer oder mehreren Aminogruppen. Mehr als 260 Aminosäuren sind bekannt, von denen aber nur 20 Proteine bilden (proteinogene Aminosäuren). Für die Neurowissenschaft sind vor allem die als Neurotransmitter genutzten Aminosäuren Glutamat und Glycin (beide proteinogen) sowie γ-Aminobuttersäure (GABA; nicht proteinogen) wichtig.

Amygdala   Kerngruppe mit weit über einem Dutzend Partitionen im vorderen Bereich des Temporallappens. Die Amygdala (lateinisch, abgeleitet aus dem Griechischen für „Mandel") ist wesentlich an der Wahrnehmung und der Generierung von Emotionen, insbesondere Angst beteiligt.

Androgen   Sexualhormone, die eine vermännlichende Wirkung haben. Testosteron ist das bedeutendste Androgen.

Angiotensin II   Peptidhormon, das eine wichtige Rolle bei der Regulation des Blutdrucks und des Wasserhaushaltes einnimmt. Angiotensin II regt die Kontraktion der Gefäße an (dadurch kommt es zu einer Erhöhung des Blutdrucks), bewirkt die Freisetzung von Vasopressin und aktiviert das Subfornikalorgan.

Anterograde Amnesie   Die Unfähigkeit, nach einer Hirnschädigung neue Gedächtnisinhalte zu bilden.

Arbeitsgedächtnis   Ein neurokognitives System, mit dem wir eine kleine Menge an Informationen für einen kurzen Zeitraum speichern und bearbeiten können.

Astrocyt   Siehe Astroglia.

Astroglia	Typus von Gliazellen im ZNS, der die Versorgung von Nervenzellen mit Nährstoffen leistet, das biochemische Milieu um die Neurone konstant hält und Stützfunktionen im Gehirn übernimmt.
Axon	Fortsatz eines Neurons, mit dem die Erregungsweiterleitung zu einem anderen Neuron gewährleistet wird. Hier wird ein Aktionspotenzial realisiert, das am Axonhügel des Somas beginnt und in den Axonterminalien endet.
Axonhügel	Übergangsregion zwischen Soma und Axon mit großer funktioneller Bedeutung. Durch eine besonders hohe Dichte spannungsaktivierter Natriumkanäle kann im Axonhügel bei überschwelliger Erregung das Aktionspotenzial erzeugt werden.
Blut-Hirn-Schranke	Barriere zwischen dem Blutgefäßsystem und dem Gehirn, welches verhindert, dass Erreger oder andere Bestandteile des Blutes in das Milieu des Gehirns eindringen und ihm schaden können. Diese Barriere ist nicht absolut, sondern besitzt selektive Filter, durch die die für die Nervenzellen notwendigen Bestandteile in das Gehirn übernommen werden können.
Botenstoff	Siehe Neurotransmitter.
Bottom-up	Aufsteigender Informationsstrom von den Sinnessystemen bis in die höheren Verarbeitungsareale des Gehirns (siehe auch „top-down").
Cingulärer Cortex	Teil des Cortex, der sich auf der medialen Seite der cerebralen Hemisphären direkt über dem Corpus callosum befindet.
Circumventrikuläre Organe	Unpaarige Nuclei, die entlang der Medianebene des Gehirns direkt am Ventrikel liegen. In den circumventrikulären Organen ist die Blut-Hirn-Schranke aufgehoben. Stattdessen existiert eine Ventrikel-Hirn-Schranke. Es gibt sechs circumventrikuläre Organe. Dazu zählt das Organum vaskulosum der Lamina terminalis als auch das Subfornicalorgan.
Commissur	Querbahn zwischen der linken und der rechten Hirnhälfte.
Cyclisches Adenosinmono-phosphat (cAMP)	Ein sekundärer Botenstoff, der als cAMP abgekürzt wird. cAMP hat Dutzende unterschiedlichste Funktionen innerhalb von Zellen. Es kann indirekt Ionenkanäle regulieren, die Freisetzung von bestimmten Stoffen in der Zelle anregen oder sogar durch biochemische Zwischenschritte in das Genom eingreifen und die Herstellung von bestimmten Proteinen anstoßen. Somit kann die Wirkung von cAMP kurzfristige Effekte haben, aber auch lebenslange Veränderungen nach sich ziehen.

Dendrit	Fortsätze von Neuronen, mit denen synaptisch vermittelte Erregungen von anderen Nervenzellen aufgenommen werden. Der Begriff *dendron* bedeutet im Griechischen „Baum".
Depolarisation	Eine Änderung des Membranpotenzials in Richtung positiver Werte. Dabei muss das Membranpotenzial nicht positiv werden, sondern kann auch nur weniger negativ sein (z. B. von –68 mV auf –30 mV ansteigen). Eine Wiederherstellung der alten Werte des Membranpotenzials nach vorangegangener Depolarisation wird als Repolarisation bezeichnet.
Dopamin	Neurotransmitter, der zu der Obergruppe der Amine, der Gruppe der Monoamine und der Untergruppe der Katecholamine angehört. Dopamin kommt hauptsächlich in einer kleinen Gruppe von Nervenzellen vor und spielt bei Lernprozessen, bei der Signalisierung des Handlungserfolges als auch bei der motorischen Kontrolle eine wichtige Rolle.
Elektroenzephalo-gramm (EEG)	Vom Griechischen *encephalon* (Gehirn) und *gráphein* (schreiben). Forschungs- und Diagnostikmethode bei der durch eine Vielzahl auf der Kopfhaut befestigter Elektroden die elektrische Aktivität des Gehirns durch Registrierung der summierten Spannungsschwankungen gemessen wird.
Elektrostatische Kraft	Zug oder Abstoßung zwischen Teilchen mit entgegengesetzter oder identischer elektrischer Ladung.
Ensemble	Gruppen von Neuronen, die durch ihre gemeinsame Aktivität ein Objekt oder einen Gedanken repräsentieren. Ensembles sind somit temporäre Koalitionen von aktiven Neuronen. Diese Koalitionen entstehen, zerfallen und bilden sich in veränderter Zusammensetzung aufs Neue; genau wie die Gedanken in unserem Kopf.
Exzitatorisches postsynaptisches Potenzial (EPSP)	Eine lokale Depolarisation der Zellmembran, die es leichter macht, die Schwelle für die Generierung eines Aktionspotenzials zu erreichen.
G-Protein	Guaninnucleotid-bindendes Protein. Diese Proteine befinden sich auf der Innenseite der Zellmembran. Es gibt eine sehr große Vielfalt von unterschiedlichsten G-Proteinen. Bei der Bindung eines Transmitters an einen Rezeptor können heterotrimere G-Proteine aktiviert werden, wobei eine Alpha-Untereinheit abgespalten wird. Diese kann einen Ionenkanal öffnen aber auch verschiedenste weitere Prozesse innerhalb des Neurons regulieren.
Genexpression	Biosynthese von Proteinen aus der im Gen kodierten Information.

Ghrelin	Ein vom leeren Magen freigesetztes Hormon, das den N. arcuatus im Hypothalamus aktiviert und die Nahrungsaufnahme induziert.
Gliazelle	Sammelbegriff für Zellen des Gehirns, die Stütz-, Ernährungs-, Puffer- und Myelinscheidenbildungsfunktionen übernehmen. Es gibt mehrere unterschiedliche Gliazelltypen.
Glukagon	Ein in der Pankreas hergestelltes Hormon, das die Umwandlung von Glykogen in Glucose in der Leber fördert. Glukagon ist ein Gegenspieler des Insulins.
Hebb'sche Regel	Die Hebb'sche Regel besagt, dass durch eine einfache Korrelationsregel synaptische Verbindungen durch Aktivitätsmuster verstärkt oder abgeschwächt werden. Entsprechend dieses Paradigmas kommt es zu einer synaptischen Verstärkung, wenn Prä- und Postsynapse gemeinsam aktiviert werden. Eine Aktivität der Präsynapse ohne postsynaptische Aktivierung führt dagegen zu synaptischer Abschwächung.
Homozygotie	Wenn beide Allele eines Lebewesens für ein bestimmtes Merkmal gleich sind, liegt Homozygotie vor.
Homunculus	Lateinisch: „Menschlein", bezeichnete ursprünglich einen künstlich geschaffenen Menschen. In der Neurowissenschaft wird der Begriff in zweierlei Hinsicht verwendet. Erstens als Repräsentation des Körpers auf dem somatosensorischen bzw. motorischen Cortex. Zweitens als (weitestgehend widerlegte) theoretische Vorstellung, dass es eine innere Repräsentation aller Sinne geben müsse, die von einem inneren Betrachter (Homunculus) betrachtet und erlebt wird.
Hyperpolarisation	Senkung des Membranpotenzials in Richtung negativerer Werte. Tritt regelmäßig nach einem Aktionspotenzial auf. Kann auch durch die Wirkung hemmender Neurotransmitter wie z. B. GABA entstehen.
Inhibitorisches postsynaptisches Potenzial (IPSP)	Eine lokale Hyperpolarisation der Zellmembran, also eine größere Negativierung des Membranpotenzials. Ein IPSP wird häufig durch die Bindung des inhibitorischen Transmitters GABA an die entsprechenden Synapsen bewirkt.
Insulin	Ein in der Bauchspeicheldrüse hergestelltes Peptidhormon, welches freigesetzt wird, wenn der Blutzuckerspiegel steigt. Insulin ermöglicht die Aufnahme von Glucose in Körperzellen und die Umwandlung von Glucose in Glukogen, welches in der Leber und in den Muskeln gespeichert wird.

Interneuron	Nervenzelle, die mit ihrem Axon nur die lokalen benachbarten Neurone erreicht und deren Prozesse modifiziert. Häufig sind Interneurone inhibitorisch.
Ion	Elektrisch geladenes Atom oder Molekül. Ionen sind durch Elektronenmangel positiv oder durch Elektronenüberschuss negativ geladen.
Ionenkanal	Eine Einheit aus meist fünf membrandurchspannenden Proteinen, die gemeinsam eine Pore in der neuronalen Zellmembran bilden. Die meisten Ionenkanäle sind ionenselektiv, lassen also nur eine Art von Ion durch.
Ionotroper Rezeptor	Rezeptor, der nach Bindung eines Botenstoffs einen Ionenkanal öffnet. Dieser Vorgang dauert wenige Millisekunden und ist nach spätestens 20 ms abgeschlossen.
Konfabulation	Die pathologische Produktion von objektiv falschen Aussagen oder erfundenen Geschichten.
Konzeptuelle Bahnung	Die größere Wahrscheinlichkeit, ein Objekt einer bestimmten Kategorie zu erkennen oder zu erinnern, wenn vorher diese Kategorie präsentiert wurde.
Kurzzeitgedächtnis	Das Kurzzeitgedächtnis ist ein passiver und kurzfristiger Speicher für alle Arten von Informationen.
Leptin	Ein Hormon der Fettzellen des Körpers, das beim Abbau der Fettreserven freigesetzt wird und im N. arcuatus des Hypothalamus die Nahrungsaufnahme induziert.
Limbisches System	Gruppe von Hirnstrukturen, die direkt oder indirekt mit dem Hypothalamus verbunden sind und die an der Erkennung von Emotionen und der Bündelung und Auslösung emotionalen Verhaltens beteiligt sind.
Lokales Feldpotenzial	Das lokale Feldpotenzial (LFP) wird mit einer Mikroelektrode aus einer Neuronenpopulation ca. 400 µm um die Elektrodenspitze herum abgeleitet. Somit überlagern sich hier die extrazellulär registrierten Signale von mehreren Dutzend bis wenigen Hundert Neuronen. Die Aktionspotentiale der Zellen sind im LFP-Signal praktisch nicht mehr zu sehen, aber das LFP kann enorm wichtige Rückschlüsse über die lokale Dynamik dieser Population zulassen.
Mammilarkörper	Mammilarkörper (Corpora mamillaria), hypothalamische Kerne, die mit dem Septum und dem Hippocampus verbunden. Auf der

Ventralseite des Gehirns wölben sich die Mammilarkörper rund und paarig aus. Daher stammt ihr Name aus dem Lateinischen *mamma* (weibliche Brust).

Membranpotenzial

Die elektrische Spannung zwischen dem Inneren und dem Äußeren eines Neurons. Sie entsteht durch den Unterschied zwischen intra- und extrazellulären elektrischen Potenzialen, welcher wiederum aus den unterschiedlichen Konzentrationen von Ionen resultiert.

Metaanalyse

Eine Zusammenfassung der Daten vieler einzelner Untersuchungen zu Metadaten, die dann statistisch bzgl. ihrer Effektstärken dargestellt werden können. Eine Metaanalyse ist somit eine Analyse der Analysen.

Metabotroper Rezeptor

Rezeptor, der nach Bindung eines Botenstoffs ein G-Protein aktiviert, welches anschließend entweder einen Ionenkanal öffnet oder aber eine Second-messenger-Kaskade initiiert. Diese Kaskade kann Ionenkanäle öffnen, die Herstellung von Proteinen beeinflussen oder genomische Prozesse verändern. Die Wirkung von metabrotopen Rezeptoren verläuft langsam (> 30 ms), ist aber in der Lage, viele Ionenkanäle zu öffnen (Verstärkereffekt) und die Abläufe innerhalb der Zelle sowie die Morphologie des Neurons zu modifizieren.

Mikroglia

Typus von Gliazelle im ZNS, die die Immunabwehr des Gehirns leisten sowie totes Gewebe entfernen.

Myelinscheide

Eine fetthaltige Membranschicht, die im ZNS von Oligodendroglia und im PNS von Schwann'schen Zellen gebildet wird. Myelinscheiden werden vielfach um Axone gewickelt und isolieren somit die Signalweiterleitung im Axon und beschleunigen erheblich die Signalgeschwindigkeit.

Nervenzelle

Körperzelle, die auf Erregungsweiterleitung spezialisiert ist. Eine Nervenzelle wird häufig auch als Neuron bezeichnet und besteht aus *Dendriten*, mit denen Information aufgenommen wird, dem *Soma*, in dem sich das Genom sowie weitere zellulären Grundbausteine befinden, sowie dem *Axon*, dass der Weiterleitung der elektrischen Information dient.

Neuron

Siehe Nervenzelle. Der Begriff bedeutet im Griechischen „Nerv".

Neurotransmitter

Biochemische Stoffe, die die chemische Signalweitergabe zwischen Nervenzellen realisieren. Neurotransmitter werden in den Präsynapsen innerhalb von Vesikeln gelagert und bei der Depolarisation der präsynaptischen Membran in den synaptischen Spalt abgegeben, um anschließend an Rezeptoren zu binden.

Örtliche Summation Eine Addition mehrerer EPSP durch nahe beieinander liegende Präsynapsen, die dann am Axonhügel überschwellig werden und ein Aktionspotenzial auslösen können. Auch IPSP können sich örtlich summieren und bewirken dann eine tiefe Hyperpolarisation.

Peptid Sehr kleine Proteine von 2 bis (ca.) 100 Aminosäuren, die eine Funktion als Neurotransmitter haben können.

Peripheres Nervensystem (PNS) Abgekürzt PNS; derjenige Teil des Nervensystems, der von den Fortsätzen der motorischen oder sensiblen Neurone des ZNS gebildet wird und sich außerhalb des ZNS befindet. Viele Zellen des PNS sitzen in den Ganglien (Nervenknoten) der inneren Organe. Das PNS ist nicht durch die Blut-Hirn Schranke geschützt.

Perzeptuelle Bahnung Ein sensorisches Gedächtnis für ein bestimmtes Objekt, das durch mehrfache Präsentation dieses Objektes gebildet wird.

Postsynapse Siehe Synapse.

Präsynapse Siehe Synapse.

Prozedurales Gedächtnis Das Gedächtnis für automatisierte Handlungs- oder Denkabläufe und somit für motorische oder geistige Fertigkeiten. Prozedurales Gedächtnis entsteht durch Übung, kann ohne bewusstes Nachdenken genutzt werden und ist mit den Funktionen der Basalganglien assoziiert.

Pyramidenbahn Absteigende Bahn, die sich aus den Axonen von Pyramidalneuronen des prämotorischen, motorischen und somatosensorischen Cortex zusammensetzt. Diese Axone ziehen durch die gesamte Längsachse des Gehirns und terminieren auf den Motoneuronen des Rückenmarks. Die Pyramidenbahn ist vor allem für die Kontrolle willkürlicher feinmotorischer Bewegungen zuständig. Sie erhielt ihren Namen durch die Gestalt ihres Traktes, der als pyramidenartige Vorwölbung in Querschnitten der Medulla oblongata zu sehen ist.

REM-Schlaf REM bedeutet „rapid eye movement" und bezeichnet die Eigenschaft, dass im REM-Schlaf schnelle Augenbewegungen erfolgen. In dieser Schlafphase ähnelt das EEG dem der Wachphase, aber die Skelettmuskulatur ist erschlafft, da Bewegungen vom Gehirn blockiert werden. REM-Schlaf ist mit den eher bizarren Träumen assoziiert.

Retrograde Amnesie Die Unfähigkeit, nach einer Hirnschädigung alte Gedächtnisinhalte abzurufen.

Schwann'sche Zelle	Typus von Gliazelle im PNS, der die Myelinscheiden bildet und das neue Auswachsen von verletzten Axonen fördert.
Sekundärer Botenstoff	Ein intrazelluläres Signal, dass die Wirkung des primären Botenstoffs (Transmitter, Hormon) in intrazelluläre Abläufe überträgt. Häufig steht der sekundäre Botenstoff am Anfang einer langen biochemischen Kaskade, das viele Prozesse des Neurons beeinflussen kann. Der bekannteste sekundäre Botenstoff ist das cAMP.
Septum	Paarige und entlang der Mediallinie des Gehirns angeordnete telencephale Struktur, die cholinerge Projektionen in den Hippocampus besitzt.
Sexualdimorphismus	Geschlechtsabhängig unterschiedliches Aussehen bestimmter körperlicher Merkmale.
Slow-Wave-Schlaf	Schlafphasen 3 und 4, die dem REM-Schlaf vorausgehen und durch einen hohen Anteil niederfrequenter Deltawellen gekennzeichnet sind.
Soma	Zellkörper einer Nervenzelle
Spike	Aktionspotenzial
Sympathisches Nervensystem	Teil des autonomen Nervensystems, in dem nicht willentlich beeinflusste Regulationsprozesse des Körpers vermittelt werden. Hierbei werden die meisten Körperorgane antagonistisch reguliert, d. h. ein Teilsystem des autonomen Nervensystems aktiviert ein Organ, ein anderes Teilsystem hemmt es. Das sympathische Nervensystem erhöht zumeist die Handlungsbereitschaft des Körpers und ist somit der Gegenspieler des parasympathischen Nervensystems.
Synapse	Kontaktstelle zwischen zwei Neuronen oder einem Neuron und weiteren Körperzellen (Drüsen, Muskeln, Sinneszellen). Synapsen bestehen aus einer Präsynapse, die sich am Endstück eines Axons befindet und der Postsynapse, die sich meist auf Dendriten befindet, aber auch auf Somata oder anderen Axonen lokalisiert sein kann. Die meisten Synapsen bewirken die Informationsübermittlung durch das Freisetzen von Botenstoffen (Neurotransmittern) und werden chemische Synapsen genannt. Eine Minderheit von Synapsen übermittelt die Signale ausschließlich elektrisch.
Synaptische Plastizität	Die Fähigkeit von Synapsen, abhängig von Ereignissen wie z. B. einer erhöhten Stimulation ihre Effektivität zu verändern. Diese Effektivitätsveränderung kodiert somit Gedächtnisprozesse innerhalb des neuronalen Netzwerks.

Top-down

Die Beeinflussung der einfließenden sensorischen Information („bottom-up") durch absteigende Modulationen der jeweils höheren Hirnareale. Top-down-Prozesse wählen, abhängig vom Fokus unserer Aufmerksamkeit, bestimmte sensorische Informationen aus und interpretieren wahrgenommene Reize.

Vasopressin

Ein Peptidhormon, das auch antidiuretisches Hormon genannt wird. Vasopressin wird vom paraventrikulären Nucleus und dem Nucleus supraoptikus des Hypothalamus gebildet, zum hinteren Teil der Hypophyse transportiert und dort freigesetzt. Es bewirkt eine Reduktion der Wasserausscheidung im Urin.

Vesikel

Bläschen in der Präsynapse, in denen sich Neurotransmitter befinden. Die Hülle der Vesikel besteht aus der identischen Doppellipidmembran aus der auch die Zellmembran besteht.

Zeitliche Summation

Eine Addition mehrerer EPSP durch sehr schnell nacheinander kommende Salven von Entladungen einer Präsynapse. Durch zeitliche Summation kann eine starke Depolarisation resultieren, die ein Aktionspotenzial auslösen kann. Auch IPSP können zeitlich summiert werden und bewirken dann eine tiefe Hyperpolarisation.

Zellmembran

Eine aus einer Lipid-Doppelschicht bestehende Außenhülle von Zellen. Bei Neuronen befinden sich in dieser Membran viele Rezeptoren für Neurotransmitter und Poren, durch die Ionen die Zelle verlassen oder in die Zelle eindringen können.

Zentralnervensystem (ZNS)

Abgekürzt ZNS; derjenige Teil des Nervensystems, der vom Gehirn und vom Rückenmark gebildet. Die Neurone des ZNS sind durch die Blut-Hirn-Schranke geschützt und bilden eine Einheit, die von Hirnhäuten umspannt ist.

Sachregister

α-Melanozyten-stimulierendes Hormon
   (α-MSH) 248

A

accumbens 223–226, 230, 233
Acetylcholin 70, 71, 214
acetylcholinerg 123, 226, 227
adrenocorticotropes Hormon
   (ACTH) 245, 246, 248
Agnosie 116–118
Agouti-related Peptid (AGRP) 245, 246,
   248
Aktionspotenzial 24, 33, 42, 43, 46, 47,
   48, 49, 50, 51, 58, 60, 64, 65, 123, 134,
   155, 165, 166, 183, 232
Amin 66, 70
Aminosäure 66, 67
Amnesie
   – anterograde 156, 157
   – retrograde 156, 157
AMPA 68, 165, 166
Amygdala 73, 88, 156, 158, 192, 196,
   200–208, 211–216, 222, 224, 233, 267
Androgen 264, 265, 272, 274, 275
Angiotensin II 252
Ängste 196
Arachnoidea 81, 86
Arbeitsgedächtnis 73, 131, 137, 151–154,
   156, 159, 164, 176–178
Arbeitsgedächtnisaufgabe 155
Arbeitsgedächtnisinhalt 157
Area ventralis tegmentalis (VTA) 73, 222,
   223, 225–227, 245
Astrocyte 27
Astroglia 26, 27
Axon 24, 47, 48, 50, 51
Axonhügel 43, 45, 47

B

Bahnung 152, 175, 176, 185–188
Barorezeptor 252
Belohnungssystem 221, 222

Blut-Hirn-Schranke 27, 227, 247, 251,
   252
BOLD 111–113
Botenstoff 70
   – sekundärer 61–63

C

Ca^{2+}-Ion 68, 165, 166
Ca^{2+}-Kanal 59
Calcium-Ion 59
CART (Cocain- und Amphetamin-
   reguliertes Transkript) 248
Chlorid-Ion (Cl^-) 69
Cholecystokinin (CCK) 247, 248
Circumventriculärorgan 250
Cl^--Kanal 69
Commissur 25
Corpus callosum 25
Cortex
   – frontaler 152
   – limbisch präfrontaler 222
   – präfrontaler 130, 132, 138–140,
      154, 155, 156, 163, 169, 170, 175,
      214, 226, 252

D

D_1-Rezeptor 138, 140, 156
D_2-Rezeptor 139
Dehyperpolarisation 64
deklarativ 152, 162, 185
deklarativ, Nicht 158
Dendrit 19, 48
Depolarisation 39, 43, 44, 45, 47, 48, 51,
   59, 65, 68, 165
depolarisierend 71
dopamin 97, 141, 142
Dopamin 70, 72, 74, 94, 137–140, 224–
   226, 231–234, 245
dopaminerg 183, 184, 221–223
Dopaminrezeptor 136, 137, 224, 225
Dorn 22
Dura mater 81, 86

E

EKP 146
Elektroenzephalogramm (EEG) 142–145, 162, 163
Ensemble 134–136, 138, 140, 142–144, 156, 160, 166
EPSP 65, 165

F

Feldpotenzial, lokales (LFP) 142
Funktionelle Magnetresonanztomografie (fMRT) 109, 110–113, 144, 154, 170
Formatio reticularis 97, 98

G

GABA 64–70, 123, 143, 227
GABAerg 123, 124, 226
Gamma-Band 143, 144
Gedächtnis
    – deklaratives 153, 158, 166, 176, 179, 184, 188
    – deklaratives (explizites) 152
    – episodisches 151, 152, 15–159, 161, 166, 169, 176, 214
    – nicht deklaratives (implizites) 153, 188
    – prozedurales 152, 153, 175, 177, 178, 180, 184, 185
    – semantisches 152, 158, 159, 161, 169, 176, 214
Gedächtnisinhalt, nicht deklarativer 175
Ghrelin 245, 246, 248
Gliazelle 26, 50
Globus pallidus 88, 92
Glucose 238–242, 247
Glutamat 63–68, 165, 166
glutamaterg 123, 124, 223, 226, 227
Glutamatrezeptor, metabotroper 67
Glykogen 239–241
G-Protein 61, 62

H

hippocampal 167, 233
Hippocampus 88, 144, 152, 156–163, 165, 166, 169, 170, 175, 180, 181, 184, 187, 189, 200, 202, 214, 215, 222, 226, 230, 267

Homunculus 107–110
Hyperpolarisation 64
hyperpolarisierend 71
hyperpolarisiert 64
Hypophyse 95, 96, 250, 251

I

Insulin 239, 240, 248
Ion 34–39, 44, 72
Ionenkanal 34, 36, 61, 62
ionotrop 69, 72

K

Kainat 67, 68
K+-Ion 45, 60, 69
K+-Ionenkanal 124
K+-Kanal 36, 45
Klassische Konditionierung 152, 175, 176, 188, 189, 191, 192
Konzentrationsgradient 33, 37, 39, 40, 44, 45, 59
Konzentrationskraft 38
Kraft, elektrostatische 33, 38, 39, 44, 45, 59, 69
Kurzzeitgedächtnis 151, 154, 177, 178
Kurzzeitspeicher 176

L

Langzeitgedächtnis 151, 154, 156–158
    – deklaratives 159
Langzeitspeicher 176
Leptin 242–246, 248
Lernen, prozedurales 152, 176, 179
limbisch 252

M

medialer präoptischer Nucleus (MPO) 250, 251
Melanin-konzentrierendes Hormon (MCH) 245, 246, 248
Membranpotenzial 33, 34, 38–46, 59, 64
Membranpumpe 40, 42, 44
metabotrop 69, 72, 226
Mikroglia 26, 27
MRT 110–112, 267
Müller'scher Gang 263, 265
Müller'sches System 264

muscarinerg 72
myelinisiert 51
Myelinisierung 50
Myelinscheide 27, 28
Myelinsegment 51

N

Na⁺-Ion 45, 59, 60, 64, 68
Na⁺-Ionenkanal 124
Na⁺-Kanal 44, 45, 47–49, 51, 64
Nervus vagus 247, 252
Neuropeptid Y (NPY) 244
Neurotransmitter 35, 58–60, 62, 63, 66, 68, 74
nicht deklarativ 152
nicht deklarativ (implizit) 176
NMDA 67, 68, 160, 162–166, 226, 227
NPY 245, 246, 248
Nucleus arcuatus 244–246, 248
Nucleus, medialer präoptischer 251
Nucleus paraventricularis 245, 246, 248
Nucleus solitarius 252
Nucleus supraoptikus (NSO) 250, 251

O

ob-Gen 242, 243
Oligodendrocyt 27
Oligodendroglia 26, 50
Opponent-Prozess-Theorie 228, 229
Orexin 245, 246, 248, 250, 251
Organ, circumventrikuläres 251, 252
Organum vasculosum der Lamina terminalis (OVLT) 250, 251
Osmometrischer Durst 253
Östradiol 265, 267, 272, 274

P

paraventrikulärer Nucleus (PVN) 250, 251
Peptid 66, 74, 75
Pia mater 81, 86
Plastizität, synaptische 23
Potenzial
– ereigniskorreliertes (EKP) 145
– exzitatorisches postsynaptisches (EPSP) 64

– inhibitorisches postsynaptisches (IPSP) 64, 69
– postsynaptisches 63
präfrontal 231, 233
Präfrontalcortex (PFC) 73, 120, 137, 145, 188, 200
prozedural 162, 185

R

Ranvier'scher Schnürring 50, 51
REM-Schlaf 162
Retina 17, 104, 105, 110
retinal 121, 122
Rezeptor 69, 71, 72, 74
– metabotroper 74
– ionotroper 60–63
– metabotroper 60–64
– nikotinischer 72, 123, 124

S

schizophren 140
Schizophrenie 137
Schwann'sche Zelle 28, 50
Selbststimulation, intrakranielle elektrische (IESS) 221, 223, 224 , 233
Sexualdimorphismus 266, 267
Slow-Wave-Schlaf 162, 163
Soma 18, 47, 48
Spike 42
Spine 22, 166
SRY-Gen 260, 261, 264, 265, 275
Striatum 88, 91, 92, 181–184, 221–223, 230–232
Subfornikalorgan 250–252
Substantia nigra 73, 97, 183, 223
Summation
– örtliche 64
– räumliche 66
– zeitliche 64, 65
Synapse 21, 25, 27, 33, 47, 58, 68, 123, 124, 140, 151, 164, 165, 175, 184
synaptisch 59, 60, 66, 74, 134, 135, 160, 162, 268
System
– limbisches 196, 199, 200
– osmometrisches 249, 250
– volumetrisches 249, 252

T
Testosteron 243, 264, 267, 272
Thyroidea stimulierendes Hormon (TSH)
    245, 246, 248
Transmitter 61, 64, 71, 75

U
Urbach-Wiethe-Syndrom 196, 208, 215

V
Vagusnerv 242
Vasopressin 250, 251
Vesikel 58–60, 74, 75
Volumetrischer Durst 253

W
Wolff'scher Gang 263, 265
Wolff'sches System 264

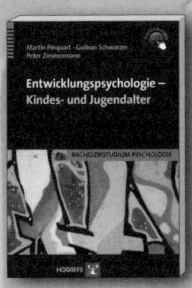
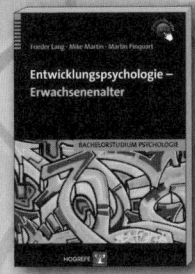
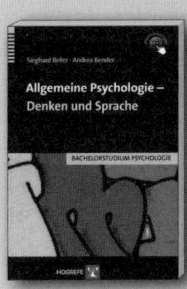
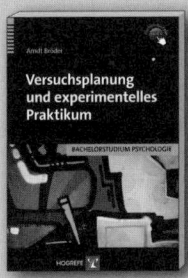
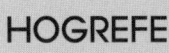

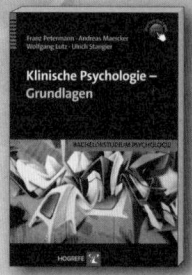
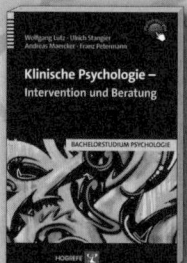
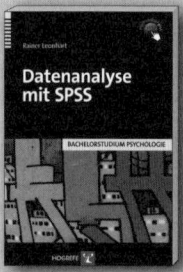
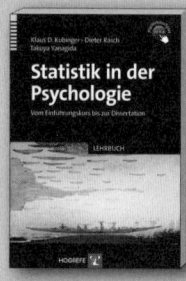
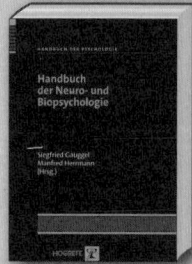
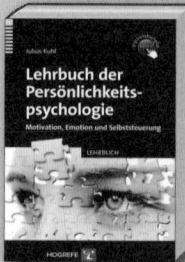
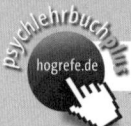
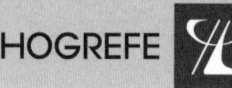